LE CANCER

(ÉPITHÉLIOME, CARCINOME, SARCOME)

MALADIE INFECTIEUSE A SPOROZOAIRES

(FORMES MICROBIENNES ET CYCLIQUES)

PATHOGÉNIE, HISTOGÉNÈSE, PROPHYLAXIE

PAR

Le Docteur F.-J. BOSC

PROFESSEUR AGRÉGÉ,

CHARGÉ DE COURS D'ANATOMIE PATHOLOGIQUE A L'UNIVERSITÉ DE MONTPELLIER

(Avec 11 Planches et 44 figures dans le texte)

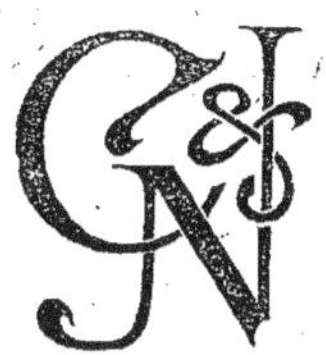

PARIS

GEORGES CARRÉ ET C. NAUD, ÉDITEURS

3, RUE RACINE, 3

1898

LE CANCER

CHARTRES. — IMPRIMERIE DURAND, RUE FULBERT

LE CANCER

(ÉPITHÉLIOME, CARCINOME, SARCOME)

MALADIE INFECTIEUSE A SPOROZOAIRES

(FORMES MICROBIENNES ET CYCLIQUES)

PATHOGÉNIE, HISTOGÉNÈSE, PROPHYLAXIE

PAR

Le Docteur F.-J. BOSC

PROFESSEUR AGRÉGÉ,

CHARGÉ DE COURS D'ANATOMIE PATHOLOGIQUE A L'UNIVERSITÉ DE MONTPELLIER

(Avec 11 Planches et 34 figures dans le texte)

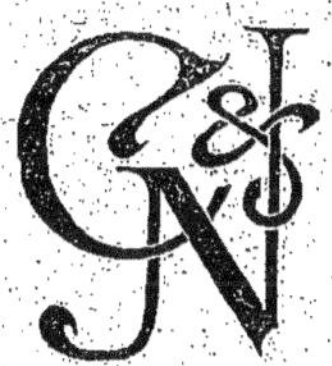

PARIS

GEORGES CARRÉ ET C. NAUD, ÉDITEURS

3, RUE RACINE, 3

1898

A L'ILLUSTRE RÉNOVATEUR DE LA PATHOLOGIE GÉNÉRALE

M. LE PROFESSEUR BOUCHARD

PROFESSEUR A LA FACULTÉ DE MÉDECINE DE PARIS
MEMBRE DE L'INSTITUT

JE DÉDIE CE LIVRE,

COMME UN TÉMOIGNAGE DE PROFOND ATTACHEMENT SCIENTIFIQUE

ET DE VIVE RECONNAISSANCE

F.-J. BOSC.

AVANT-PROPOS

Frappé par l'évolution de certaines tumeurs chez les animaux et les résultats fournis par leur examen microscopique, nous nous sommes passionné pour l'étude d'une question qui a déjà attiré tant d'autres esprits. La connaissance de la nature du cancer entraîne avec elle la prophylaxie d'une maladie qui fait tous les jours de plus grands ravages, et ce but à atteindre est suffisant à lui seul pour solliciter tous les efforts, alors même qu'il n'y aurait pas le désir de jeter quelque lumière sur une question d'histogénèse dont le développement, depuis près d'un siècle, est arrivé à enfermer une bonne part de l'anatomie pathologique.

Cette question des tumeurs malignes a évolué avec chacune des théories biologiques qui se sont succédées, mais toujours suivie du doute qui s'attache à toute manifestation dont on ne peut déterminer et reproduire les conditions pathogéniques.

Nous avons tenté cet effort et depuis deux ans nous l'avons soutenu.

Il est vrai que nous avons trouvé des collaborateurs qui l'ont rendu plus profitable. M. Galavielle nous a aidé dans cette partie qui se rapporte à l'histoire naturelle si difficile des sporozoaires : M. le Dr Vedel, chef de clinique médicale, a été pour nous un collaborateur assidu dans toute cette partie longue, pénible, même physiquement, et parfois si décevante, qui concerne l'étude expérimentale dont nous exposons les principaux résultats dans ce travail, sans qu'il soit facile d'y voir toute la peine éprouvée. M. Vedel a collaboré également à nos essais de cultures.

Notre préparateur, M. Blanc, mérite la même reconnaissance. Toutes les coupes, qui se chiffrent par milliers, ont été faites par lui et nous avons étudié ensemble la valeur des diverses colorations.

C'est grâce au zèle déployé par chacun de ces Messieurs qu'il a été possible de mener à sa fin une œuvre nécessitant des investigations d'ordre aussi complexe.

Nous devons adresser nos remerciements à MM. les professeurs Tédenat et Forgue, dans les services desquels ont été recueillies la plupart des pièces qui ont servi à notre étude, et à M. le Dr Reynès, chef de clinique chirurgicale.

Toutes les figures renfermées dans cet ouvrage ont été dessinées par nous-même. Nous n'avons pu malheureusement en publier qu'un nombre très restreint.

Nous n'avons pas la prétention d'avoir résolu d'une façon définitive la pathogénie et l'histogénèse des tumeurs malignes. Il nous sera permis de penser toutefois que nous avons mené assez sûrement la première jusqu'au seul point qui manque encore, la culture indéfinie et l'inoculation positive de la culture, et que nous avons simplifié singulièrement la seconde en la ramenant aux limites d'un processus inflammatoire dont les allures particulières sont en rapport avec la nature de l'agent pathogène.

Montpellier, janvier 1898.

INTRODUCTION

La pathogénie du cancer ne paraît avoir fait aucun progrès
depuis ces dernières années. Deux camps opposés se trouvent toujours en présence, sans que l'un ou l'autre apporte des arguments
capables d'entraîner la conviction. Pour les uns, le cancer est une
maladie parasitaire ; pour les autres, les formes décrites comme
des parasites dans les tumeurs malignes de l'homme représentent
uniquement des dégénérations cellulaires produites par un agent
qui reste encore à trouver ou dues simplement à l'évolution
même des cellules en prolifération monstrueuse.

On peut trouver, en effet, dans les coupes de tissus simplement enflammés, des figures cellulaires qui peuvent être rapprochées de certaines des formes dites parasitaires du cancer. C'est
là un argument auquel on a accordé une assez grande valeur pour
amoindrir, en son état actuel, la portée de l'hypothèse parasitaire,
mais trop peu certain par lui-même pour la détruire.

D'ailleurs l'étude morphologique des tumeurs faite sur des
coupes histologiques, aussi patiente, aussi approfondie soit-elle,
ne pourra jamais arriver à entraîner la conviction. On peut trouver
à cela deux raisons principales :

1° Il s'agit de parasites animaux revêtant une forme cellulaire
variable pouvant prendre les apparences des cellules de l'organisme modifiées, ou bien capables, de par leur vie intracellulaire
et leur structure, de simuler, à un examen superficiel, une dégénérescence du protoplasma de la cellule ;

2° Les manipulations auxquelles on soumet les tissus pour

la préparation des coupes produisent des déformations et des altérations telles qu'on ne peut baser aucun jugement sur cet examen.

Il est absolument indispensable d'examiner les tumeurs à l'*état frais* et dans des points très variés, en particulier au niveau des points de progression, des points caséifiés, des comédons et des kystes. Les écrasements dans l'eau distillée, dans le sérum ou dans les liquides colorés, nous montrent la réalité des altérations produites par les agents fixateurs et permettent d'étudier ces formes délicates qui, par la netteté de leur structure, de leurs différences réactionnelles avec les parties constitutives de la cellule, par la constatation de stades de reproduction, et de cycles évolutifs indubitables, enfin par la possibilité de se développer dans des milieux de culture artificiels, nous convainquent de leur *nature parasitaire*.

Si d'autre part on compare ces parasites avec la série des êtres inférieurs qui vivent dans la nature, l'on voit que les cycles évolutifs des parasites du cancer sont la reproduction exacte des cycles évolutifs des *sporozoaires*.

Mais, si ces examens sont capables d'asseoir la conviction que ces formations anormales représentent des parasites, ils sont insuffisants pour la démonstration de leur *action pathogénique*.

Dans cette étude de pathogénie, nous avons voulu tout d'abord rechercher si, expérimentalement, le *cancer se comportait comme une production parasitaire*. La première preuve à fournir, la plus simple, était de savoir si le cancer était inoculable. Nous avons montré que des fragments de tumeurs prises chez des animaux porteurs de sporozoaires étaient inoculables à ces mêmes animaux et en série, et qu'il était possible de retrouver dans les premières des sporozoaires identiques à ceux qui habitent normalement cet organisme ; que les tumeurs humaines étaient également inoculables, dans des conditions déterminées.

Mais, comme nous le verrons, ces tumeurs d'inoculation permettent, au point de vue de leur structure et des formes parasitaires, des objections multiples ; et d'ailleurs, au point de vue pathogénique, elles sont impuissantes à faire la preuve, parce que la substance inoculée est trop complexe.

Pour arriver à la certitude, il était indispensable de faire des inoculations de parasites à l'état de pureté, une inoculation de cultures par exemple. Mais nous n'avons pas pu arriver à transporter nos cultures primitives, c'est-à-dire faire des cultures en séries. C'est alors que nous avons essayé d'*inoculer à des animaux sains des sporozoaires isolés et bien connus et rechercher ce que ces parasites deviennent dans l'organisme.*

Or les inoculations, aux animaux, de sporozoaires kystiques connus, nous ont montré qu'elles pouvaient amener la formation de tumeurs identiques aux tumeurs spontanées, et qu'il était possible de retrouver dans leur tissu des formes coccidiennes variables, rappelant la structure et l'évolution de la coccidie inoculée, et ayant d'autre part des ressemblances frappantes avec les images des tumeurs humaines.

Pour pouvoir interpréter toutes les formes que l'on trouve dans une même tumeur, il faudrait connaître d'une manière approfondie les formes si variables que chaque espèce de sporozoaire peut revêtir au cours de son développement. C'est pour cela que nous avons suivi de près le développement de nombreuses coccidies ou grégarines.

L'ensemble de ces recherches et l'étude étiologique du cancer nous a conduit à cette conviction que le *cancer est une maladie parasitaire dont on trouve la cause dans le monde extérieur, et que les formes parasitaires décrites dans chaque cancer représentent des stades d'évolution et des cycles évolutifs multiples d'une espèce de sporozoaire.*

L'*histogénèse* des tumeurs en est du coup singulièrement éclairée et simplifiée. Tout se réduit à un processus hypertrophique et prolifératif, dû à l'excitation parasitaire d'un tissu ou de plusieurs tissus à la fois.

La *prophylaxie*, tant ces germes sont nombreux dans la nature et mêlés intimement à la vie de l'homme, trouve un nouveau champ extrêmement vaste devant elle et la thérapeutique une méthode nouvelle à découvrir.

Un fait vient encore appuyer cette démonstration de la nature parasitaire des tumeurs : parmi les maladies amicrobiennes il en est un certain nombre qui présentent les *mêmes formes parasitaires, mais encore plus nettes et dans un degré de succession plus étroit,* et qui ont en outre tous les caractères des maladies contagieuses et épidémiques.

La clavelée, la variole, la vaccine, la syphilis doivent entrer dans cette *catégorie de maladies, dont le groupement forme par suite une vaste classe pathogénique :* LES MALADIES A SPOROZOAIRES (1).

Nous verrons les conséquences extrêmement importantes que fournit leur étude pour ce qui regarde la prophylaxie et la thérapeutique générales.

------

(1) *Congrès de Moscou*, F.-J. BOSC. Les maladies à Sporozoaires, août 1897.

PREMIÈRE PARTIE

MORPHOLOGIE et BIOLOGIE

DÉTERMINATION DE LA PRÉSENCE ET DE LA VIE DE PARASITES-SPOROZOAIRES DANS LES CANCERS

———

L'hypothèse de la nature infectieuse des néoplasmes malins repose sur des arguments : les uns, d'ordre clinique, cancers à évolution rapide, à généralisation, carcinose aiguë ayant les plus grandes ressemblances avec la granulie de nature tuberculeuse ; les autres, d'ordre étiologique, comme ces épidémies de cancer qui donnent à ce processus morbide l'allure d'une maladie à germes disséminés. Il existe en outre des cas de contagion de malade à médecin, de mari à femme, qui indiquent la possibilité de l'inoculation du virus cancéreux : c'est encore ce que montrent les récidives de cancer dans la plaie opératoire, les inoculations de fragments cancéreux au porteur de la tumeur primitive et la transmissibilité expérimentale du cancer d'animal à animal.

Devant ces faits, il est tout au moins raisonnable de soupçonner l'origine infectieuse du cancer, et comme il est actuellement acquis qu'on ne peut faire intervenir des bactéries banales, on fait besogne utile en recherchant s'il n'existe pas dans les tumeurs des éléments anormaux dont il faudra ensuite rechercher la réalité du rôle pathogène et la place dans l'échelle des êtres.

C'est cette détermination de nature, de forme, qui fera l'objet de cette première partie.

Nous ne voulons point faire ici l'historique des travaux qui ont été faits dans ce sens. Notre étude ne comporte pas une revue critique ; nous avons voulu simplement exposer les faits venus à notre observation et en tirer les conclusions qui nous ont paru légitimes.

Dans une étude aussi délicate, il nous a paru indispensable d'exposer tout d'abord les faits sur lesquels est basée toute cette première partie, c'est-à-dire les *observations complètes* d'un certain nombre de cas. Par observation complète, nous entendons aussi bien les renseignements étiologiques et symptomatiques que les résultats des examens macroscopiques et microscopiques. Ce sont là des *documents analytiques* qui, dans une étude de cet ordre, devraient toujours être placés en première ligne, car ils permettent de juger de la méthode.

Grâce au nombre des cas complètement étudiés et au programme que nous avons suivi dans cette étude, nous avons pu noter toutes les formes anormales d'une tumeur donnée, les comparer à celles trouvées dans les autres, et préparer ainsi une base solide pour une étude générale.

CHAPITRE PREMIER

RECHERCHE DE FORMATIONS ANORMALES DANS LES CANCERS ET LES SARCOMES

Dans ce chapitre, consacré à l'*étude morphologique* pure des tissus cancéreux, nous faisons entrer, sous le nom d'étude analytique, une série d'observations choisies parmi les plus typiques : elles ne représentent qu'un nombre bien inférieur à celui que nous possédons en réalité. Nous les avons fait suivre d'une étude synthétique concernant les différentes figures anormales trouvées dans les cancers et les sarcomes. Nous aurions pu placer les observations à la fin du volume à titre de documents : nous avons pensé au contraire que leur place était marquée à son début.

A. — Étude analytique.

Règles générales d'étude. — L'exposé de ces règles sera très bref, car nous aurons à y revenir chemin faisant pour chacun des points particuliers.

Dès la tumeur reçue, il a toujours été procédé immédiatement à un examen à l'*état frais*. Cet examen comporte l'étude du suc cancéreux, du produit de raclage de la surface de section fait en des points très divers de cette dernière. Il est indispensable d'étudier, non seulement la partie centrale et la partie périphérique de la tumeur, mais encore tous les points qui présentent une particularité : ainsi ces points jaunâtres d'où sortent à la pression des comédons et des vermicelles, ces boyaux remplis de produits ramollis, d'aspect variable, le contenu et la paroi des formations kystiques, des foyers caséeux ou des foyers de ramollissement hémorragique. Les dissociations des tissus plus résistants ne doivent pas être négligées.

L'examen microscopique de ces diverses parties doit être fait avec une lumière vive et à un fort grossissement, directement dans le suc cancéreux et d'abord sans aucune coloration, puis en ajoutant une solution colorante de faible intensité, aqueuse ou glycérinée. Les solutions qui nous ont donné les meilleurs résultats sont le bleu de Roux dilué, la thionine phéniquée, le Biondi, la safranine, mais surtout la liqueur triacide d'Ehrlich fortement diluée dans la glycérine ou l'eau.

On ne se servira que d'une faible quantité de matière cancéreuse soigneusement dissociée ou obtenue par raclage, dépourvue de grumeaux ; après avoir laissé agir assez longtemps la solution colorante, on écrase avec une lamelle de grand diamètre, de façon à avoir une surface d'observation assez considérable. Cette observation est d'autant plus précise que les parties qui existent dans le liquide cancéreux sont réduites à des cellules dissociées.

Mais il est encore utile d'examiner, avec cette méthode d'écrasement, des fragments de matière cancéreuse assez volumineux, de façon à pouvoir étudier à l'état frais les rapports des éléments divers qui les composent. Cette étude est facile avec la plupart des tumeurs, surtout en ce qui regarde les parties molles, ou les bourgeons qui existent au niveau des parois kystiques, des foyers caséeux ou des détritus des foyers de ramollissement hémorragique. Pour certains cancers où l'existence de débris conjonctifs rendait l'écrasement impossible nous avons laissé se produire, dans un fragment, un état voisin de la putréfaction avant d'en pratiquer l'examen.

Nous sommes arrivé à obtenir des préparations persistantes en colorant le suc cancéreux par l'Ehrlich dilué dans la glycérine et en lutant soigneusement la préparation ; mais il est bon de fixer d'abord les éléments en les exposant aux vapeurs d'acide osmique ou en ajoutant une goutte d'acide osmique à 1 pour 100 au colorant. On se servira avec avantage de l'alcool au tiers de

M. Ranvier qui fixe bien les éléments, ne gêne en rien aux colorations et on obtiendra des préparations persistantes en ajoutant lentement de la glycérine.

En dehors de cet examen direct par écrasement et dissociation avec ou sans coloration, j'ai réussi à *colorer les formes parasitaires après frottis et fixation sur lame,* et cela d'une façon élective, dans l'intérieur des cellules, au même titre que les hématozoaires du paludisme dans l'intérieur des globules rouges du sang.

Les *coupes histologiques* ont été faites sur des fragments de petite taille, pris en divers points de la tumeur et fixés par le Flemming, le sublimé à saturation dans l'eau, le formol en solution à 10 pour 100 et rarement par l'alcool ou le liquide de Müller. Chacune de ces fixations a des avantages propres comme aussi des inconvénients, mais j'estime qu'en employant les deux fixations, Flemming et sublimé, on remplit les meilleures conditions pour l'observation ultérieure. Les fragments montés dans la paraffine ont fourni des coupes extrêmement minces, ce qui est encore une condition importante pour la lecture et l'interprétation des préparations. Nous avons même pour certains cas fait des coupes en série. Ces coupes ont été colorées d'après les méthodes connues ou par divers procédés auxquels nous sommes arrivés après de nombreux essais et qui nous ont donné de bons résultats. On les trouvera exposés et discutés plus loin.

Nous avons divisé nos matériaux analytiques en deux parties : observations de *cancers* proprement dits d'un côté, de *sarcomes* de l'autre :

OBSERVATIONS

1° Cancers (Épithéliomas, Carcinomes).

Première Observation

Une femme de 50 ans, du service du professeur Forgue, est opérée, le 12 février 1897, d'un cancer du sein.

Tumeur du volume d'une mandarine, dure, non adhérente à la peau qui est saine. Le mamelon non rétracté présente, à son sommet, une petite ulcération anfractueuse, de couleur rosée, portant en un point une granulation d'un blanc grisâtre, du volume d'un grain de semoule. Entre le mamelon et la tumeur on sent comme des cordons indurés.

Sur une coupe passant par le centre du mamelon, la tumeur se rapproche beaucoup de la base de celui-ci et envoie une pointe indurée, jaune grisâtre, qui entoure la bifurcation des canaux galactophores.

Le centre de la tumeur renferme une cavité du volume d'une petite noisette à bords rougeâtres, contenant une matière caséeuse jaunâtre.

Les bords sont entourés d'un tissu graisseux abondant d'où partent des cordons volumineux de couleur ardoisée qui vont jusqu'au niveau des ganglions axillaires et d'où sort un liquide épais jaune grisâtre.

L'examen plus attentif de la surface de section montre que la tumeur est formée de tractus fibreux, épais, blanchâtres, lardacés, englobant des territoires d'un gris hyalin ou circonscrivant des cavités taillées comme à l'emporte-pièce ou bien encore des granulations jaunâtres, très dures qui font saillie sur la coupe. Certaines de ces cavités présentent une partie centrale, ramollie ; à côté il existe d'autres points jaunes, mais bien plus petits, dont on fait sortir à la pression un long comédon de couleur crème. Les granulations dures du volume d'un grain de chènevis, ouvertes avec une aiguille, laissent sortir une matière caséeuse ou d'un gris transparent ; leur paroi est extrêmement épaisse, de sorte que, le caséum enlevé, il reste un nid béant.

Lorsqu'on étudie de plus près la distribution des lésions, on voit qu'elles ont une topographie remarquable. En partant du mamelon, on suit le trajet de quelques canaux galactophores dilatés, dont la surface interne paraît d'abord saine, mais au bout d'un certain temps on note de petites granulations disséminées sur leur face interne, et, si l'on suit leurs ramifications, on les voit aboutir en pleine tumeur, au milieu des granulations volumineuses et dures dont nous avons parlé plus haut et qui semblent appendues aux canalicules. Pour certains des canaux galactophores, les granulations de la surface interne débutent beaucoup plus près du mamelon ; un de ces canaux très dilaté aboutit à la cavité caséeuse du centre de la tumeur.

D'autre part, en ouvrant les grosses granulations avec des ciseaux et en suivant les canalicules où elles aboutissent, on est conduit dans des canalicules remplis de caséum liquéfié, aboutissent eux-mêmes à un canal galactophore porteur de granulations fines et enfin au niveau de la petite ulcération du mamelon.

On est donc en présence d'une tumeur de la mamelle dans laquelle la distribution des lésions fait penser à un processus infectieux ayant sa porte d'entrée dans le mamelon, ayant pénétré par la voie caniculaire jusque dans les plus petits canalicules glandulaires et dans les acini.

D'après l'examen des coupes histologiques nous sommes en présence d'un épithéliome dont le contenu alvéolaire est, par places, complètement ramolli, et qui présente au niveau des canaux galactophores des proliférations épithéliales limitées.

1° *Examen par écrasement et dissociation.*

a) Examen d'une granulation à contenu caséeux. — Le grattage d'une granulation de la périphérie contenait quelques particules pierreuses. Nous y avons rencontré des *formes enkystées* très nettes, volumineuses, ovoïdes à une extrémité pointue, à double contour. L'un de ces kystes avait éclaté laissant échapper une masse protoplasmique, granuleuse, nucléée et nucléolée (Pl. V, fig. 5). Certains de ces kystes ont pris la forme d'ovoïdes irréguliers et contiennent non plus une masse protoplasmique unique mais 3 à 4 corps irrégulièrement ronds, volumineux, nucléés, et le plus souvent nucléolés qui peuvent eux-mêmes se diviser et contenir 2 à 3 corps ronds volumineux et nucléés (Pl. V, fig. 6). D'autres renfermaient des granulations rondes, volumineuses, disposées le long de leur paroi interne et en dedans d'elles jusqu'à 10 corpuscules en forme de navette, nucléés, à contours épais (Pl. V, fig. 7) ou bien des corpuscules de même forme, beaucoup plus nombreux et plus petits (Pl. V, fig. 8). A côté de ces kystes résistants il existait des formes kystiques à paroi fragile, renfermant au centre une petite masse de protoplasma à gros noyau.

b) En examinant une *granulation à contenu pierreux*, j'ai retrouvé les mêmes formes enkystées mais, en outre, des concrétions dures, irrégulières, mamelonnées ; ces concrétions entouraient parfois des kystes à parois ouvragées, ornées, présentant des ondulations multiples.

c) En dehors des formes enkystées, il existait dans les *produits de raclage* de nombreuses formes faciles à distinguer des cellules propres de la tumeur et que j'appellerai *formes cellulaires* à cause des ressemblances de leur structure générale avec une cellule. L'examen des granulations et du raclage fait surtout à la périphérie nous a permis d'observer des formes de petite et de grande taille :

A l'examen, *sans coloration*, on trouve, à un vif éclairage, dans l'intérieur des cellules dissociées, des corps très brillants, les uns petits, les autres remplissant toute la cellule avec des parties d'une réfringence moindre vers le centre.

Après coloration par le Biondi ou l'Ehrlich très dilué, on voit que tous ces corps brillants n'ont pris que très difficilement la couleur, tandis que la cellule-hôte a son protoplasma violacé et le noyau verdâtre. Les corps inclus sont de couleur rosée et les plus petits de 2 à 4 µ de diamètre brillent comme une granulation rose dans le protoplasma cellulaire ; les formes volumineuses présentent une zone périphérique large, parfaitement ronde, homogène, réfringente, à peine teintée de rose, tandis qu'à son centre existent soit un corps rond, rose violacé, soit plusieurs fragments de même couleur. Les formes les plus volumineuses ont une zone hyaline de grand diamètre contenant plusieurs zones concentriques, les unes rose lilas, et une plus centrale colorée en bleu avec un noyau rouge vif. Dans l'une de ces zones il peut exister une couronne de fines granulations.

On observe des formes à prolongements *pseudopodiques* formées par un protoplasma granuleux à gros noyau coloré en bleu lequel renferme 4 corpuscules allongés rouge vif.

La *safranine* colore les formes de petite taille en rouge pourpre très lumineux, tandis que la zone hyaline demeure d'un blanc éclatant (Pl. V, fig. 1, 2). L'*hématéine* colore les parties incluses dans la zone hyaline en un violet noir très intense ; la zone hyaline est à peine teintée de violet clair sur ses bords ; les granulations fines enfermées dans les formes volumineuses sont colorées fortement par l'hématéine.

Une même cellule peut renfermer plusieurs de ces corps à des degrés variables de développement ; ils sont, sur leurs bords, en contact direct avec le protoplasma cellulaire et réellement logés dans le protoplasma lui-même, car, si on les chasse de la cellule pendant les manipulations, ils laissent une cavité qui perce la cellule de part en part, comme à l'emporte-pièce.

2° *Étude des coupes histologiques.* (Pl. V, fig. 9, 10, 11, 12). — D'après l'examen de coupes provenant de diverses parties de la tumeur, il s'agit d'un épithéliome à alvéoles volumineux entourés d'une épaisse coque conjonctive, et dont le centre est plus ou moins caséifié. Ces alvéoles correspondent aux anciens alvéoles glandulaires en prolifération. Le long des gros canalicules et des canaux galactophores on constate de loin en loin l'existence de petits foyers de prolifération épithéliale, correspondant aux petites granulations signalées à l'examen macroscopique. On est donc en présence d'un cas présentant la structure de l'épithéliome et dans lequel une prolifération épithéliale primitive a entraîné la formation d'alvéoles volumineux et de proliférations intracanaliculaires limitées.

A un *fort grossissement,* les parois des alvéoles sont couvertes de 3 à 4 rangées de cellules volumineuses, limitant au centre une cavité, dont les bords présentent une apparence irrégulière, muriforme, due à la proéminence de cellules dilatées par des corps ronds, volumineux.

La plupart des cellules contiennent, en effet, dans leur protoplasma, et à côté d'un noyau intact, des corps qui se distinguent immédiatement par leur coloration et leur structure et dont le volume varie depuis celui d'un gros micrococque (2 à 3 μ) jusqu'à 15 et 20 μ de diamètre.

Sur des coupes colorées par l'hématoxyline, la safranine et l'orange, les formes les plus petites sont colorées par la safranine en rouge pourpre très brillant, réfringent (Pl. V, fig. 9, *m, m)* ; il peut en exister jusqu'à 4 à 5 dans une même cellule. A côté de ces formes micrococciques entourées d'un petit halo d'un jaune vif ou incolore, il en existe d'autres placées comme les précédentes dans le protoplasma cellulaire, d'un volume un peu plus considérable et qui forment des *granulations* de même couleur et de même réfringence (Pl. V, fig. 9, 10, 11, 12, *g, g, g)*. Ces granulations non nucléées sont entourées d'une zone orange vif et parfois, dans une même zone orange, on constate 2 granulations rapprochées, rappelant un processus de *division directe* (Pl. V, fig. 11, *d)*.

D'autres formations intracellulaires d'un plus grand volume, rondes le plus souvent, sont formées d'une zone orange vif présentant au centre une masse ronde ou irrégulière colorée en rouge brillant et pourvue d'un noyau rouge sombre. Cette masse peut présenter un processus de division, chaque fragment contenant un corpuscule rouge sombre ; on peut compter, disséminées dans son intérieur, jusqu'à 6 et 8 granulations (Pl. V, fig. 11, *b, b)*.

Certaines formes remplissant la totalité de la cellule sont formées d'une masse ronde, orange vif, renfermant une autre masse à contours irréguliers, colorée en bleu violacé par l'hématéine et dans laquelle sont dispersées de nombreuses granulations, très petites, d'un rouge intense (Pl. V, fig. 9

et 11, a, a). La masse bleuâtre peut dans d'autres corps avoir pris un développement plus considérable au point de réduire la zone orange externe à une mince pellicule; les granulations rouges sont devenues plus volumineuses (Pl. V, fig. 9, a').

Je dois insister sur des formations remarquables, mais beaucoup plus rares :

L'une d'elles est composée par un *corps muriforme volumineux* formé par l'agglomération d'une dizaine de sphères de 5 à 6 μ de diamètre, colorées en jaune vif, avec un noyau rouge, irrégulièrement rond et souvent placé à un des pôles de la sphère. Cette véritable *morula* est entourée d'un léger espace vacuolaire creusé dans une cellule dilatée et dont on ne voit plus que le noyau complètement repoussé (Pl. V, fig. 10, *mor*).

Si l'on examine le centre des alvéoles, c'est-à-dire la lumière remplie de matière caséeuse, on voit que cette lumière est formée par la dégénérescence des cellules distendues et détruites par l'évolution des formations précédentes. Ce processus de destruction cellulaire peut s'étendre jusqu'aux parois conjonctives des alvéoles.

Cette matière caséeuse constitue les points jaunes et les comédons et elle renferme des formations anormales sorties des cellules.

Lorsque ce processus destructif est arrivé jusqu'à la coque conjonctive et a détruit toutes les cellules épithéliales, les espaces conjonctifs très dilatés contiennent des corps parasitaires à divisions multiples; les parois de ces espaces finissent par se dissocier et se rompre dans la cavité centrale, tandis que le tissu conjonctif plus jeune est envahi. Les formes anormales rencontrées dans les mailles conjonctives ont la même structure que les formes intra-protoplasmiques, mais j'ai noté des formes intéressantes : l'une d'elles, par exemple, était formée d'une zone périphérique orange renfermant une masse étranglée au centre et dont chaque partie contenait 4 à 6 divisions nucléaires, rangées tout à fait à la périphérie.

La réfringence, l'homogénéité de la masse externe, la structure précise et variable des parties de cette masse, les élections des colorations, ne permettaient pas de confondre ces corps avec les cellules-hôte.

OBSERVATION II.

Un homme de 40 ans, vigoureux, dépourvu de toute hérédité cancéreuse, *mangeant une truite*, sent à la langue une piqûre à laquelle il ne prête aucune attention. Quinze jours plus tard il éprouve une gêne au point piqué; il constate une légère induration à la partie latérale droite de la langue et voit sortir de ce point, spontanément, *un fragment d'arête* bien nettement reconnaissable. La petite plaie se referme lorsque, quinze autres jours après, il s'élimine du même point un second fragment d'arête plus considérable. Le malade, qui était médecin, constate que le point d'émission ne se referme pas complètement. Il reste un petit orifice qui prend peu à peu un aspect cratériforme à bords légèrement saillants, un peu indurés, à fond rouge. Cette petite ulcération s'agrandit de quelques millimètres, l'induration augmente.

On fait à ce moment une cautérisation au thermocautère ; lorsque l'escarre s'est éliminée, on constate que l'ulcération s'étend, que l'aspect cratériforme s'est prononcé, que l'induration est plus forte. Un ganglion un peu plus volumineux et plus dur apparaît à l'angle du maxillaire du même côté. L'ulcération se creuse et le ganglion augmente de volume. Six mois après, le ganglion est du volume d'un œuf de pigeon, la langue présente une ulcération à bords indurés, renversés, à fond déchiqueté et creusé, de un centimètre et demi de diamètre environ.

On enlève au couteau toute la partie de la langue qui paraît malade. La langue se cicatrise progressivement, mais il persiste une induration profonde et les ganglions maxillaires deviennent très volumineux, durs, bosselés. L'un d'eux se ramollit, distend la peau qui s'ulcère et à partir de ce moment il se développe une épithélioma de la peau de l'angle de la mâchoire qui s'accroît progressivement et forme une ulcération du diamètre de 7 à 8 centimètres, à bords décollés, bourgeonnants, retournés en dehors, indurés ; le centre est profondément creusé et il s'élimine une sanie grisâtre avec des lambeaux de tissu nécrosé. Le malade meurt au bout de 10 mois, en cachexie profonde.

1° *Examen des matières éliminées au niveau de l'ulcération cutanée.* — On a étudié les fragments qui s'éliminaient de la cavité cancéreuse ; les colorations ont été faites dans la safranine, le Biondi, l'Ehrlich.

a) *Formes libres (extracellulaires).* — Il existe, complètement libres ou enfermées dans une mince coque cellulaire, des formes à double paroi ovoïde, remplies par de volumineuses granulations qui entourent une masse centrale de protoplasma granuleux contenant des corps ronds nucléés (Pl. IV, fig. 18). Certains contiennent des corps ovales volumineux (spores) renfermant un gros noyau nucléolé ou des corps ronds multiples (Pl. V, fig. 15).

Les parois des kystes sont colorées en rose par la safranine et les granulations, en rouge vif. Par le Biondi le kyste est rouge sale, le protoplasma rose et la masse centrale bleue, tandis que les nucléoles sont d'un rouge très vif ou légèrement violacé.

A côté des kystes à parois épaisses, il en existe d'autres à contours extrêmement délicats et remplis par des corps arrondis, le plus souvent au nombre de 4, ovales, à protoplasma granuleux et contenant un noyau vésiculeux nucléolé. Sous l'influence de l'hydratation, la paroi interne peut se gonfler et devenir diffluente (Pl. IV, fig. 12).

Dans certains de ces kystes à fine paroi, à double contour, la masse protoplasmique granuleuse a légèrement abandonné la paroi et présente au centre une masse bleue à noyau rouge vif (avec le Biondi) et parfois, en même temps, 2 corps rouges placés vers les pôles (Pl. IV, fig. 10).

Nous avons observé un kyste formé par un double contour ovoïde, mais à extrémités pointues et portant à sa surface externe des prolongements en arêtes qui lui donnaient l'aspect d'une coque de marron (Pl. IV, fig. 17).

b) *Formes intracellulaires.* — On les trouve dans l'intérieur de cellules extraordinairement hypertrophiées, à noyau énorme. Ce sont, par exemple, des formes déjà enkystées, à paroi mince, à double contour ovoïde, et remplies d'une substance granuleuse renfermant un corps arrondi, nucléé ;

ou bien ce corps existe entre la masse granuleuse et la coque, étant sorti sans doute de cette masse sous l'influence de la pression de la lame (Pl. IV, fig. 9).

Des formes intracellulaires moins avancées sont formées par une zone externe, épaisse, irrégulière, fortement colorée, entourant une deuxième zone plus claire, au centre de laquelle on voit une masse granuleuse en amande renfermant deux corps nucléés (Pl. IV, fig. 8). Parmi les plus remarquables, je dois signaler des corps ovoïdes remplissant la cellule, à parois minces, renfermant deux *corps en croissant* colorés par le Biondi en bleu pur et pourvus chacun d'un volumineux noyau rouge vif, entouré d'une zone réfringente incolore (Pl. IV, fig. 11).

À côté de ces formes enkystées, on trouve des formes cellulaires, rondes, de volume variable, ayant repoussé le protoplasma de la cellule qui leur forme une sorte d'enveloppe chitineuse. Ces formes sont constituées par une masse homogène, d'un rouge carminé, renfermant un corps coloré (Biondi) en bleu, arrondi ou en virgule, lequel contient un ou plusieurs corpuscules rouge vif (Pl. IV, fig. 6). Ces formes peuvent être entourées d'une zone hyaline très développée présentant *des stries radiées fines*.

On peut voir d'une cellule dissociée par la pression s'échapper une forme pseudopodique qui s'étire à travers l'orifice ; sortie de sa vacuole, elle peut conserver la forme pseudopodique la plus curieuse (Pl. IV, fig. 13 et 14).

Des formes plus petites se rencontrent en grand nombre dans des cellules dont le noyau est au repos et complètement normal. Le protoplasma contient un à plusieurs corps parfaitement ronds de 10, 8, 7 et 4 μ de diamètre, formés par une zone externe très réfringente, incolore, renfermant au centre un corpuscule rouge brillant. Celui-ci peut contenir 1 à 4 nucléoles (Pl. IV, fig. 2, 3, 4, 5). Il existe encore des corps de très petite taille, de 2 μ de diamètre ou même du volume d'un micrococque et vivement colorés par la safranine (Pl. IV, fig. 1 et 2). Ils sont entourés d'un halo incolore et réfringent.

2° *Examen des coupes.* — Il s'agit d'un épithélioma avec développement considérable de la zone malpighienne. L'épithélium s'enfonce profondément par traînées irrégulières qui paraissent parfois complètement isolées dans le tissu conjonctif. Ce dernier est formé par un tissu jeune à grandes cellules étoilées anastomosées et de fibres grêles à gros noyaux. Au contact de l'épithélium et du tissu conjonctif, en certains points, on trouve une sorte de passage insensible entre la cellule épithéliale, la cellule épithélioïde et la cellule conjonctive étoilée lesquelles limitent, par places, des espaces arrondis renfermant une à deux cellules géantes. Ces *cellules géantes* (absence complète de bacille de Koch) peuvent être très volumineuses et elles renferment un grand nombre de noyaux ; dans le protoplasma granuleux on trouve des corps qui se différencient nettement : les uns sont ronds, petits, fortement colorés en rouge par la safranine, ou le picro-carmin, brillants, de 3 à 4 μ de diamètre ; les autres sont de taille plus grande, mesurent jusqu'à 12 et 14 μ de diamètre et sont formés d'une coque épaisse, parfaitement ronde, renfermant 4 corpuscules irréguliers colorés en rouge intense par le picrocarmin avec une granulation incolore et extrêmement réfringente au centre ; l'espace qui sépare les corpuscules de la coque est coloré en jaune vif, très homogène et brillant ; c'est probablement du liquide ; l'ensemble représenterait alors un kyste contenant 4 spores de petit volume (Pl. VIII, fig. 5).

Dans les mailles du tissu conjonctif avoisinant, on trouve des corps qui ont l'aspect et les réactions des formations anormales intraprotoplasmiques et qui, par le picrocarmin, ont leur zone hyaline colorée en jaune vif et leur partie centrale en rouge sombre.

L'étude des parties épithéliales proliférées permet de trouver dans une coupe tous les intermédiaires entre les formes petites de 2 à 3 µ et les formes très volumineuses (Pl. VIII, fig. 4) ; celles-ci sont de *grandes formes pseudopodiques,* identiques à celles que nous avons trouvées à l'état frais (Pl. IV, fig. 13), mais dont on voit ici les rapports avec les tissus. Elles sont formées d'une masse granuleuse jaune clair qui contient un noyau nucléolé rouge vif et envoie un long pseudopode à bords ondulés, terminé en massue, ou même plusieurs prolongements, à travers 2 et 3 cellules, c'est-à-dire sur une distance de 30 à 40 µ et davantage. La terminaison renflée du pseudopode peut aller se faire jour au centre d'une cellule éloignée et, sur des coupes heureuses, on peut voir le prolongement tunellisant plusieurs cellules (Pl. VIII, fig. 4). Toute la masse peut s'allonger en formant un corps vermiforme à 2 ou 3 branches pseudopodiques (Pl. VIII, fig. 4).

<h2 style="text-align:center">OBSERVATION III.</h2>

Carcinome du sein, chez une femme de 40 ans, du service du professeur Forgue. — La tumeur a débuté 5 mois avant l'opération, atteignant la grosseur d'une petite orange ; elle est paramammaire, développée sans doute aux dépens d'un des lobes périphériques de la glande. Par son bord supérieur elle adhère à la peau en un point du diamètre d'une pièce de 2 francs ; là, la peau est indurée, violacée, bossuée. A la coupe, la tumeur se laisse facilement pénétrer par le couteau ; elle est formée par une masse ronde à bords légèrement ondulés, enclavant de temps à autre de petits pelotons adipeux ; à la partie supérieure le bord vient entamer l'épiderme. Dans la zone adipeuse, les cordons lymphatiques sont augmentés de volume. La surface de section est grenue, grisâtre, avec de nombreux points jaunâtres surtout à la périphérie, et vaguement lobulée par des tractus de tissu conjonctif d'aspect hyalin. Au centre, plusieurs cavités remplies d'une bouillie hémorragique. Tout le tissu est d'une grande friabilité atténuée par les travées conjonctives, mais le contenu des travées se laisse enlever comme une pulpe molle. A la pression peu énergique de la tumeur on voit sortir de toute la surface de section de nombreux vermicelles jaunâtres, de tout volume. A la partie périphérique, aspect blanc grisâtre, brillant, consistance un peu plus ferme.

Cette observation est des plus importantes, par l'abondance, la netteté et la variété des formes anormales, par l'étude précise que j'ai pu faire de leur structure, de leurs colorations et par la possibilité de fixer et colorer sur lame ces parasites, dans les cellules, au même titre que l'hématozoaire dans les globules rouges du paludéen.

1° *Examen des produits cancéreux frais* (produits de raclage et matières caséeuses obtenues par la pression) (Pl. I, fig. 1 à 37).

a) *Examen dans les liquides.* — La matière cancéreuse examinée dans l'eau salée, *sans coloration*, nous a frappé par le nombre extrêmement considérable de corpuscules réfringents et homogènes de toute taille qui brillent vivement dans le protoplasma granuleux des cellules. Les plus petits sont formés par une granulation ou un point brillant ; les autres présentent une zone brillante renfermant, au centre ou dans son étendue, des corps ronds ou irréguliers un peu plus sombres.

Les principaux *liquides colorants* mélangés à la matière cancéreuse soigneusement dissociée ont été l'Ehrlich dilué dans 2 à 10 fois son volume d'eau ou de glycérine, l'hématéine, la safranine, le bleu de Roux.

Les dissociations dans l'*Ehrlich dilué dans la glycérine* (liqueur triacide) nous ont donné des différenciations colorantes extrêmement remarquables qui permettent de reconnaître immédiatement les formes anormales et d'en étudier la disposition et la structure. Nous conservons ces préparations fraîches absolument intactes depuis plus de six mois. Il est encore préférable de fixer les cellules par l'alcool au tiers de M. Ranvier, de les colorer, puis de faire pénétrer lentement la glycérine.

Presque toutes les cellules contenaient un ou plusieurs corps coloré en *rose très légèrement violacé* entouré d'une zone incolore ou à peine rosée extrêmement réfringente, d'un blanc brillant sans espace vide entre elle et le protoplasma cellulaire ; le noyau de la cellule-hôte était vert, le protoplasma cellulaire rose marron.

Ces corps sont de volume très variable, les uns extrêmement petits et souvent au nombre de 4 dans une cellule, les autres volumineux et remplissant toute la cellule. Presque tous ces corps sont *intraprotoplasmiques*, mais ils peuvent être *intra-nucléaires*, ou libres entre les cellules.

Les *formes les plus petites* atteignent le volume d'un micrococque *(formes micrococciques)*; elles sont d'un rose vif, rondes, à bords délicats ; elles sont entourées d'une zone brillante, extrêmement réfringente, incolore, ressemblant à de la substance hyaline et comparable à la capsule du pneumocoque ; deux de ces petits corps peuvent se trouver juxtaposés par leur zone réfringente, de sorte que la ressemblance avec un diplocoque encapsulé est frappante (Pl. I, fig. 1 à 6).

À côté de ces corps microbiens il existe des formes un peu plus volumineuses et ayant l'apparence de *granulations* homogènes, très réfringentes de 2 à 4 μ de diamètre et entourées d'une zone hyaline qui peut prendre de grandes dimensions. L'une de ces granulations peut présenter un étranglement en son milieu indiquant un processus de division directe. On trouve en effet parfois dans une même capsule hyaline 4 de ces petites corpuscules.

Ces granulations peuvent avoir une forme un peu allongée et se trouver au nombre de 4 dans une même cellule, souvent réunies de façon à simuler une *rosace* (Pl. II, fig. 4).

La granulation augmente de volume, peut renfermer un corpuscule brillant. On arrive alors aux *formes cellulaires* de 10 à 12 μ constituées par une zone hyaline dans laquelle on trouve une masse ronde colorée en lilas clair et entourant une petite masse ronde d'un rose brillant (Pl. I, fig. 14). Au lieu de la petite masse centrale on rencontre dans certaines figures 2 corps en forme de croissants, très petits, d'un rouge vif, nucléolés (Pl. I, fig. 17).

Dans des formes plus volumineuses, toujours parfaitement rondes, la masse rose-lilas s'étale largement, et renferme une couronne de granulations et une masse centrale rose nucléée (Pl. I, fig. 15). La masse centrale peut se fragmenter en deux parties arrondies, accolées par une face plane, ou en 3 fragments irréguliers (Pl. I, fig. 16). Il peut exister jusqu'à 7 à 8 petites masses irrégulières, roses, homogènes, dispersées dans la masse hyaline, sans ordre, ou bien au contraire rangées suivant une disposition symétrique (Fig. 1, c). Si l'on examine attentivement chacune de ces parties, on voit que l'une d'elles renferme un noyau coloré en rose très vif (Fig. 1, b, c).

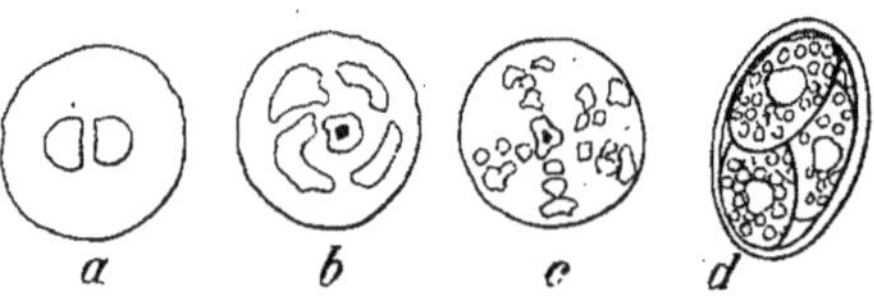

Fig. 1. — *Parasites trouvés dans le cancer du sein de l'observation III. — a*, forme parasitaire avec division directe en deux du noyau; *b*, forme parasitaire avec masse nucléée au centre et gros fragments périphériques; *c*, parasite avec granulation nucléée centrale et fragments rangés symétriquement; *d*, spore renfermant des sporoblastes.

Ces formes peuvent atteindre 8 à 10 fois le volume d'un globule rouge et apparaître comme une grosse masse incolore, éclatante, limitée par une *ligne* rosée, dans laquelle sont enfermés des fragments ronds, ovoïdes, amiboïdes, en forme de demi-lunes ou de croissants irréguliers, placés vers la périphérie et diminuant de volume à mesure qu'on va vers le centre. Là on trouve une petite masse violacée à gros noyau. La zone claire n'a plus son contour délicat, mais est séparée du protoplasma cellulaire par une ligne épaisse colorée en rose, à dessin géométrique et qui n'est autre chose qu'une paroi kystique. Et en effet j'ai pu voir certaines cellules dégénérées et distendues éclater et mettre en liberté cette forme qui devenait alors d'une parfaite netteté et conservait ses parois rigides (Pl. I, fig. 19 à 22).

Dans l'intérieur de la paroi kystique, au lieu de fragments disséminés, on peut trouver une masse granuleuse nucléée unique ou divisée en 4 masses plus petites, ovoïdes, très granuleuses, à noyau central. Ce sont là des sporoblastes (Figure 1, d).

Mais la forme peut-être la plus intéressante que nous ayons trouvée est celle d'un corps volumineux remplissant une cellule, à contours ovoïdes formés d'une coque à double contour et renfermant 2 *corps en croissant* colorés en bleu pur, avec des noyaux d'un rouge vif. Ces deux corps en croissant étaient séparés par un amas volumineux formé de granulations à peine colorées. Il s'agissait bien d'une spore avec ses deux sporozoïtes et une volumineuse masse de reliquat (Pl. I, fig. 23).

Dans toutes les cellules, le noyau est hypertrophié, mais il a conservé sa membrane intacte ; il est refoulé par le parasite devenu volumineux et prend une forme en croissant. Cependant certaines cellules se font remarquer par un noyau vert énorme les remplissant à peu près complètement. Dans ces cas le noyau est ordinairement parasité et un même noyau peut contenir 4 corpuscules absolument identiques aux intraprotoplasmiques. Ces *formes intranucléaires* ne m'ont pas paru dépasser le stade de granulation. Quand elles deviennent plus volumineuses, elles distendent le noyau qui résiste grâce à sa membrane, et elles sont chassées du noyau dans le protoplasma (Pl. II, fig. 7).

Le *Bleu de Roux*, comme l'Ehrlich, produit des différenciations très remarquables. Le noyau de la cellule-hôte est d'un bleu clair, son protoplasma d'un bleu très pâle, granuleux ; les formations parasitaires sont entourées d'une zone hyaline, incolore, épaisse, très réfringente, et la masse centrale colorée en violet, de teintes différentes quand il y a plusieurs zones concentriques ; les granulations apparaissent en violet foncé (Pl. I, fig. 26 à 37).

Les kystes ont leur paroi en violet clair, et les masses rondes à grosses granulations (sporoblastes) en violet foncé.

La *safranine* colore les petits corps micrococciques et les granulations en un rouge pourpre très lumineux qui ressort d'autant plus qu'il existe tout autour une zone incolore très réfringente.

b) *Fixation sur lame de suc cancéreux et coloration élective des parasites*. — J'étale sur une lame une petite quantité de la matière cancéreuse en procédant comme pour l'étalement du sang de paludéen. Après dessiccation rapide à l'air, j'expose la lame aux vapeurs d'acide osmique pendant cinq minutes, je chauffe rapidement, je fais une double coloration par l'éosine et le bleu de méthylène, en ne laissant ce dernier que quelques secondes. Lavage à l'eau ; dessiccation. J'ai obtenu des préparations qui peuvent se conserver indéfiniment et dans lesquelles l'examen microscopique montre les cellules cancéreuses dissociées et renfermant les formes anormales déjà décrites, parfaitement conservées. Ces corps sont colorés en bleu intense, entourés d'une zone hyaline d'un violet faible ou parfois complètement incolore, tandis que le protoplasma de la cellule-hôte ainsi que le noyau sont d'un rose éosine intense (Pl. XI, fig. 1 à 13).

Dans ces corps qui ont *une affinité spéciale pour le bleu de méthylène*, on distingue tous les détails de structure déjà signalés. Ce sont surtout les formes microbiennes et les granulations qui ressortent avec une netteté remarquable.

L'étude à l'état frais permet de se rendre compte de certains détails de *structure* des formations anormales. Nous avons vu que la partie périphérique réfringente et difficilement colorable ressemblait à un bloc de matière hyaline, entourant le corpuscule central. Mais on ne remarque pas de solution de continuité entre la masse centrale et la zone hyaline ; et, si la partie qui est en contact direct avec la masse centrale est extrêmement réfringente et tout à fait incolore, elle fait partie de la zone hyaline : ce n'est pas une vacuole. A la périphérie, la masse hyaline est en contact direct avec le protoplasma cellulaire, mais elle ne lui est pas adhérente, car si, par écrasement, on chasse le parasite de la cellule, la zone hyaline suit entièrement la masse centrale, en laissant une cavité dans le protoplasma.

La zone hyaline paraît donc jouer le même rôle que la *capsule gélatineuse* du pneumocoque.

Cette zone hyaline n'est pas altérée par les acides, ni la potasse, mais la dessiccation et l'alcool produisent des altérations diverses et surtout la font se plisser ou se rétracter en quelques points, de façon à former une véritable *vacuole* ou bien des filaments radiés, plus ou moins longs (Fig. 12). Ces filaments, étudiés superficiellement, peuvent amener des confusions avec les filaments d'union des cellules malpighiennes.

Lorsque le parasite devient volumineux, il repousse directement le protoplasma granuleux qui se laisse refouler facilement. Le noyau est comprimé et la cellule réduite à une sorte de pellicule qui finit par dégénérer complètement et se laisser rompre par le parasite arrivé au stade d'enkystement. Il existe à ce moment une *vacuole réelle* entre le parasite et les restes de la cellule.

Le *noyau de la cellule-hôte* hypertrophié contient un ou plusieurs nucléoles qui peuvent atteindre un assez grand volume, et qui sont colorés en violet par l'Ehrlich dilué, en bleu violacé par le Bleu de Roux et se distinguent des parasites intra-nucléaires; ceux-ci ne présentent d'ailleurs aucun rapport avec les filaments chromatiques, leur zone hyaline si caractéristique les isolant complètement.

c) *Examen des coupes*. — Il s'agit d'un carcinome à alvéoles volumineux entourés de tractus conjonctif peu épais. Dans les cellules fortement hypertrophiées on rencontre toutes les formes anormales des tissus frais. Dans les coupes de tout petits fragments fixés au Flemming, on peut les étudier jusque dans leurs plus petits détails de structure après coloration par l'hématéine, la safranine, l'hématéine-fuchsine acide-orange, la fuchsine acide-bleu de Roux (Pl. I, fig. 38 à 41), le Biondi, etc. (Pl. II, fig. 1 à 6). Les formes micrococciques (Pl. II, fig. 1, *m, m, m*) et les granulations (Pl. II, fig. 1, *g, g, g*) apparaissent entourées de la zone hyaline qui sur les coupes se colore en jaune vif par l'orange, prend une teinte bleuâtre avec l'hématéine, et jaune canari avec le picrocarmin, etc. Les granulations sont souvent disposées par quatre (Pl. II, fig. 2 et 3, *x, x*). Les formes cellulaires présentent des détails très compliqués de structure depuis la petite masse nucléée (Pl. II, fig. 1, *d, d, d*) jusqu'à la masse volumineuse présentant un noyau central et plusieurs zones concentriques, dont une formée de fines granulations et tout à la périphérie de grosses granulations, qui constituent une véritable coque irrégulière (Pl. II, fig. 1, *a, b*). Chaque partie a des affinités colorantes particulières. Enfin, nous retrouvons la série des formes enkystées renfermant des fragments irréguliers autour d'une masse centrale nucléée (Pl. II, fig. 3, *b, c*), ou bien une sphère granuleuse rétractée au centre du kyste et renfermant un gros noyau (Pl. II, fig. 2, *b* et fig. 3, *c*). Cette masse peut se diviser en quatre masses granuleuses (sporoblastes) ou bien le noyau se divise (Pl. II, fig. 2, *c*); ces divisions se portent à la surface de la sphère granuleuse et forment des *microspores* ovales très réfringentes (Pl. II, fig. 3, *a* et *d*).

Nous devons signaler une forme non enkystée, remarquable par sa structure, présentant un noyau coloré en rouge par la fuchsine acide, une zone colorée en bleu par l'hématéine et un vaste cercle orange vif renfermant de fines granulations fortement colorées par l'hématéine et présentant une disposition rayonnée (Pl. II, fig. 4, a). Enfin on trouve une forme volumineuse formée par une zone hyaline large contenant 8 à 10 divisions nucléaires (Pl. II, fig. 1, *e, h*) autour desquelles la condensation protoplasmique aboutissait à la formation d'une *morula* typique (Pl. II, fig. 4, *mor*).

Sous l'influence du développement des formes parasitaires plus volumineuses dans les cellules du centre de l'alvéole, ces cellules présentent une dégénérescence aboutissant à la formation d'une cavité remplie de débris et de formes enkystées ou non. C'est là l'origine des comédons et des matières caséeuses. Les cellules de la périphérie des alvéoles renferment surtout des formations de petite taille.

OBSERVATION IV. *Épithélioma du maxillaire supérieur à évolution rapide* (Pl. V, fig. 18 à 25).

Un cultivateur entré dans le service du professeur Tédenat est opéré, le 25 février 1897, d'une tumeur du maxillaire supérieur qui débuta, il y a quatre mois, dans une partie de la gencive située au niveau de la première grosse molaire supérieure gauche. La tumeur s'accrût rapidement, et, à l'entrée à l'hôpital, tout l'os maxillaire en avant était rongé par une tumeur bourgeonnante, rosée, friable; en arrière et en bas, les dents sont implantées dans le rebord alvéolaire comme dans du beurre; directement en arrière et en haut on trouve dans la fosse ptérygoïde et au-dessous de l'orbite une masse fongueuse d'un gris rosé bourgeonnant dans la cavité qu'elle s'est creusée.

A la coupe, la tumeur est très molle, d'un gris blanc, légèrement rosé, très friable, cernée par des bourgeons d'apparence fongueuse avec des points hémorragiques disséminés. En certains endroits, dans la partie la plus dure qui correspond à la base d'implantation sur le maxillaire, on trouve de gros points jaunâtres d'où, à la pression, il sort des vermicelles volumineux qui s'écrasent sur eux-mêmes et sont formés d'une matière jaune clair, visqueuse.

a) *Examen à l'état frais.* — Des écrasements de la matière caséeuse et des raclages de la tumeur ont été examinés dans la liqueur de Biondi et dans la safranine aqueuse à 1 pour 100.

Leur examen a permis de constater des formes intracellulaires et des formes libres. Parmi ces dernières, il existe des *formes enkystées libres* ellipsoïdales à bouts très arrondis, à double paroi enfermant un protoplasma finement granuleux dans lequel se trouvaient 4 corps ovoïdes, non colorés par la safranine (spores), mais contenant de 2 à 4 corpuscules ronds en navette et en croissant, très vivement colorés en rouge, avec un point central clair très brillant (Pl. V, fig. 24 et 25).

Les formes intracellulaires arrivées à la période d'enkystement sont nombreuses. Dans les préparations colorées à la safranine, on trouve distendant la cellule et la réduisant à une sorte de sac, des corps volumineux, ovoïdes, à paroi épaisse colorée en rouge, à protoplasma très finement granuleux qui remplit le kyste, avec, au centre, un corps de taille variable à bords ondulés vivement coloré en rouge, homogène, et séparé du protoplasma par une zone claire, incolore, réfringente. Dans l'intérieur du corps central existe un corpuscule ovale à nucléole clair, très brillant (Pl. V, fig. 23 et 24).

On trouve encore des formes enkystées à paroi très fragile, à formes élégantes et géométriques, réfringentes et contenant une masse centrale arrondie, simple ou en voie de division.

Les formes intracellulaires *non enkystées* sont très abondantes et remarquables par *l'énorme capsule hyaline* qui entoure certaines d'entre elles et la complexité de structure qu'elles peuvent atteindre.

On note par exemple une zone hyaline, une zone de protoplasma légèrement granuleux d'un rouge clair et de grand diamètre, une autre zone à granulations fortement colorées, une masse centrale colorée en rouge foncé par la safranine qui renferme des corpuscules très petits, ronds ou en croissants et colorés en rouge foncé. Par le liquide de Biondi, la zone hyaline est teintée de rose, le protoplasma est rose vif, les granulations rouges, la masse centrale d'un bleu tendre et les corpuscules d'un rouge vif (Pl. V, fig. 20).

Les formes non enkystées, de volume moyen, formées d'une zone hyaline et d'une masse centrale peuvent présenter un étirement médian de cette dernière et de la zone hyaline, qui aboutit à la division en deux corps nucléés.

Les dissociations à l'état frais nous ont permis d'étudier de près la structure des *globes épidermiques*.

Dans les formes de début on trouve une cellule épithéliale volumineuse, globuleuse, à gros noyau, à protoplasma granuleux, vivement coloré par la safranine; cette cellule hypertrophiée a refoulé les cellules voisines qui ont pris une forme en croissant; cette compression a entraîné un trouble de la nutrition qui se marque par l'état lisse de la cellule devenue chitineuse; or dans la cellule globuleuse centrale on trouve un corps rond nucléé, homogène, entouré d'une zone hyaline, réfringente, prenant mal la couleur et constituant le parasite. Ce dernier augmente de volume, repousse le noyau, réduit la cellule à une mince enveloppe chitineuse qui va se confondre avec les cellules voisines de plus en plus comprimées et le parasite est libre dans une vacuole. Après coloration par le Biondi il présente une large zone granuleuse, une autre zone plus rouge et une masse bleue centrale portant un gros noyau rouge vif nucléolé. Il peut exister 2 et 3 parasites dans le même globe épidermique qui est alors très volumineux.

Lorsque plusieurs cellules voisines portent chacune un parasite, il se produit plusieurs globes qui peuvent s'unir et constituent un globe volumineux et compliqué.

b) *Examen des coupes.* — On est en présence d'un épithélioma du maxillaire supérieur formé d'énormes boyaux de cellules épithéliales hypertrophiées, les unes pleines, les autres présentant au centre une cavité remplie de granulations et de formations diverses.

Les formes anormales sont tellement abondantes dans certaines coupes que l'on peut dire que chaque cellule porte un parasite.

On trouve des formes très petites (microbiennes) que l'écrasement n'avait pas bien montrées, de nombre et de tailles variables dans une même cellule ; elles ont la forme d'un petit corpuscule rond, entouré d'une zone claire, très réfringente, qui adhère au protoplasma cellulaire granuleux.

Dans une même zone hyaline, on observe des divisions de *granulations* en deux parties adossées comme les deux parties d'un grain de café, ou des formes cellulaires à structure complexe : première zone homogène colorée en rose par le Biondi, deuxième zone granuleuse rouge, troisième zone bleue et enfin petite masse centrale bleue renfermant une granulation rouge vif à petit corpuscule brillant. Il peut se faire des divisions nucléaires dans la masse centrale qui renferme plusieurs petits corps allongés et nucléés. Ou bien encore la granulation se divise directement dans la zone hyaline et chaque division paraît former un corpuscule nouveau capable d'infecter les cellules voisines.

OBSERVATION V.

Une femme est opérée dans le service de M. le Professeur Tédenat, d'un cancer du sein gauche à évolution assez lente.

La tumeur est formée de plusieurs petites masses disséminées. La peau paraît saine, sauf au niveau du mamelon, où il existe une légère ulcération. Au-dessous du mamelon on remarque un noyau très dur du volume d'une noix et on trouve à la palpation 3 à 4 noyaux à 5 ou 6 centimètres de distance les uns des autres. Les uns sont réunis par des cordons durs, d'autres paraissent être complètement isolés. A la coupe, le tissu est dur, crie sous le scalpel. La surface de section est blanche, grisâtre, à gros tractus fibreux. Le raclage donne un suc abondant. Les noyaux cancéreux sont perdus dans une atmosphère graisseuse, traversée par des cordons conjonctifs.

a) *Examen à l'état frais (raclage et écrasement)* (Pl. IV, fig. 30 à 37).

Le suc cancéreux obtenu par pression et raclage combinés de la surface et coloré dans la safranine, m'a permis de trouver une série de formes intra-cellulaires remarquables surtout par l'épaisseur et la difficulté de coloration de leur zone hyaline qui les fait éclater à l'œil, dans le protoplasma rose granuleux des cellules.

Il existe des formes de petite taille constituées par une épaisse zone hyaline, absolument incolore ou à peine teintée de rose sur les bords, très réfringente, ronde, au centre de laquelle on voit une granulation ronde colorée en rose uni (Pl. IV, fig. 30). Il peut en exister 4 de 2 à 3 μ de diamètre dans une même cellule (Pl. IV, fig. 31). On trouve des formes plus volumineuses formées par une énorme zone hyaline et incolore, ronde ou ovale et renfermant un corps rouge central de 4 à 7 μ de diamètre (Pl. IV, fig. 32), pouvant contenir 4 corpuscules allongés. Certains de ces parasites présentent un contour épais et dans la masse hyaline une série de granulations, les unes fines, les autres volumineuses, irrégulières et nucléées (Pl. IV, fig. 34).

Nous avons rencontré encore des formes très volumineuses, formées par une paroi épaisse, kystique, renfermant de grosses granulations réfringentes et un corps rond à divisions nucléaires (Pl. IV, fig. 35).

Les plus remarquables sont des formes enkystées de grand volume formées par une double paroi épaisse et un contenu granuleux renfermant 4 corps ovoïdes à peu près incolores, à gros noyau rouge (Pl. IV, fig. 36), ou bien un énorme kyste à paroi épaisse absolument rempli par 4 volumineux éléments à paroi rigide, incolores, portant au centre un à deux gros noyaux teintés de rose et très réfringents (Pl. IV, fig. 37).

La substance hyaline était ici particulièrement réfringente et ne se laissait pas pénétrer à l'état frais par la matière colorante, de sorte que le corpuscule central, qui a cependant une grande affinité pour la safranine, était à peine coloré. Il y a union étroite entre la zone hyaline et la masse centrale. Il n'y a pas d'adhérence entre le protoplasma et le parasite, car, dans certaines cellules altérées par l'eau ou l'alcool, on voit se faire un vide vacuolaire par rétraction de la zone hyaline.

De même, lorsque l'écrasement a fait éclater la cellule, on peut observer la sortie du parasite dont la zone hyaline devient irrégulière et comme pseudopodique. La substance hyaline paraît molle comme du mucilage et l'alcool peut la ratatiner et la diviser en filaments radiés.

b) *Examen des coupes.* — Sur les coupes colorées à l'hématéine-éosine, à l'hématéine-carmin boraté, au Biondi, les formes anormales apparaissaient dans une vacuole, due à la rétraction des tissus qui montre que le parasite était inclus dans le protoplasma sans lui être adhérent. Dans les points où la fixation a été bonne, la vacuole est à peine marquée. Les plus petits parasites, dans les coupes colorées à l'hématéine-carmin, sont formés d'un corpuscule central, rouge vif, entouré d'une masse homogène violet hématéine et renfermés dans une zone hyaline colorée en rouge violacé. Dans les formes plus volumineuses, la masse violacée centrale s'accroît et le noyau se divise en 3 à 4 parties; puis la masse se divise autour de chaque fragment nucléaire. Après coloration par le Biondi, les formes simples ont un noyau rouge entouré d'une zone bleu clair, enfermée dans la masse hyaline rose vif. Les formes les plus volumineuses sont remarquables par la netteté de leur structure : un noyau central rouge vif, une masse bleue, une zone claire, une autre formée de granulations rouges, une zone large, lilas, homogène et enfin la zone hyaline.

Observation VI. Cancer encéphaloïde du sein à marche rapide
(Fig. 2 et 18).

Une femme de 60 ans, sans antécédents, est opérée le 12 janvier 1896 par le professeur Tédenat, d'un cancer volumineux du sein gauche. Le début de la tumeur a eu lieu il y a 6 mois, au moment des vendanges, en pays paludéen.

Examen clinique. — Il existe deux tumeurs : l'une sous le mamelon qui est rétracté, avec adhérences à la peau et quelques nodosités superficielles violacées ; l'autre, située vers l'aisselle, à trois doigts de la précédente et séparée d'elle par un espace qui paraît absolument sain ; le centre de cette seconde tumeur fait saillie sous la peau qui est amincie, violacée, où l'on sent un point ramolli. Une incision faite en ce point laisse échapper un liquide clair, citrin, sans détritus ; la poche s'affaisse et il reste une cavité kystique, d'où sort un peu de liquide et qui renferme quelques tissus nécrosés. Pas de ganglions dans l'aisselle. Pas de cachexie. Bon appétit.

Opération le 12 ; la tumeur mobile sur les plans profonds s'enlève facilement ; dans l'aisselle, petits ganglions qui ne paraissent point néoplasiques.

a) *Examen macroscopique.* — A la section de la première tumeur, il s'échappe un flot de liquide citrin, provenant d'une cavité à parois végétantes, déchiquetées, friables, hémorragiques par endroit, jaune rougeâtre ; il existe dans son bas fond un liquide granuleux gris rougeâtre. Du tissu fibreux forme une paroi résistante à cette poche kystique. En quelques points de cette paroi on trouve des bourgeons mous du volume d'un gros pois, sessiles, pouvant se pédiculiser et atteindre le volume d'une noisette, présentant à leur surface des points jaunâtres. Dans les points voisins du mamelon, existe un noyau arrondi de tissu lardacé, à centre ramolli qui forme une cavité à bords anfractueux et ornés de végétations friables. Au-dessous, tumeur volumineuse dans une partie périphérique de laquelle est creusée la cavité antérieurement ouverte. Elle est blanc jaunâtre, volumineuse, extrêmement friable, encéphaloïde et va toucher par un point au mamelon. Sur sa coupe, points jaunes très nombreux et volumineux d'où sortent à la pression des vermicelles et des boyaux jaunâtres.

La *tumeur latérale* a le même aspect : c'est une masse encéphaloïde à traînées et points jaunes qui présente, en son centre, une cavité à bords anfractueux, ramollis.

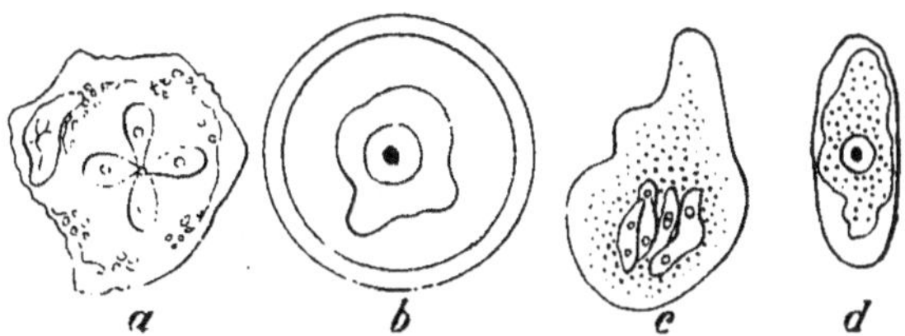

Fig. 2. — *Parasites trouvés dans le cancer de l'observation VI.* — a, forme en marguerite complètement développée dans la cellule en dégénérescence ; b, forme cellulaire complexe ; c, forme amiboïde contenant quatre corpuscules nucléés ; d, forme enkystée à protoplasma abondant nucléée et nucléolée.

b) *Examen à l'état frais (Écrasement, raclage et vermicelles).* — Les plus fréquentes des formes anormales sont de petit volume : formes micrococciques et granulations à zone hyaline peu épaisse. Le noyau central peut se diviser et chaque division se disséminer dans la zone hyaline qui se déprime ou se segmente et forme une marguerite (Fig. 2, a, et Fig. 18, h à j). Ou bien les divisions nucléaires sont très nombreuses ; la zone hyaline se condensant autour, elles se séparent.

Bosc.   3

Mais à côté de ces formes, il en est de très volumineuses dont le Biondi fait apparaître la structure délicate et compliquée : granulation rouge vif au centre, masse bleue, zone rouge tendre irrégulier, zone rose lilas de grand diamètre, enfin zone hyaline (Fig. 2, *b*). La masse centrale peut se diviser dans un protoplasma qui prend un aspect pseudopodique en 4 corps allongés portant chacun 2 granulations rouge vif (Fig. 2, *c*). D'autre part, il existe des formes kystiques, formées d'une double paroi fine, ovalaire et renfermant une masse granuleuse rétractée, et, au centre, un corps bleu à noyau rouge vif (Fig. 2, *d*). Des corps ovales à noyau nucléolé représentent des spores (Fig. 18, *f*).

L'examen microscopique des coupes permet de retrouver toutes les formes dans un tissu qui a la structure du carcinome encéphaloïde.

Observation VII. *Epithélioma de la lèvre inférieure*
(Pl. IV, fig. 19 à 25).

Un homme est opéré le 2 avril 1897, par le professeur Tédenat, d'un cancer de la lèvre inférieure, formant une masse mollasse, ulcérée superficiellement en son centre. A la coupe, tissu blanchâtre parsemé de points jaunes d'où la pression fait sortir d'abondants vermicelles. Au centre, petite cavité du volume d'un pois, à bords irréguliers formés de petites végétations arrondies, hémorragiques par places. Il en sort un liquide trouble, à fins grumeaux. Le tissu de la paroi est très friable ; il en est de même de l'ensemble de la tumeur. Deux petits ganglions d'un gris rosé à l'angle de la mâchoire.

a) *Examen à l'état frais.* — Grattage de la surface de section et des parois de la cavité. Colorations à la safranine et au Biondi.

Formes intracellulaires. — Les plus petites sont formées par un corpuscule rond de 5 à 7 μ de diamètre, coloré en rouge par la safranine, en rose vif par le Biondi, et qui est entouré d'une zone presque incolore, mais peu développée.

Ces parasites devenus plus grands refoulent le protoplasma de la cellule-hôte qui se chitinise et finit par former une sorte de cage rigide. On peut constater souvent une vacuole entre le parasite et la cellule.

Les formes de volume moyen présentent une partie périphérique réfringente, teintée en rose nacré par la safranine, et une masse centrale arrondie colorée en rouge intense. Avec le Biondi la granulation centrale est rouge, la partie périphérique d'un rose clair. A un stade plus avancé, le noyau central est plus volumineux, rouge foncé ; il est entouré d'une masse protoplasmique bleu lilas, et enfin d'une zone colorée en rose par le Biondi (Pl. IV, fig. 19 et 20). La masse centrale peut se diviser et chaque fragment présente un corpuscule à son centre, ou bien le parasite se complique de plusieurs zones concentriques (Pl. IV, fig. 21).

b) *Formes libres.* — Dans cette tumeur, j'ai pu observer des formes jeunes à l'état libre. Lorsqu'on fait une dissociation, certaines vacuoles cellulaires sont ouvertes et l'on voit s'échapper de l'intérieur de cette vacuole le parasite qui n'est plus rond mais s'étire pour sortir et prend un aspect amiboïde. Parmi les formes complètement libres, il en est qui sont enveloppées de leur capsule hyaline qui se gonfle sous l'influence du réactif et forme des renflements, des boules en certains points. Les formes enkystées sont assez nombreuses, les unes sont volumineuses, à parois épaisses renfermant 4 corps ovales à gros noyau (Pl. IV, fig. 24), ou bien il s'agit de kystes énormes, ronds, à double paroi résistante et renfermant dans un protoplasma finement granuleux une grande quantité de petits corps ronds, colorés en bleu (spores) (Pl. IV, fig. 25). Nous devons signaler également des kystes ovoïdes à parois très fragiles et formés par un contenu finement granuleux et plusieurs masses bleues, à gros noyau rouge intense (Pl. IV, fig. 23). La paroi externe peut devenir diffluente sous l'influence de l'eau.

Certaines formes plus petites nous ont paru devoir être interprétées comme des spores : les unes étaient ovoïdes, à extrémités effilées et contenaient dans une paroi à double contour une masse ronde, granuleuse, à gros noyau bleu ; d'autres ovoïdes, à bouts arrondis, présentaient une double paroi épaisse remplie par une masse finement granuleuse renfermant à l'un de ses pôles un corps rond de 6 µ de diamètre, rose vif à noyau bleu, et à l'autre pôle deux petits corps qui semblent appendus à la paroi et colorés en bleu par le Biondi (Pl. IV, fig. 22).

OBSERVATION VIII. *Epithélioma de la lèvre inférieure*
(Pl. III, fig. 21 à 27).

Un homme de 60 ans est opéré d'un épithélioma de la lèvre inférieure, le 15 avril 1897, par le professeur Tédenat. Cet épithélioma s'est développé au milieu de la lèvre avec adénopathies sous-maxillaires bilatérales.

La tumeur est volumineuse ; la lèvre très épaisse est renversée en dehors. La surface est blanchâtre, d'aspect vaguement grenu, à centre excavé, à bords relevés dessinant de grands festons. Les parois de la cavité ulcéreuse du centre sont anfractueuses et formées par des bourgeons grisâtres.

Tissu très friable. Par simple compression, la partie centrale s'écrase en une sorte de bouillie, et un raclage léger la réduit en une pulpe molle, mettant à nu des tractus fibreux.

a) *Examen à l'état frais* (Pl. III, fig. 21 à 27). — On trouve dans les cellules les formes intraprotoplasmiques les plus typiques. Les plus petites sont formées d'un corpuscule entouré d'une zone réfringente épaisse. Les formes volumineuses sont arrondies et formées d'une première zone hyaline, rose, d'une zone épaisse colorée en bleu pâle et enfin d'un corpuscule central plus volumineux, coloré en rouge et nucléolé (Pl. III, fig. 21, 22, 23). Ces formes intracellulaires peuvent atteindre un grand volume et réduire la capsule à une sorte de coque qui renferme un corps rond ou pseudopodique à structure compliquée (Pl. III, fig. 26).

Les formes molles, mises en liberté dans la préparation par l'écrasement, présentent souvent des pseudopodies.

Le noyau central se divise ainsi que la masse bleue et on peut avoir des divisions en rosace, en marguerite, ou bien une division pure et simple en parties arrondies (Pl. III, fig. 24, 25).

OBSERVATION IX. *Carcinome du sein* (Pl. III, fig. 1 à 6).

Une femme est opérée d'un cancer du sein, le 31 juillet 1896, par le professeur Forgue. Cette tumeur a évolué rapidement en 6 mois et s'est accompagnée de masses volumineuses dans l'aisselle.

Elle a le volume d'une mandarine, et est située au-dessous du mamelon dont la peau est lâchement adhérente. A la coupe, tumeur peu résistante, arrondie, à bords ondulés et sinueux par endroits ; adhérences à la peau du mamelon. La surface de section montre que la tumeur est fortement vascularisée ; elle a l'aspect de la substance corticale d'un rein hyperémié.

La tumeur est traversée par des traînées de tissu conjonctif blanc grisâtre qui se ramifient et forment des lobulations irrégulières. Au centre, un foyer de ramollissement, formé d'une substance jaunâtre, d'aspect granuleux. Cette substance s'écoule à la pression et, de l'intérieur des mailles conjonctives, il sort des comédons ou des boudins de substance mollasse. Vers la périphérie de la glande, canaux dilatés en ampoules formant l'axe de petites nodosités et qui peuvent constituer de véritables kystes. Des tractus conjonctifs s'enfoncent dans la gaine adipeuse et sont souvent accompagnés de lymphatiques très dilatés de teinte bleuâtre et renfermant un liquide visqueux ; on les suit jusqu'à la tumeur axillaire.

a) *Examen du tissu frais* (Raclage des parties molles ; colorations au Biondi). — Les formes parasitaires sont extrêmement abondantes. Presque chaque cellule de la tumeur contient un parasite. Il existe de nombreuses *formes très petites* (microbiennes), corpuscules du volume d'un micrococoque, colorés en rose et entourés d'une zone hyaline incolore (Pl. III, fig. 5, *m*). On peut en voir trois ou quatre dans la même cellule (Pl. III, fig. 1, *a*). Les granulations sont formées de la même façon (Pl. III, fig. 3, et 5, *g*, *g*). Les formes cellulaires volumineuses se composent d'un nucléole rouge vif, d'un protoplasma bleu lilas et d'une zone rose sale, réfringente (Fig. 1, *b* et Fig. 3). La masse centrale rouge peut se diviser en 2, 4 ou 6 granulations allongées ou arrondies (Pl. III, fig. 4).

On trouve encore des formes rondes intracellulaires volumineuses, de couleur rouge vineux, renfermant un gros noyau d'un rouge vif ; le noyau se fragmente, puis ces fragments se portent à la périphérie (Pl. III, fig. 5, a et 6).

Ces formes aboutissent probablement aux masses granuleuses qui remplissent tout un espace conjonctif et qui sont formées d'une masse de protoplasma granuleux, renfermant dans son intérieur un nombre variable de corps ronds de petite taille et nucléés (Pl. III, fig. 6, a, 6).

b) *Examen des coupes histologiques*. — Carcinome à alvéoles remplis de cellules volumineuses dont le noyau est coloré par le Biondi en bleu vert, et le protoplasma en rose sale. Dans les alvéoles de nouvelle formation, on ne trouve que de toutes petites formes, un point rouge enroulé d'une zone hyaline, réunies parfois au nombre de 7 à 8 en ce même point. Dans certains endroits où se produit une accumulation de ces petites formes, il survient une irritation cellulaire plus vive, aboutissant à la destruction du protoplasma, qui simule une forte muqueuse (Pl. III, fig. 1 et 2).

Dans d'autres cellules, les corps parasitaires ont grossi et repoussent le noyau (Pl. III, fig. 1 et 2). Enfin le parasite s'est développé fortement dans certaines cellules, surtout celles de la partie centrale d'un amas alvéolaire plus développé et on assiste à la formation d'une petite lumière centrale par la désagrégation de la cellule vacuolée et la mise en liberté du parasite à l'état enkysté. Ces kystes présentent une double paroi ronde, remplie par une masse protoplasmique finement granuleuse, dans laquelle on compte 4 corpuscules colorés en bleu et contenant un noyau rouge vif (Pl. III, fig. 5, *x*). Dans une forme ronde, plus petite, et représentant une spore, il existait 2 corps en croissant, nucléés, accolés par leur grosse extrémité.

Enfin, on trouve des formes volumineuses, formées d'une masse homogène, renfermant un grand nombre de noyaux et qui précèdent la morula (Pl. III, fig. 5, *b*) ; et des formes *sarcodiques* (Pl. III, fig. 6).

Dans une coupe colorée à la *safranine induline*, nous avons pu observer une forme enkystée ovalaire, volumineuse, colorée en rouge vif, et dans laquelle on voyait des divisions limitant des *croissants volumineux* (formes à gros mérozoïtes).

OBSERVATION X. *Cancer de l'estomac avec cancer secondaire du foie*
(Pl. V, fig. 13 à 17).

On trouve disséminés dans le foie, d'énormes noyaux cancéreux, du volume d'une pomme à une orange, saillants, de couleur blanc jaunâtre, à bords légèrement festonnés, à centre ombiliqué.

Au hile du foie existe une tumeur du volume des deux poings, lisse, rénitente, adhérant d'une part mollement à la surface du foie et d'autre part à la petite courbure de l'estomac; ganglions extrèmement volumineux et durs.

À la coupe, les tumeurs du foie sont d'un blanc jaunâtre, succulentes, très friables, et il s'en écoule, à la pression une grande quantité de liquide blanchâtre. La grosse tumeur du hile présente, à la coupe, une coque épaisse formée par une sorte de tissu conjonctif, jaunâtre, ressemblant à une coupe de pomme de terre, de 1 à 2 centimètres d'épaisseur, qui se ramollit au centre, se désagrège et aboutit à une sorte de putrilage rouge grisâtre pointillé d'hémorragies et réduit, tout à fait au centre, à une bouillie rougeâtre. Il s'agit, sans doute, d'un ganglion extrèmement hypertrophié et en dégénérescence cancéreuse avancée.

À l'ouverture de l'estomac, cancer du pylore ; l'orifice est presque complètement fermé par d'énormes bourgeons blanchâtres, moulés les uns sur les autres. L'une de ces masses bourgeonnantes, la plus volumineuse, située sur le bord supérieur fait saillie au dehors, repousse la tête du pancréas et se continue avec la tumeur volumineuse du hile du foie.

Trois fibromes à la surface extérieure de l'utérus.

Noyaux cancéreux dans le grand épiploon. Néomembranes dans la plèvre et le péricarde.

a) *Examen à l'état frais.* — Grattage d'une tumeur hépatique et du putrilage de la tumeur du hile après coloration à la safranine et au Biondi.

Les formes de petit volume sont libres ou intracellulaires. Elles sont nombreuses, rondes, formées d'une zone périphérique rose et d'une partie centrale ronde, fortement colorée en rouge et de volume très variable, présentant souvent un corpuscule clair et brillant.

Ce nucléole se fragmente le plus souvent en 4 petits nucléoles très réfringents ; le protoplasma peut être déprimé, puis divisé autour d'eux, et on a ainsi 4 *corps ronds nucléolés* dans la masse centrale du parasite (Pl. V, fig. 15).

Par le Biondi, le protoplasma est bleu lilas, les noyaux d'un rouge intense et les nucléoles en rose, extrêmement réfringents.

A côté de ces formes cellulaires, il y a des formes enkystées, intraprotoplasmiques ou libres. Elles sont *rondes*, présentent une double membrane d'enveloppe, renferment un protoplasma granuleux avec 4 corps ronds, assez volumineux, vivement colorés en rouge par le Biondi et présentant un nucléole et même un corpuscule nucléolé (Pl. V, fig. 16).

Nous avons observé des kystes extrêmement volumineux, ronds, à double paroi rompue en un point par la pression exercée par la lamelle, et contenant un protoplasma granuleux et des corps ovales (sporoblastes) formés d'une masse rose très réfringente et d'un noyau central fortement coloré en rouge (Pl. V, fig. 13). Signalons des kystes ovoïdes renfermant 2 spores à masse centrale volumineuse (Pl. V, fig. 17).

Nous devons citer encore un kyste rond, à double paroi, renfermant un grand nombre de petits corps en navette très réfringents (Pl. V, fig. 14), et une forme très curieuse, et que nous croyons être une spore de par son double contour, la régularité de son dessin, son protoplasma granuleux avec deux corps ronds sporoblastiques (protoplasma violet, noyau rouge, nucléole d'un rose vif.)

b) *Examen des coupes*. — Les coupes ont été colorées à l'hématéine-éosine, au mélange d'hématéine, safranine et orange, et au Biondi.

Les parasites sont extrêmement abondants surtout dans le putrilage de la tumeur du hile.

Certaines cellules présentent, ressortant vivement sur le protoplasma, une ou plusieurs, jusqu'à six granulations toutes petites, rondes, du volume d'un micrococque et entourées d'une zone claire réfringente, demeurée incolore (formes micrococciques).

Ce corpuscule grandit et forme une petite masse de protoplasma homogène dans un espace clair, réfringent, et qui peut se diviser dans cette même zone hyaline par simple étirement. Ces formes augmentent de volume ; la zone hyaline devient considérable et renferme au centre un gros noyau qui se divise et s'étale une marguerite à pétales de petit volume. Ces formes peuvent être complètement libres dans les parties ramollies, mais, dans les alvéoles bien conservés elles sont intraprotoplasmiques.

Les formes micrococciques sont colorées en bleu foncé par l'hématéine, de même que les granulations. Par l'hématoxyline et la safranine, les mêmes formes sont colorées en brun rougeâtre, et lorsqu'il se forme un nucléole celui-ci apparaît en rouge vif réfringent. La zone périphérique est teintée par l'hématéine et colorée en jaune vif par l'orange. La différenciation d'avec les cellules est nette : ainsi avec l'hématéine-safranine-orange, le protoplasma cellulaire est jaune sale, les noyaux d'un orange rougeâtre ; elle est encore plus accentuée avec le Biondi qui colore le protoplasma des cellules en rouge vineux, le noyau en vert foncé, tandis que le parasite a une première zone rose, sa masse centrale bleu clair et son noyau rouge vif.

En ce qui concerne l'étude histogénétique de la tumeur on est en présence d'un carcinome à alvéoles irréguliers, les uns complètement dissociés par un processus de destruction cellulaire central d'origine parasitaire, les autres bien conservés (alvéoles de nouvelle formation). Les cellules périphériques contiennent les formes micrococciques tandis que les cellules du centre renferment les parasites déjà fortement développés.

Au niveau des masses ganglionnaires ramollies on constate tout à fait à la périphérie des alvéoles bien conservés ; puis à mesure qu'on avance vers la partie ramollie, le centre des alvéoles se désagrège, les parois alvéolaires subissent une désintégration par suite de laquelle les alvéoles remplis de cellules détachées, de granulations graisseuses et de parasites, s'ouvrent les uns dans les autres pour constituer une masse sans structure.

Observation XI. *Cancer de pancréas avec petits noyaux secondaires dans le foie* (Pl. III, fig. 7 à 20).

a) *Examen à l'état frais.* — Formes parasitaires extrêmement nombreuses et absolument identiques dans les noyaux du foie et du pancréas.

Les écrasements ont été faits dans le Biondi, l'Ehrlich, le bleu de Roux dilué, la thionine phéniquée.

a) *Formes intracellulaires très petites:* formées les unes par un *point rouge entouré d'une zone hyaline* (Pl. III, fig. 7), les autres par une petite masse ronde entourée d'une zone réfringente, épaisse et arrondie, repoussant le noyau (Pl. III, fig. 9) ; on peut trouver de un à trois, à quatre de ces corpuscules dans une même cellule (Pl. III, fig. 17).

Les *formes rondes volumineuses* sont constituées par une masse centrale portant un gros noyau et entourées d'une zone hyaline qui s'amincit (Pl. III, fig. 10). La masse centrale, colorée en bleu par l'Ehrlich, augmente de volume et le noyau rouge vif se fragmente (Pl. III, fig. 11). Le protoplasma se fragmente lui-même autour du noyau (Pl. III, fig. 12, 13) et on arrive à des formes extrêmement remarquables constituant une *morula* volumineuse qui distend la cellule-hôte (Pl. III, fig. 14, 15, 19). Cette morula est composée d'une agglomération de petites sphères bleues de 5 à 6 μ de diamètre portant un gros noyau rouge. Mais à côté de ces morulas on trouve des kystes volumineux, à double paroi délicate, complètement remplie par des spores ovoïdes elles-mêmes à double contour, à extrémités effilées contenant une masse multinucléolée (Pl. III, fig. 16, 18).

Le *Bleu de Roux* colore les granulations en bleu violacé et la capsule en bleu pâle ; dans les formes cellulaires, le noyau est bleu foncé, le protoplasma bleu pâle et le nucléole bleu violet très foncé. La *thionine* produit aussi des différenciations délicates : le nucléole est bleu, le noyau bleu violacé, et le protoplasma bleu pur.

Observation XII. *Epithélioma du maxillaire supérieur*
(Pl. VI, fig. 15 et 16).

Chez une femme de 45 ans, M. Forgue enlève une tumeur du volume d'un œuf, *développée en 3 mois*, dans l'épaisseur du maxillaire supérieur et dont le centre se réduit facilement en pulpe.

a) *Examen à l'état frais.* — Dissociation, examen après fixation à l'acide osmique et coloration au picrocarmin.

L'hypertrophie cellulaire est extraordinaire, mais l'hypertrophie nucléaire est encore plus remarquable. La cellule-hôte a acquis des dimensions géantes et le noyau est divisé en un nombre infini de lobes possédant chacun son nucléole. Au premier abord on pourrait prendre cette figure pour une agglomération de formes parasitaires jeunes, mais on est vite détrompé par la structure générale de la masse dont chaque lobulation n'est pas en réalité indépendante et possède des filaments chromatiques réunissant les nucléoles.

D'ailleurs, dans le protoplasma cellulaire et, repoussant le noyau, se trouve le véritable parasite qui, tout petit au début, peut devenir d'un volume réellement énorme et dont le développement marche parallèlement au développement excessif de la cellule.

Les plus petites formes sont constituées par une granulation rouge foncé entourée d'une zone claire, réfringente, très épaisse, colorée en jaune clair.

Celle-ci augmente de volume, la masse centrale se nuclée, s'entoure d'une large zone granuleuse (Pl. VI, fig. 15), puis la masse se fragmente en un certain nombre de parties renfermant chacune un nucléole (Pl. VI, fig. 16). Ces divisions peuvent se grouper au centre de la masse hyaline jaune qui s'enkyste. On observe encore la division de la masse centrale en segments égaux, nucléés, aboutissant à une division en marguerite.

b) *Examen des coupes.* — Les coupes de ce cancer sont des plus remarquables : fixées par le Flemming et colorées par la safranine et l'acide picrique, elles présentent un grand nombre de parasites de tout volume ; chaque cellule est pour ainsi dire atteinte.

En dehors des formes de petite taille, micrococciques, colorées en rouge pourpre par la safranine, les formes plus volumineuses apparaissent rondes, ovales, ou pseudopodiques, enfermées dans un espace vacuolaire, parfois considérable, de la cellule dont les bords sont plus condensés et comme chitinisés. Dans les formes très volumineuses, le corps, coloré en rouge vif, placé au centre d'une large masse hyaline jaune vif et homogène, se divise en quatre à cinq parties. Chacune d'elle augmente de volume, se nuclée et on a une véritable *morula*.

Cette zone hyaline peut présenter des altérations : rétractions, plissements, formation de filaments radiés. Mais en dehors de ces altérations si on examine des zones hyalines larges qui paraissent homogènes, on constate parfois de très fines striations radiées qui font partie de la structure normale.

Au point de vue histologique, il s'agit d'un épithélioma avec énorme hypertrophie cellulaire ; mais à la limite de la prolifération épithéliale, les parasites pénètrent le tissu conjonctif, se logent dans les mailles dilatées et provoquent une prolifération remarquable.

Dans les cellules de l'épithélium on peut suivre l'évolution du parasite et assister à tous les stades de la formation des globes épidermiques sur lesquels nous reviendrons plus loin.

Observation XIII. *Carcinome ganglionnaire du cou du volume du poing.*

La tumeur étant restée en repos pendant près d'un an, une poussée intense se produisit brusquement, il y a un mois, qui amena un développement volumineux. Le cancer enlevé par le professeur Forgue est une masse irrégulièrement ronde, bosselée. Quelques-unes des bosselures très saillantes sont fluctuantes au centre. A leur ouverture, il s'écoule une sorte de bouillie gris rougeâtre. A la coupe, tissu très friable, gris blanchâtre, rosé par endroits, avec zones nombreuses de ramollissement.

a) *État frais.* — Si on examine la substance demi-liquide contenue dans les foyers ramollis et le raclage de la surface, on trouve en liberté ou dans les cellules un nombre considérable de formes parasitaires depuis des granulations fines jusqu'aux formes volumineuses de structure complexe.

Nous avons été vivement frappé par l'existence de corps formés par une sphère granuleuse, à granulations irrégulières, colorée en rose violacé par l'Ehrlich dilué, de 10 à 12 μ de diamètre, et portant sur sa périphérie une sorte de chevelu formé par des cils dont le point d'implantation est la partie la plus épaisse et qui va en s'effilant vers l'extrémité libre. Pour certains de ces corps, le chevelu est tellement abondant (coloré en rose) que la masse centrale granuleuse n'est pas visible. L'étude minutieuse de cette formation nous a complètement éloigné de l'idée qu'on pouvait avoir affaire à un champignon, mais nous a au contraire assuré qu'il s'agissait bien d'une *sphère à chromatozoïtes.* Cette constatation est en rapport avec la poussée aiguë survenue dans les derniers temps (Fig. 3, *a*).

Les observations qui suivent se rapportent à des cancers que l'on n'a pu étudier à l'état frais, mais qui ont été fixés de telle manière que l'étude des coupes histologiques en a été profitable.

Observation XIV. *Cancer de la région parotidienne récidivé*
(Pl. VI, fig. 1, 2, 3, 4, 5, 6, 7).

Chez un homme de 50 ans, 3 mois après l'ablation d'un cancer de la région parotidienne, il se développe dans la cicatrice une tumeur du volume d'une grosse noix, formée par un tissu blanc rosé. Le malade meurt peu de temps après et on trouve des noyaux cancéreux dans le corps thyroïde et le foie.

L'examen de coupes colorées au picrocarmin nous a montré des figures à développement intraprotoplasmique, extrêmement remarquables par l'énorme développement de la zone hyaline.

Les *formes* les plus petites peuvent ne pas dépasser un diamètre de deux à trois μ et atteindre celui d'un globule rouge. Elles sont formées d'une petite masse centrale homogène, rouge vif, ronde ou irrégulièrement ronde, et entourée d'une épaisse capsule ronde ou ovalaire, incolore et réfringente ; elles peuvent exister en nombre variable dans une même cellule (Pl. VI, fig. 1, 2). Alors même que le noyau central coloré est très petit, la masse hyaline peut être extrêmement volumineuse au point de remplir la presque totalité de la cellule.

Dans une cellule nous avons observé deux formes juxtaposées qu'au premier abord on pourrait confondre avec des *formes de levure* (Pl. VI, fig. 6).

Dans les formes plus volumineuses, la masse centrale s'agrandit et présente dans son intérieur un corps nucléaire d'un rouge plus foncé mais très réfringent (Pl. VI, fig. 3) ; cette masse centrale peut se diviser (Pl. VI, fig. 4) et les divisions se disperser dans la masse hyaline, en prenant des formes variables, mais ayant une disposition générale rayonnant vers le centre (Pl. VI, fig. 5).

Des formes d'une grande netteté de dessin et de coloration représentent une forme enkystée contenant 4 spores (Pl. VI, fig. 7). La paroi est épaisse, d'un ovoïde parfait ; la cavité est remplie par 4 spores rondes formées par une paroi à double contour et renfermant en leur centre une petite masse rouge, ronde ou irrégulièrement ronde, entourée d'une zone à peu près incolore. Le kyste peut être encore enfermé dans une cellule dont le noyau est accolé à la paroi kystique.

Nous devons insister sur certains détails : dans les points bien fixés, la masse hyaline à grand développement est ronde, homogène, fait corps avec le centre du parasite ; mais on peut observer dans cette zone des radiations fines qui vont en décroissant de la périphérie au centre (Pl. VI, fig. 5). Dans les formes mal fixées, la masse hyaline est rétractée et présente une forme étoilée (Pl. VI, fig. 6).

Son épaisseur est telle que la matière colorante ne pénètre que très difficilement ou même pas du tout (Pl. VI, fig. 3).

OBSERVATION XV. *Epithélioma tubulé de la face.* (Pl. VII, fig. 4, 5, 6, 7, 8 et 9). Coupes colorées à l'hématoxyline et à l'éosine.

Au point de vue histologique, cette tumeur est constituée par des tubes épithéliaux à grandes cellules juxtaposées formant un damier non interrompu. Mais dans certains tubes les cellules du centre sont dégénérées et il se produit des cavités plus ou moins considérables contenant des matières granuleuses et des éléments dissociés.

Dans les parties où l'épithélium est continu on trouve des *formes parasitaires intracellulaires* d'aspects très différents. Les unes sont de tout petit volume, formées d'une masse colorée en bleu noir par l'hématéine, entourée d'une zone claire, hyaline, incolore ou rosée. Elles peuvent ne pas dépasser le volume d'un micrococque. Des formes plus volumineuses de 4 à

15 μ de diamètre, repoussent le noyau et se logent dans sa concavité : elles présentent une masse centrale considérable, fortement colorée par l'hématéine (Pl. VII, fig. 4) et une zone hyaline d'un rose vif. Cette masse centrale nucléaire peut se diviser en fragments qui se dissocient vers la périphérie (Pl. VII, fig. 5).

Chez un certain nombre, il s'opère une division de toute la masse en secteurs égaux nucléés (Pl. VII, fig. 6).

Dans les cavités tubulaires on trouve soit dans de grandes cellules dissociées et même des cellules géantes véritables, soit dans les mailles conjonctives avoisinantes, toutes les formes parasitaires décrites dans les cellules épithéliales, et, en outre, des formes *en marguerite* très nettes. Dans la figure 7 de la planche VII, par exemple, on trouve cinq pétales disposés en rosaces, nucléés et enfermés dans une large zone légèrement violacée ; chaque élément de la rosace finit par se dissocier et par être mis en liberté (Pl. VII, fig. 8).

Nous avons rencontré également dans ces coupes des figures volumineuses, ovoïdes, renfermant deux corps ronds colorés en rouge, avec une masse centrale bleu foncé et, au pôle opposé, un corps formé par la jonction des extrémités les plus volumineuses de 2 corps en croissant bien nucléés (Pl. VII, fig. 9).

Lorsque la dégénérescence cellulaire d'origine parasitaire a détruit tous les éléments cellulaires des tubes épithéliaux, le tissu conjonctif avoisinant présente des mailles dilatées renfermant des cellules épithélioïdes, des parasites libres et des cellules géantes parasitées. Ce processus aboutit à la dégénération de ces mailles conjonctives et à l'extension périphérique du processus.

OBSERVATION XVI. *Epithélioma tubulé du maxillaire supérieur*
(Pl. VII, fig. 1).

Nous avons retrouvé dans cette tumeur toutes les formes anormales de la tumeur précédente. Elle nous a permis encore mieux que celle-ci d'étudier l'invasion des cellules épithéliales des tubes, leur destruction par dégénération et la formation de tubes creux à parois conjonctives. Dans la figure 1 de la planche VII, on voit que les cellules centrales du tube sont complètement détruites ; sur le bord de la cavité, les cellules renferment de gros parasites et sont réduites à une sorte de coque qui se rompt, en mettant le parasite en liberté.

A la périphérie, les cellules sont intactes, mais renferment des formes micrococciques ou de petit volume. Lorsque toutes les cellules sont détruites, les parasites s'infiltrent dans les mailles conjonctives, les dilatent et en provoquent la dégénérescence.

Le contenu de ces tubes forme les comédons et les vermicelles ; il est composé soit de débris de cellules dégénérées, soit de cellules entières détachées, contenant des inclusions parasitaires, soit de parasites libres.

OBSERVATION XVII. *Carcinome du sein avec fonte muqueuse*
(Pl. VI, fig. 12).

Femme de 54 ans ; tumeur du sein ayant conservé pendant une dizaine

d'années le volume d'une noix, mais ayant pris *un très rapide développement depuis 3 mois*. Elle est du volume d'une orange et présente des foyers
de ramollissement à la coupe.

Chaque alvéole du carcinome contenait un nombre extraordinairement
grand de formes parasitaires. Certaines cellules étaient remplies de formes
de 3 à 7 μ de diamètre au point de faire disparaître la structure cellulaire ;
nous avons compté jusqu'à sept parasites dans une cellule (Pl. VI, fig. 12,
a).

Dans les formes volumineuses, il se fait une fragmentation de la masse
centrale dans la zone hyaline très développée. D'abord ramassés au centre,
ces fragments se séparent (Pl. VI, fig. 12, *b*). L'un d'eux plus volumineux,
contenant un gros noyau, arrive à un volume considérable. Le parasite
entraîne la dégénérescence du protoplasma cellulaire et comme toutes les
cellules sont remplies de parasites à zone hyaline épaisse, réfringente et
homogène, il semble, au premier abord, que l'on est en présence d'une dégénérescence muqueuse des tissus. Par le picrocarmin la zone hyaline est colorée
en jaune vif, tandis que les masses centrales sont en rouge sombre.

Observation XVIII. *Carcinome du sein avec grosse masse ganglionnaire* (Pl. VI, fig. 8 et 9).

Ce cancer ne contient pas de formes parasitaires de grand volume, mais
un nombre très considérable de *formes de petite taille* et dont nous avons
pu étudier tous les intermédiaires de façon à en reconstituer l'évolution
aboutissant à la formation de nouveaux parasites.

Les formes les plus nombreuses ne dépassent pas 2 à 3 μ de diamètre ;
elles peuvent être en nombre variable dans une cellule (Pl. VI, fig. 8, *a, b*) :
elles sont formées d'une petite masse rouge foncé, entourée d'une zone
hyaline jaune vif, par le picrocarmin. Ces formes microbiennes et ces granulations augmentent de volume, se fragmentent dans la masse hyaline en
petits corpuscules rouge vif et s'y disséminent (Pl. VI, fig. 9, *m*) ; on trouve
des formes plus volumineuses, ovales, au centre desquelles les petites divisions de la masse centrale sont disposées en couronne et ne dépassent pas le
volume de 1 à 2 μ (Pl. VI, fig. 9, *r*). Dans la figure 8 de la planche VI en *c*,
on trouve dans une cellule presque complètement dégénérée un amas de 8
à 10 granulations rouge vif entourées d'une substance hyaline très réfringente
et qui constitue une véritable *morula*. On constate en d'autres points un
processus de division directe (Pl. VI, fig. 8, *d*).

Observation XIX. *Cancer du cardia* (Pl. VI, fig. 13, 14 et Fig. 17).

Dans les cellules épithéliales nous avons trouvé des inclusions parasitaires
particulières. Il existe des *formes de petit volume* à corpuscule central coloré
en bleu noir par l'hématéine et entouré d'une zone hyaline rosée par l'éosine ;
des formes plus volumineuses dont la partie externe est colorée en rose par l'éosine, ont des bords très irréguliers et renferment un gros corps coloré en bleu hématéine clair, lequel contient des nucléoles bleu noir (Fig. 3, *b* et 17, *c*). Cette

forme s'agrandit, la membrane nucléaire disparaît, les granulations du centre
se multiplient, puis se disposent en deux groupes (Fig. 3, c et 17, i). Chacun
de ces groupes va former un corps étoilé en marguerite, dont chaque pétale est
nucléé (Fig. 3, d et 17, j). On trouve d'autres formes développées soit dans
une cellule épithéliale, soit dans des cellules géantes multinucléées, placées
dans des mailles conjonctives jeunes. Ces cellules géantes peuvent contenir
des formes de petite taille (Pl. VI, fig. 13, a) mais elles contiennent surtout
des formes très volumineuses non enkystées ou devenues nettement kystiques. Parmi les premières on en trouve formées par une masse ronde colorée
en rose vif entourée d'une très petite zone hyaline rose pâle (éosine) et contenant un corps d'aspect vermiforme, granuleux et coloré en violet foncé par
l'hématéine (Pl. VI, fig. 13, b).

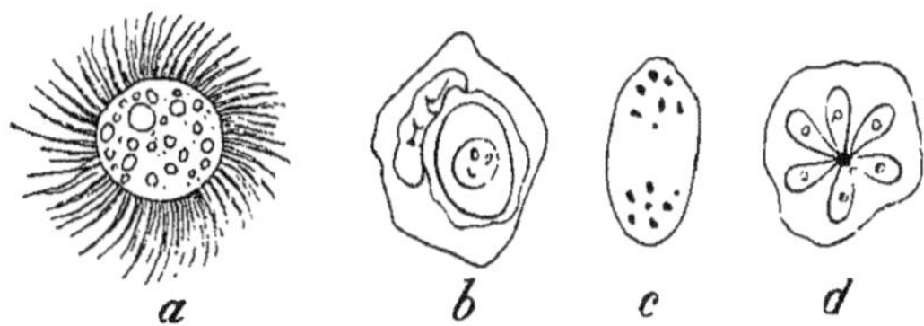

Fig. 3. — *Formes parasitaires diverses.* — a, forme à chromatozoïtes (Obs. XIII); b, forme
cellulaire complexe; c, division du noyau en deux amas placés au pôle du parasite; d, division en marguerite à six feuilles.

Les formes enkystées peuvent être complètement rondes, présenter des
parois bien nettes à double contour et, au centre, une masse rouge à gros
noyau bleu noir (Pl. VI, fig. 14).

Le kyste peut présenter une forme trilobée, et renfermer une masse affec-
tant de même une forme granuleuse et contenant un corps homogène à gros
noyau (Pl. VI, fig. 13, c et Fig. 17, e). Entre la masse protoplasmique et la
paroi à double contour existe un espace incolore mais réfringent.

Observation XX. *Epithélioma de la lèvre à évolution rapide.*

Dans ce cancer développé en 4 mois, l'épithélium a proliféré abondamment;
dans cet épithélium à type malpighien qui envoie des traînées profondes dans
le derme, on trouve des figures typiques de toute dimension présentant une
zone hyaline épaisse colorée en jaune clair par le picrocarmin et une masse
centrale de structure variable colorée en rouge. On assiste au développement
de ces formes dans les cellules hypertrophiées et à la formation de globes épidermiques.

Le tissu conjonctif où pénètrent ces prolongements épithéliaux, et surtout
dans les points de contact, forme des mailles lâches à gros noyaux qui, par
endroits, se dilatent, renferment de nombreuses cellules épithélioïdes entourant une ou plusieurs cellules géantes de grand volume, à nombreux noyaux.
Les cellules géantes les plus jeunes sont nettement unies aux cellules et aux
fibres conjonctives avoisinantes; elles proviennent certainement de l'hypertrophie des cellules conjonctives. Lorsque on étudie leur contenu on trouve en

dehors des noyaux, au centre ou à la périphérie du protoplasma granuleux, un corps rond qui se différencie avec netteté par sa forme, son homogénéité et sa coloration. Ces corps varient du volume de 2 à 3, 10 et 15 µ de diamètre ; ils sont entourés d'une légère zone homogène rosée qui renferme une masse rouge au centre de laquelle on trouve un gros noyau rouge sombre. Ce dernier peut se diviser en 4 granulations brillantes, ou bien il existe 4

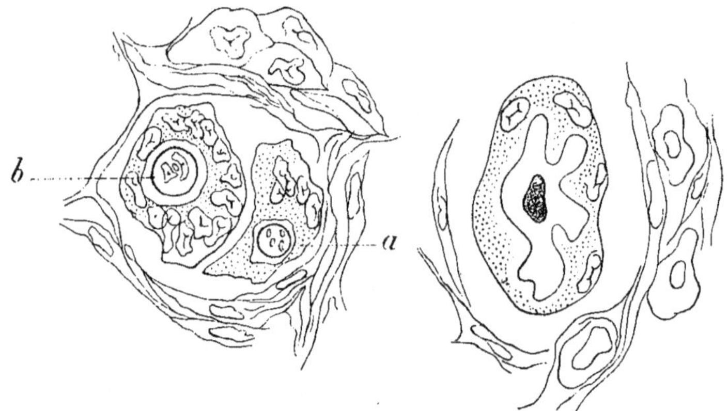

Fig. 4. — *Cellules géantes renfermant des parasites* (Obs. XIX).

Fig. 5. — *Cellule géante renfermant un parasite volumineux pseudopodique.*

corps irréguliers nucléés (Fig. 4, *a*, *b*). Je dois insister sur une forme remarquable trouvée dans une cellule géante et formée par une *volumineuse masse pseudopodique* contenant un gros corps nucléaire d'un rouge vif et séparée du protoplasma de la cellule géante par un espace très réfringent et homogène (Fig. 5).

2. Sarcomes.

Observation XXI. *Sarcome fasciculé périvasculaire*
(Pl. VII, fig. 11, 12).

Ce sarcome est constitué par des fibres conjonctives fasciculées et cette structure est surtout évidente le long des vaisseaux. Dans l'intervalle de ces derniers la structure fasciculée se modifie plus ou moins, et en certains points le tissu conjonctif devient aréolaire, à mailles grêles, et à très volumineux noyaux. Les mailles deviennent de plus en plus grêles et aboutissent à un espace nu renfermant une cellule géante volumineuse. Entre ces grandes cellules géantes et les parties nettement fasciculées on trouve des cellules conjonctives très hypertrophiées dont on suit tous les stades vers la cellule géante (Pl. VII, fig. 11).

Dans les cellules géantes les plus volumineuses, il existe de nombreux noyaux, mais dans le protoplasma on constate la présence de corps très spéciaux, en nombre variable pour une même cellule. Les plus petits sont du volume d'un fin microcoque (Pl. VII, fig. 11 et 12) ; ils sont colorés en noir intense par l'hématoxyline et sont entourés d'une sorte de capsule très réfringente, incolore.

Ce corpuscule s'accroît, mesure de 3 à 4 μ par exemple ; il est constitué par une petite masse homogène dans laquelle on peut parfois déceler un point très brillant qui joue le rôle de noyau.

La masse centrale ne devient jamais très volumineuse ; elle se divise en un nombre considérable de tout petits fragments qui, d'abord réunis sans ordre, se disposent en cercle, en feuille de marguerite (Pl. VII, fig. 2, *b)* à nombreux pétales, dans une zone hyaline incolore, augmentée de volume. Les pétales s'effeuillent progressivement et sortent de la masse hyaline.

Ces mêmes corps peuvent se développer dans les mailles conjonctives ; dans ce cas leur zone hyaline prend un plus grand développement et aboutit à la formation de très nombreux corpuscules qui forment de petits amas puis se dispersent (Pl. VII, fig. 11, *c)*.

Les noyaux des cellules conjonctives peuvent atteindre un degré extraordinaire d'hypertrophie et on peut trouver des *éléments parasitaires de petite taille, intranucléaires,* mais ils sont très rares.

Observation XXII. Sarcome sous-cutané de la région scrotale
(Pl. VIII, fig. 1).

Il s'agit d'un sarcome à éléments fusiformes très allongés.

A côté des points à structure nettement fusocellulaire, on en trouve d'autres au niveau desquels les éléments fusiformes deviennent plus lâches, délimitent des mailles, puis se subdivisent en fibrilles grêles qui s'anastomosent de façon à former un réseau à mailles lâches, à parois très fines et contenant d'énormes noyaux hypertrophiés. Enfin, en des points assez nombreux, ces fibrilles conjonctives deviennent plus grêles, plus espacées, se rompent même en laissant des espaces vides. En ces points les noyaux sont énormes, atteignent 30 et 40 μ de diamètre (Pl. VI, fig. 1, *b)*.

Dans la partie typique, à éléments fusiformes tassés, on trouve entre ces éléments des corps qui se distinguent nettement par leur structure et leur coloration. Quelques-uns sont de petit volume, mais la plupart sont de taille considérable (de 8 à 20 μ) et formés d'une masse colorée en orange vif (par le Biondi-Hématoxyline) arrondie ou d'aspect amiboïde (Pl. VI, fig. 1, *m, n, r)* renfermant un corpuscule coloré en bleu noir par l'hématéine ; ce corpuscule peut se diviser en un nombre très considérable de fragments formant une masse rayonnée centrale ou irrégulière. A mesure que les formes augmentent de volume elles repoussent les fibroblastes voisins et forment une large cavité.

Quand on arrive dans les points où les fibroblastes commencent déjà à subir une division fibrillaire et à former des mailles plus lâches, on trouve dans ces mailles des corps de plus petit volume formés d'une masse ronde ou ovale orange vif contenant une granulation d'un bleu noir. Celle-ci présente un processus de division prononcé.

Lorsqu'on parvient enfin dans les parties où la structure fusocellulaire n'existe plus mais est remplacée par de fines trabécules conjonctives à larges mailles, les formes anormales sont encore de plus petite taille ; elles peuvent ne pas dépasser le volume d'un micrococque et l'on constate un processus de division directe dans l'intérieur même de la zone hyaline. Ces éléments sont surtout nombreux dans les points vides de trame conjonctive, celle-ci étant complètement dégénérée sous l'influence de ces corpuscules (Pl. VIII, fig. 1, *d*). Il est rpobable que les grosses masses pseudopodiques, à nombreuses divisions centrales, se sont séparées par condensation du protoplasma autour des divisions nucléaires et ont donné naissance à ces nombreux corpuscules de petite taille.

Observation XXIII. Sarcome globocellulaire de la peau
(Pl. VII, fig. 10).

Chez une jeune fille de 24 ans, deux tumeurs développées en deux mois sous la peau du triangle de Scarpa et ayant atteint le volume d'une noix.

Ce sarcome est formé par une trame conjonctive tellement ténue qu'elle est presque invisible, unissant des cellules à noyaux très volumineux.

Ce sarcome est très remarquable par le nombre extrêmement grand et la petite taille des parasites qu'il contient. Presque tous sont des formes micrococciques ou des granulations ne dépassant pas 3 à 4 μ.

Les uns sont constitués uniquement par un point à peine visible, bleu noir (hématéine) et entouré d'une fine capsule réfringente. Ce corpuscule peut augmenter de volume et se revêtir d'une capsule plus épaisse. Dans une même zone hyaline on compte jusqu'à quatre et cinq de ces corpuscules qui sont parfois de taille variable. La zone hyaline est à peine colorée en gris bleuté par l'hématéine et présente des bords irrégulièrement ronds donnant l'impression de corps ou de plaquettes amiboïdes. La partie de la zone hyaline qui touche aux corpuscules demeure complètement incolore et leur forme a un halo très brillant. On assiste dans cette zone hyaline à l'étirement du corpuscule central, et à sa division en deux petits corpuscules simulant un diplocoque encapsulé, ou en un plus grand nombre. Certains de ces éléments présentent des formes de divisions très curieuses, en petites formes micrococciques, en filaments vermiformes ou en de petits flagella ondulés.

Ces corpuscules diffèrent essentiellement des globules blancs, par leur structure homogène, leur zone périphérique hyaline, leur mode de division, les stades d'évolution variables auxquels on peut les examiner.

Observation XXIV. Sarcomes à myéloplaxes du cubitus
(Pl. VIII, fig. 2, 3).

Homme de 21 ans ; tumeur du volume d'une datte, développée au niveau de l'extrémité inférieure du cubitus ; début il y a 6 mois.

Ce sarcome est formé par des tractus conjonctifs grêles, à très gros noyaux, limitant des espaces qui contiennent des myéloplaxes et des formations de plus petite taille. Si on étudie ces dernières, on voit qu'elles peuvent être toutes petites. Ce sont des *formes micrococciques* et des *granulations,* du volume de 1 à 3 et 4 μ, entourées d'une zone hyaline incolore (Pl. VIII, fig. 3, *a, a).*

A côté existent des formes un peu plus volumineuses formées par une large zone colorée en rose jaunâtre par le picrocarmin et renfermant une ou deux granulations rouge vif. Ces masses sont rondes, ovales, ou à contours amiboïdes, homogènes et présentent une large zone hyaline renfermant un à plusieurs corpuscules.

On arrive ainsi à des *formes volumineuses* à bords très irréguliers, formées par une grande masse hyaline, homogène, portant en son centre un corps de 7 à 8 μ de diamètre, ovale ou rond, ou bien un corps beaucoup plus volumineux coloré en rouge vif (Pl. VIII, fig. 3, *b).* Ces corps constituent les myéloplaxes proprement dits. Toutefois on en trouve de plus volumineux encore, qui peuvent alors présenter dans leur masse un à quatre corpuscules particuliers, de forme variable. Ainsi, si l'on examine la figure 2 de la planche VII, on constate dans le myéloplaxe un petit corps rond, rouge, entouré d'un halo incolore, et un autre corps formé par trois petits corpuscules ovoïdes séparés; il reste enfin une forme volumineuse formée d'une zone périphérique incolore, et renfermant une masse ronde, colorée en rouge, entourée de trois à quatre autres fragments. C'est une forme voisine que l'on observe dans la figure 3 de la planche VIII. Il semble qu'il faille assimiler ces myéloplaxes à une masse parasitaire pouvant renfermer des noyaux et des corps sporulés.

OBSERVATION XXV. *Myxosarcome de la paroi abdominale* (Fig. 6 et 7).

Homme de 55 ans ; tumeur à développement rapide, du volume d'une orange ; bosselée, de consistance inégale, par endroit tremblotante.

Cette tumeur est fort intéressante pour l'étude des formes parasitaires du sarcome, car elle peut servir de cas de transition entre les formes parasitaires volumineuses du cancer (épithélioma, carcinome) et les formes très petites des sarcomes précédents.

Ce sarcome est formé en certains points de tissu conjonctif assez serré, à gros noyau et en d'autres de tissu conjonctif, lâche, à cellules myxomateuses, à noyaux très volumineux.

Dans les parties à gros faisceaux, on trouve des éléments de grande taille, arrondis, de 15 à 20 μ de diamètre qui renferment une masse colorée en rouge par le picrocarmin se divisant en fragments de petite taille. On peut y observer une division en 2 parties dans une zone hyaline qui s'étrangle. A côté de ces éléments, on trouve des granulations de 2 à 5 μ et enfin des formes micrococciques (Fig. 7). Ces formes sont identiques à celles des cancers. On les retrouve dans les parties myxomateuses (Fig. 6) : dans les mailles de petit volume, ce sont des formes microbiennes encapsulées (Fig. 6, *b),* et dans les mailles dilatées, à tractus très minces, on trouve des formes de

grand volume à zone hyaline, large et renfermant une masse unie ou en
division, ou bien une masse granuleuse renfermant une sorte de fin croissant

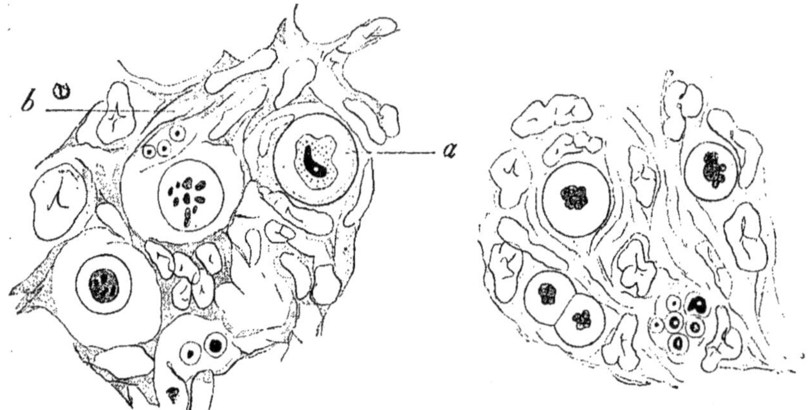

FIG. 6. — *Myxosarcome à parasites de taille
variable* (Obs. XXV). — *a*, force cellulaire
complexe à corpuscule en navette, à protoplasma
granuleux et zone hyaline; *b*, formes microbiennes.

FIG. 7. — *Myxosarcome à éléments
parasitaires microbiens et volumineux*
(Obs. XXV).

nucléé (Fig. 6, *a*). La transformation myxomateuse du tissu est certainement
en rapport avec l'évolution des formes parasitaires.

OBSERVATION XXVI. *Sarcome récidivé de l'orbite* (Fig. 8).

Ces coupes proviennent de la collection du professeur Truc.

Elles se rapportent à un sarcome à marche rapide de l'orbite formé de
tractus conjonctifs jeunes, grêles, qui renferment des cellules extrêmement
volumineuses de formes irrégulières, les unes ovalaires, les autres découpées,
se moulant les unes sur les autres. Elles sont formées d'un protoplasma homogène ou plutôt très finement granuleux (Fig. 8, *x*).

Si on en fait une étude attentive on voit que ces grandes cellules sont
développées dans une sorte d'alvéole conjonctif formé d'un tissu embryonnaire à nombreux noyaux; la cellule remplit complètement l'alvéole, sauf sur
les bords où elle est séparée du tissu conjonctif par des granulations d'un brun
verdâtre (Fig. 8, *a, a*). Ces grands éléments ne contiennent pas de noyau, *mais
ils renferment des corps ayant une structure propre et très complexe*.

Les uns sont constitués par de petits corpuscules en forme de croissant
portant au centre une granulation très réfringente (Fig. 8, *b*); d'autres sont
plus volumineux, ovalaires, et la granulation centrale colorée en noir par
l'hématéine est entourée d'un espace réfringent, qui la sépare du reste de ce
corps (Fig. 8, *c, c*). On assiste à l'accroissement puis à la division de ce noyau
en 4 corps ovales nucléés (Fig. 8, *d*). Chacun d'eux s'agrandit à son tour et
forme un corps volumineux et complexe constitué par une paroi et renfermant 4 corps ronds ou ovales nucléés (Fig. 8, *e*). Chacun de ces corps se

développe, et on arrive à un stade plus compliqué, formé par une masse ovalaire renfermant quatre corps ronds, chacun d'eux étant composé d'un nucléole, d'un noyau fortement coloré par l'hématéine, d'une masse protoplasmique et enfin d'une zone réfringente (Fig. 8, *m*). Ce sont là de véritables *spores* renfermant des sporoblastes. Ces spores sont ordinairement au

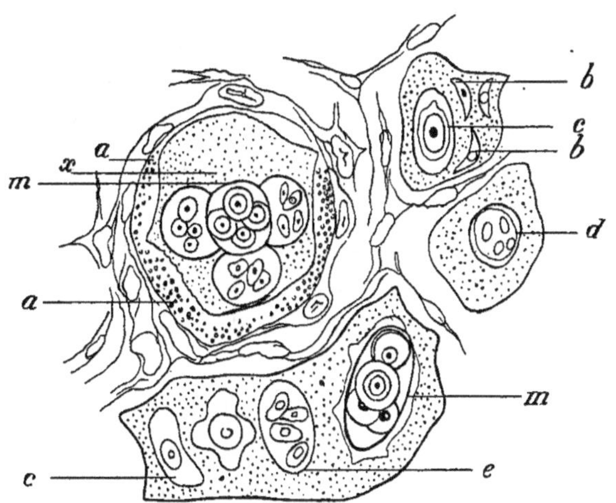

Fig. 8. — *Sarcome à myéloplaxes de l'œil* (Obs. XXVI). — *a*, granulations pigmentaires ; *b*, petits corps en croissant ; *c*, forme cellulaire simple ; *d*, forme cellulaire avec divisions nucléaires ; *m*, *m*, spores renfermant quatre sporoblastes ; *x*, grande masse sarcodique (myéloplaxe) ressemblant à la masse protoplasmique des myxosporidies.

nombre de 4 dans l'intérieur de la masse cellulaire et chaque spore renferme 4 corps (Fig. 8, *x*).

Si l'on tient compte de l'aspect de ces grandes formes cellulaires, de leur liberté complète dans les mailles conjonctives embryonnaires, des granulations brunâtres qui les entourent et des éléments typiques qu'elles contiennent, nous pouvons penser avoir affaire à des *masses sarcodiques renfermant des spores* et constituant une forme parasitaire à protoplasma abondant.

B. — Étude synthétique.

Étude morphologique générale des formations anormales des tumeurs malignes (Principaux types morphologiques).

Cette étude synthétique n'est pas basée seulement sur ces XXVI observations, mais sur un nombre beaucoup plus considérable qu'il était matériellement impossible de donner ici. Déjà il nous a fallu résumer beaucoup ces vingt-six, tout en essayant de décrire aussi minutieusement que possible les figures anormales des divers types que nous avons pu y rencontrer. L'étude analytique nous a montré combien ces formes peuvent s'éloigner les unes des autres, de telle sorte qu'il semble au premier abord bien difficile, pour ne pas dire impossible, de synthétiser ces documents morphologiques, de façon à donner des types bien définis. Il est toutefois possible d'arriver à décrire quelques types les plus importants en laissant de côté, pour les retrouver plus tard, les formes intermédiaires et les particularités de structure.

Certains de ces types morphologiques se trouvent dans toutes les tumeurs, sont communs à tous les néoplasmes ; d'autres ne se trouvent que dans un certain nombre, du moins d'après ce que nous avons pu constater.

Nous avons divisé nos documents analytiques suivant qu'ils se rapportaient à des cancers ou à des sarcomes. Nous devons maintenir cette division pour notre étude synthétique ; nous verrons ensuite si cette division doit demeurer définitive ou si les formations anormales doivent être assimilées dans les deux cas.

1° Cancers proprement dits (Épithéliome, Carcinome).

Les formes anormales trouvées dans les cancers peuvent se répartir suivant cinq types morphologiques principaux :

1° *Les formes micrococciques ;* 2° les *granulations ;* 3° les *formes cellulaires de volume variable ;* 4° les *formes enkystées ;* 5° les *formes sarcodiques.*

Pour chacune de ces formes nous préjugeons dès maintenant et en partie de leur *structure,* pour le kyste par exemple ; cela est nécessaire pour pouvoir établir une première classification ; nous verrons plus tard si elle doit être maintenue.

1° *Les formes micrococciques ou microbiennes.* — Ce sont les formes les plus fréquentes et les plus abondantes dans les tumeurs : parmi tous les cancers que nous avons examinés, en dehors même des observations publiées ci-dessus, nous n'en avons pas trouvé dans lesquels les formes microbiennes fassent défaut. Toutefois elles sont moins abondantes dans les épithéliomes développés au niveau du tégument externe que dans les cancers glandulaires, où chaque cellule peut en contenir un et jusqu'à trois, quatre et même sept et huit (Pl. II, fig. 1, *m*; Pl. III, fig. 1, *a*: Pl. VI, fig. 12).

Leur *volume* peut être extrêmement petit, ne pas dépasser celui du plus petit micrococque, de sorte qu'il est à peine possible de les voir à de forts grossissements (Pl. II, fig. 1, *m*: Pl. III, fig. 5, *m*), le plus souvent ces formes ont le volume d'un gros staphylocoque, par exemple, ou un volume un peu plus considérable.

Chacune de ces petites formes microbiennes est entourée d'une zone hyaline, homogène, réfringente, incolore, de diamètre variable, qui forme une sorte de capsule leur donnant l'aspect de microcoques encapsulés. Comme il arrive très souvent qu'une division directe se fasse dans une même zone hyaline avec étranglement consécutif de celle-ci, cette forme ressemble parfois à s'y méprendre à un gros diplocoque encapsulé (Pl. II, fig. 1, *md*).

Ces formes micrococciques sont logées dans l'intérieur du protoplasma cellulaire, quelquefois dans le noyau (Pl. I. fig. 6, 7, 8): on peut en trouver encore dans les foyers de dégénérescence qui constituent les kystes, les comédons, et les points de ramollissement, de même que dans les interstices conjonctifs. Mais elles sont surtout intraprotoplasmiques et piquent la cellule épithéliale sans présenter de vacuole, la zone hyaline étant enchâssée dans le protoplasma comme dans une géode. Il faut les rechercher principalement dans les carcinomes glandulaires et dans les cellules de la périphérie des alvéoles (voir pour ces formes microbiennes toutes les planches et en particulier les planches I, II, III, V et VI, et la Figure 9, *a* et *b*).

Nous devons signaler des tumeurs (observation II) dans lesquelles les cellules de certains alvéoles présentent un tel nombre de ces formes microbiennes et de si petite taille, qu'on les a désignées sous le nom de *poussière chromatique*. Ces fins corpuscules sont

voisins de granulations plus volumineuses et présentent un halo
réfringent (Fig. 9, *c*).

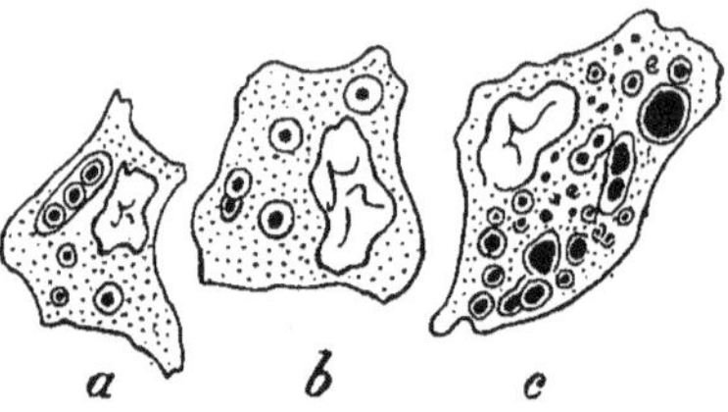

FIG. 9. — *Formes parasitaires de petite taille intraprotoplasmiques.* — *a,* formes microbiennes isolées ou en chaînettes; *b,* granulations ; *c,* formes microbiennes et poussière
chromatique.

Les formes microbiennes se colorent très vivement, la zone
hyaline demeurant incolore à l'état frais tandis que sur les
coupes elle prend la teinture d'une façon élective. Cette zone
hyaline, ordinairement peu développée autour des formes micrococciques, peut prendre parfois une très grande épaisseur autour
d'un corpuscule d'une grande exiguïté (Pl. VI, fig. 1 à 5).

2° *Granulations.* — On peut les définir des formes micrococciques augmentées de volume.

Elles sont formées par une petite masse homogène, facilement
colorable, ronde ou irrégulièrement arrondie, entourée par une
zone hyaline d'étendue variable (Pl. I, fig. 5 à 12 et Pl. II,
fig. 1, 2, 3, 4, *g, g, g*). Ces granulations peuvent affecter la
forme d'un ovale, d'un rein allongé ou s'étirer, s'étrangler pour
aboutir à un processus de division directe (Pl. II, fig. 1, *gd*). Dans
ce dernier cas on peut avoir une figure semblable à celle que
nous avons déjà signalée pour les formes micrococciques, une
forme de diplocoque encapsulé, mais ici le grain de chaque coque
est volumineux (Pl. II, fig. 1, *gd*). La zone hyaline peut prendre
un développement considérable : la partie qui est en contact avec
la granulation centrale est encore plus réfringente, plus brillante
que le reste (Pl. I, fig. 11 ; Pl. IV, fig. 26, 30).

Ces granulations sont parfaitement homogènes, réfringentes
avec des reflets brillants sur leurs bords. Leur centre est ordinai-
ment très lumineux, ce qui pourrait faire croire à tort à l'existence
d'un noyau. Cependant dans les formes qui dépassent 3 à 4 μ,

on peut constater un petit corps réfringent, à limites bien distinctes, et auquel on pourrait donner le nom de noyau ou de
nucléole. Ces granulations existent dans toutes les tumeurs
mais surtout dans les cancers glandulaires ; elles sont encore plus
abondantes que les formes micrococciques. Elles marchent souvent par groupes constitués par un nombre variable de granulations, nombre fixe dans une tumeur donnée. Ainsi dans l'observation III les granulations allaient par groupe de quatre (Pl. II,
fig. 2 et 3, *x, x*).

Entre les granulations et les formes cellulaires, il faut ranger
les formes constituées par une petite masse centrale entourée d'une
zone hyaline ronde, de grand diamètre, formant ainsi un corps
de 10 à 15 *µ*, de même que ces formes, assez nombreuses dans
certains cancers, où, au centre de la zone hyaline épaisse, il
existe à côté de la granulation ronde une sorte de corps en croissant dont la concavité embrasse la granulation et qui paraît de
même structure (voir Pl. I, fig. 5 et Fig. 19, *k*).

Le siège de prédilection des granulations dans les tumeurs
est identique à celui des formes micrococciques : il est intraprotoplasmique ou intranucléaire par rapport aux cellules cancéreuses,
et, par rapport aux alvéoles, il se trouve dans les cellules de la
périphérie. Les granulations peuvent siéger également dans le
protoplasma des cellules géantes et même dans des mailles conjonctives comme au centre des produits caséiformes provenant de
la destruction des cellules des alvéoles du cancer. Enfin dans certaines parties on peut en observer de véritables agglomérations
entourées d'une zone hyaline (Pl. VI, fig. 12).

3° *Formes cellulaires.* — J'appelle formes cellulaires les
formes parasitaires intraprotoplasmiques ou libres qui présentent
une grande ressemblance morphologique générale avec la cellule :
masse protoplasmique, noyau nucléolé...., etc.

Ces formes sont de taille et de structure très variables dans
une même tumeur, mais cette diversité est encore plus grande
lorsqu'on compare les formes de tumeurs différentes. Les plus
simples se présentent sous l'aspect d'une grosse granulation

nucléée, entourée de sa zone hyaline (Pl. I, fig. 14 ; Pl. II, fig. 1,
d, d et fig. 2, h ; Pl. V, fig. 19, etc.). La masse centrale devient
plus volumineuse, de même que la zone hyaline, et l'ensemble perd
d'autant plus son type de granulation que l'on constate dans son
intérieur une division du noyau en un nombre variable de corpuscules que nous appellerons des nucléoles (Pl. I, fig. 16 et 33:
Pl. III, fig. 1, b, fig. 4, 8, 10, 11, 21, 22 ; Pl. VI, fig. 15, etc.).

Dans certaines formes, la masse centrale, volumineuse et irrégulièrement ronde, peut contenir un noyau en navette de grande
taille, comprenant un nucléole très réfringent. Parfois cette zone
centrale qui est *homogène* et brillante peut présenter un cercle de
fines granulations ayant une grande affinité pour certains colorants comme l'hématéine (Pl. I, fig. 15 et 34 ; Pl. II, fig. 1, c' et
Fig. 10, c).

Dans certaines tumeurs cancéreuses, les formes parasitaires

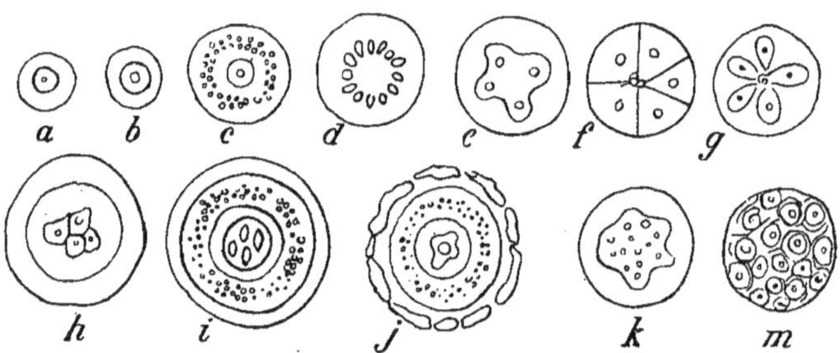

Fig. 10. — *Réunion de parasites à type cellulaire.* — a, b, c, formes cellulaires simples ;
d, forme peu volumineuse hyaline contenant les divisions nucléaires disposées en couronne
très petites et très nombreuses ; e, f, g, division du noyau, segmentation du protoplasma,
formation de la marguerite ; i, forme cellulaire complexe ; j, formation de la zone des grosses
granulations périphériques ; m, morula.

ne prennent pas une structure plus complexe, mais leur masse
centrale se divise en un nombre très considérable de petits fragments ronds ou ovoïdes qui peuvent être disséminés dans la zone
hyaline ou se réunissent en *couronne* régulière au centre de cette
masse. Ces figures correspondent à des formes parasitaires de
petit volume (voir Pl. VI, fig. 9, r, et Fig. 10, d). Dans d'autres
formes, les bords de la masse nucléée enfermée dans la zone hyaline se dépriment en plusieurs points ; cette dépression s'accentue
autour des fragments du noyau divisé devenus périphériques

(Fig. 10, *e* et Pl. IV, fig. 3) ; ou bien encore la masse est partagée par des lignes très nettes en secteurs égaux enfermant chacun un fragment nucléaire (Fig. 10, *f* et Pl. VII, fig. 5 et 6). Cette division aboutit à la formation d'une *rosace*, d'une *marguerite* (Fig. 10, *g* ; Pl. IV, 27 ; Pl. VII, fig. 7), dont chaque pétale finit par s'effeuiller. Dans d'autres cas la masse centrale s'étale, son bord devient irrégulier dans la masse hyaline augmentée de volume, et le noyau se divise en un nombre de parties plus ou moins grand suivant le volume de chacune d'elles (Fig. 10, *k* et Pl. II, fig. 1, *e*, *h* ; Pl. V, fig. 9, *a*, *a'*). Des formations très curieuses sont composées d'une sphère remplissant une cellule hypertrophiée et constituée par l'accolement d'un nombre variable de petites sphères nucléées (10 à 30) formant une *morula* (Fig. 10, *m* et Pl. II, fig. 4 *mor* ; Pl. III, fig. 14 ; Pl, IV, fig. 28 ; Pl. V, fig. 10, *mor*).

C'est parmi les formes cellulaires qu'il faut placer encore ces figures présentant une large zone hyaline dans laquelle on voit, soit de nombreux corps irréguliers, dont l'un est nucléé (Fig. I, *a*, *b*, *c* ; Pl. I, fig. 16) et qui peuvent même se disposer d'une façon symétrique (Fig. I, *c*), soit deux petits corpuscules en croissant, nucléés au centre, et deux corpuscules ronds extrêmement fins, ressemblant à des centrosomes et localisés à un pôle (Pl. I, fig. 17).

A côté de ces formes cellulaires relativement simples, nous devons en signaler dont la structure est autrement complexe. Elles peuvent atteindre un volume très grand (40 et 50 μ), tantôt par le développement de la zone hyaline, le plus souvent par le développement de leur masse centrale. Ainsi après la zone hyaline, on trouve une masse homogène volumineuse renfermant au centre plusieurs corps irréguliers de 3 à 5 μ de diamètre et nucléés (Fig. 10, *h* et Pl. III, fig. 24). La forme la plus typique est constituée par quatre à cinq zones concentriques comprenant une zone hyaline de faible épaisseur, une large zone homogène qui porte au centre une couronne de granulations, une autre zone de petite taille et enfin un gros noyau vésiculeux à plusieurs nucléoles (Fig. 10, *i* et Pl. I, fig. 15, 35 ; Pl. II, fig. 4, *a* :

Pl. VI, fig. 6 et 20). Ces formes sont parfois ovoïdes géométriques. C'est à la périphérie de leur zone hyaline que l'on
peut voir s'accumuler des granulations irrégulières se rejoignant par leur extrémité de façon à former une sorte d'enveloppe (Fig. 10, *k* et Pl. II, fig. 1, *a, b)*; ou bien encore on
note à chaque pôle de l'élément une masse en croissant qui peut
être de grand volume et qui lui donne un aspect très spécial
(Pl. II, fig. 6).

Ces formes cellulaires volumineuses peuvent devenir *pseudopodiques*. Les fines granulations protoplasmiques sont répandues
dans le protoplasme, mais surtout accumulées autour de la
partie centrale, de sorte que les bords paraissent à peu près
homogènes ; la masse centrale est de structure variable et contient
un ou plusieurs noyaux nucléolés (Fig. 2 *c*; Fig. 5; Pl. VIII,
fig. 4 : Pl. IV, fig. 13).

Toutes ces formes, même les plus volumineuses, sont intraprotoplasmiques, mais la cellule-hôte est alors réduite à une
sorte de mince cuticule et le noyau à un petit corps écrasé dans
cette cuticule.

4° **Formes enkystées.** — Nous arriverons à l'étude de formes
d'un intérêt encore plus considérable que les formes cellulaires, car
elles se distinguent immédiatement des éléments propres des tissus
et nous seront d'un très grand secours au point de vue de l'interprétation des formations anormales des cancers.

Jusqu'à présent, on n'était pas arrivé à les mettre en lumière
pour la bonne raison que l'examen des tumeurs à l'état frais était
négligé. Éclairé par l'examen des tissus frais, il nous a été facile de
retrouver ensuite dans les coupes des formes enkystées indubitables.

Ces formes enkystées sont extrêmement variables d'aspect.

Parmi les formations les plus nettes, nous signalerons des kystes
résistants, volumineux, ovoïdes, à petit bout allongé, formés par
une double paroi limitant un espace clair et réfringent, qui renferme
une masse protoplasmique granuleuse et un noyau vésiculeux
nucléolé. (Pl. III, fig. 5, *x*; Pl. IV, fig. 10, 15, 24, 25, 37 :

Pl. V, fig. 5, 6, 7, 8, 13, 14, etc.) La réalité de la paroi kystique peut inspirer d'autant moins de doute que nous avons constaté des figures hors des cellules-hôte et que nous avons vu sortir d'un kyste écrasé le contenu sous forme d'une masse pseudopodique (Fig. 11, *a*, et Pl. V, fig. 5).

D'autres formes enkystées de très grand volume, rondes, à parois très épaisses contiennent 15 à 20 corps arrondis et réfringents, colorés en bleu par le Biondi (Fig. 11, *c*, et Pl. IV, fig. 25).

Les parois du kyste, au lieu d'être rondes ou ovales, peuvent avoir une forme trilobée, en tricorne (Fig. 11, *b*, et Pl. VI, fig. 13); certains kystes peuvent être entourés de concrétions pierreuses (observation I).

La structure du kyste peut devenir plus complexe et on trouve dans sa cavité, soit de grosses granulations réfringentes (Pl. V, fig. 16), soit un nombre variable de corps ovales, ordinairement quatre, contenant chacun une masse nucléée ou de petits corpuscules (Fig. 11, *d*, et Pl. IV, fig. 15); ces corps ont l'aspect et la structure de *spores*. L'intérieur du kyste peut renfermer encore des corpuscules lancéolés, réfringents, à bords épais et fortement colorés, qui permettent de penser à des *microspores* (Pl. V, fig. 8 et 14).

A côté des formes enkystées à parois épaisses, existent de nombreuses formes qui constituent *des kystes à paroi fragile* (Fig. 11, *e, f, g, h*).

Ce sont des formations plus ou moins volumineuses, ovoïdes (30 à 40 p. de long) ou rondes, limitées par un contour net, d'égale épaisseur, géométrique, bordant un espace homogène, clair, incolore. Au centre de ce kyste existe une sphère volumineuse formée de fines granulations qui prennent fortement l'hématéine et renfermant au centre ou sur les bords un gros noyau vésiculeux à un ou plusieurs nucléoles (Fig. 11, *e*, et Pl. I, fig. 19; Pl. II, fig. 2, *b*). Ce noyau se divise (Fig. 11, *f*, et Pl. II, fig. 2, *c*) et le kyste finit par renfermer quatre masses granuleuses nucléées (Fig. 1, *d*).

On peut trouver dans les cellules des formes enkystées à paroi encore plus grêle et à gros noyau, remplies par un protoplasma

finement granuleux (Pl. IV, fig. 9, 10) et d'autres formes qui
contiennent deux corps en croissant nucléés et deux masses granuleuses ; il s'agit, sans aucun doute, dans ce dernier cas, d'une spore
avec ses deux sporozoïtes et une double masse de reliquat (Fig. 11,
i, et Pl. I, fig. 23). Signalons dans ce même ordre d'idées la
forme dessinée en *j* dans la Figure 11, et dans la Planche VIII,
figure 5.

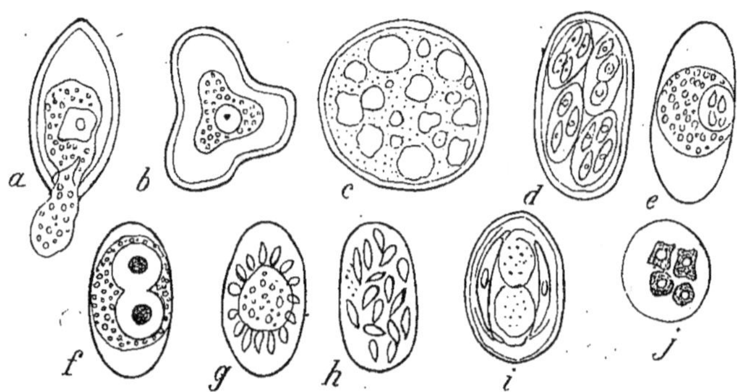

FIG. 11. — *Formes parasitaires enkystées (divers types).* — De *a* en *f*, kystes aboutissant
à la formation de spores volumineuses ; *g, h,* kystes à microspores ; *i,* spore à deux sporozoïtes et à double masse de reliquat ; *j,* spore.

Dans certains de ces kystes, le noyau, au lieu de se diviser
seulement en trois ou quatre parties, peut donner naissance à un
grand nombre de fragments qui se portent à la périphérie de la
sphère granuleuse et y forment de petits corps réfringents en
navette (Fig. 11, *g,* et Pl. I, fig. 38, *d),* se libérant dans le kyste
après disparition de la masse granuleuse : ce sont des *microspores* (Fig. 11, *h,* Pl. II, fig. 2, *d).*

Parmi les formes enkystées à paroi fragile, je signale tout
particulièrement, à côté des figures de la Planche II, figure 3, *a,
b, c, d,* les figures 16 et 18 de la planche III qui représentent des
kystes renfermant des spores ovales en grand nombre.

5° *Formes sarcodiques.* — Ces formes sont rares dans les
cancers. Dans deux tumeurs cependant, nous avons observé des
formes remarquables par l'étendue de leur partie protoplasmique,
leurs bords irréguliers, amiboïdes ou pseudopodiques et leur contenu formé d'un à deux corps ronds limitant un espace clair, à

plusieurs corpuscules nucléolés (Pl. III, fig. 6, *a, b*), Nous retrouverons ces formes avec une bien plus grande netteté dans
les sarcomes.

6° *Formes ciliées.* — Nous devons ajouter ici un sixième type
que nous n'avons trouvé qu'une seule fois et qui est formé par une
sphère granuleuse portant à sa périphérie des cils plus épais à leur
point d'implantation. Ces cils, en très grand nombre, pouvaient
même cacher complètement la sphère granuleuse (Fig. 3, *a*).

2° Sarcomes.

La lecture des observations qui se rapportent aux sarcomes a
permis de voir que l'on peut rencontrer dans ces tumeurs toutes
les formes anormales que nous venons de décrire dans les cancers
proprement dits. Une double description pourrait donc paraître
inutile. Mais il était important de faire cette constatation d'une
façon régulière ; d'autre part ces diverses formes peuvent présenter dans le sarcome quelques particularités intéressantes ;
certaines d'entre elles, comme les *formes sarcodiques,* ne se
rencontrent avec netteté que dans les sarcomes.

1° *Formes microbiennes.* — Elle sont plus nombreuses que
dans les cancers et enfermées dans une zone hyaline ronde ou amiboïde. Elles peuvent subir dans cette zone un processus de division directe et prendre l'apparence d'une chaînette à 3, 4, 5
éléments de taille variable (Pl. VII, fig. 10).

2° *Granulations.* — La zone hyaline périphérique peut être
très épaisse et on peut y observer un processus d'étirement
aboutissant à une division directe (Pl. VIII, fig. 1); les bords
en sont irrégulièrement ronds, amiboïdes.

3° *Formes cellulaires.* — Les formes cellulaires des sarcomes
ont ordinairement une structure simple.
Dans la grande majorité des cas elles sont formées par une

zone hyaline épaisse, renfermant une masse homogène nucléolée ou bien un très grand nombre de petits corps, ronds ou en forme de bâtonnets, dispersés dans la zone hyaline (Pl. VII, fig. 2, *a*) ou réunis en rosace dans le centre (Pl. VII, fig. 11, *b*). La masse hyaline est parfaitement ronde ou ovale lorsque la forme se développe dans le protoplasma des cellules conjonctives (Fig. 6) ; elle prend un aspect amiboïde quand le parasite est libre dans les mailles du tissu conjonctif (Pl. VIII, fig. 1).

Dans certains sarcomes, des formes cellulaires à structure complexe rappelant celle des formes cellulaires du cancer peuvent évoluer (Fig. 7, *a*).

Dans un sarcome nous avons pu trouver des figures absolument identiques à celles que nous venons de décrire dans les cancers, sous le nom de *formes à segments réguliers, en rosace*, ou bien constituées par une masse renfermée dans la zone hyaline et contenant un grand nombre de petites divisions nucléaires, ou de petites sphères réunies *en morula* (Pl. VII, fig. 2 et 3).

4° **Formes enkystées.** — Elles sont très rares. Nous n'en avons observé qu'une seule fois dans une cellule géante ; ce kyste était constitué par une paroi ronde à double contour délicat et renfermait de grosses granulations au centre desquelles se trouvait une grosse masse homogène à noyaux multiples ;

5° **Masses sarcodiques.** — La lecture des observations XXIV et XXVI nous paraît entraîner la conviction à l'égard de l'existence de masses sarcodiques dans les sarcomes. Elles correspondent à certaines de ces grandes masses irrégulières auxquelles on a donné le nom de *myéloplaxes*.

Elles sont de taille variable et les plus petites ont absolument l'aspect, la structure et les réactions colorantes des granulations et des formes cellulaires à grande zone hyaline et à masse centrale homogène (Pl. VIII, fig. 3, *b*).

Cette masse se développe, prend une apparence amiboïde ou pseudopodique et remplit des loges formées par un tissu conjonctif embryonnaire (Fig. 8). Dans ces corps sarcodiques arrivés à un grand développement, on constate un nombre variable de formations qui répondent à certaines autres que nous avons notées dans les formes cellulaires des cancers : éléments ronds avec division des noyaux (Pl. VIII, fig. 2 et 3), formation de corpuscules nucléés en navette dans l'intérieur de la masse primitive (Fig. 8, enfin formation de corps ovales à noyau nucléolé (Fig. 8, *cc* et *d, b*), de corps qui ont absolument la *structure de spores* (Fig. 8, *m, m*).

Ces figures sont des plus précises à cet égard : les corpuscules contenus dans la spore paraissent aboutir à la formation des corps en croissant nucléés déjà signalés (Fig. 8, *b, b*).

Ces masses sarcodiques, enfermées dans des mailles fines de tissu conjonctif embryonnaire, peuvent être entourées de granulations pigmentées, jaune verdâtre (Fig. 8, *a, a*).

3° Comparaison entre les formes anormales des cancers et des sarcomes.

Si l'on rapproche les formes que nous venons de décrire dans les sarcomes des formes trouvées dans les épithéliomas et les carcinomes on voit qu'il existe entre elles une ressemblance complète. Toutes les formes rencontrées dans les sarcomes ont leur similaire dans les cancers.

Toutefois, s'il y a similitude entre les types morphologiques, il existe de grandes différences en ce qui touche la fréquence de chacun de ces types dans les deux groupes de tumeurs. D'une façon générale, dans un cancer, on trouve à peu près tous les types, depuis les formes micrococciques jusqu'aux formes enkystées. Dans les sarcomes, nous n'avons rencontré qu'une fois une forme enkystée ; dans un cas, nous avons rencontré en même temps des types très nets de formes micrococciques, de granulations et de formes cellulaires complexes (Fig. 7) ; mais, dans la majorité des cas, ce sont les formes microbiennes et les granulations qui dominent. Parfois même ces dernières s'y rencontrent d'une façon exclusive (Pl. VII, fig. 10), ou bien ce sont des formes cellulaires ne dépassant pas un très petit volume et se reproduisant par division en un nombre très considérable de corpuscules (Pl. VII, fig. 11, 12). Il est vrai que dans certains cancers les formations anormales peuvent se présenter sous ce dernier aspect (Pl. VI, fig. 8 et 9).

De par la structure même du sarcome qui est conjonctive, les formations anormales se développent à la fois dans les mailles du tissu conjonctif, et dans les cellules conjonctives. Dans ce dernier cas, elles affectent la même forme que dans les cancers (Pl. VII, fig. 3, *m, t*) ; lorsqu'elles sont libres dans les espaces conjonctifs, les granulations et les formes cellulaires présentent quelques particularités : leur zone hyaline s'étale et présente un aspect amiboïde, la masse centrale peut s'étirer, s'étrangler, prendre une apparence flagellée, etc. (Pl. VIII, fig. 1 et Pl. VII, fig. 10). En outre, les formes micrococciques et les granulations s'y présentent sous un aspect qui indique un processus de multiplication par division extrêmement intense: on trouve par exemple 4 à 5 corpuscules dans une même masse hyaline agglomérée ou se succédant en file comme s'il se faisait une division dans le même sens (Pl. VII. fig. 10).

Mais en dehors de ces différences de détail, nous arrivons à cette conclusion que les *formes anormales rencontrées dans les cancers et dans les sarcomes doivent être considérées comme morphologiquement identiques.*

CHAPITRE II

PREUVES DE LA NATURE ORGANISÉE ET PARASITAIRE
DES FORMATIONS ANORMALES

Déjà la seule étude morphologique nous entraîne impérieusement à penser que des éléments de forme si variables, de structure si complexe et si particulière, ne peuvent pas être considérés comme de simples productions exagérées ou des transformations de nos tissus. Dans aucun processus inflammatoire on ne trouve de semblables formations et l'existence de formes enkystées serait par elle seule suffisante pour entraîner la conviction.

Toutefois, si cet argument morphologique a une valeur très considérable et pour ainsi dire démonstrative de l'existence dans les tumeurs d'éléments étrangers à nos tissus, elle ne nous décharge pas de l'obligation de fournir des preuves précises de la nature organisée et parasitaire de ces éléments.

Ces preuves peuvent être divisées en deux catégories. D'une part les preuves *indirectes*, basées sur la coloration des formes anormales par rapport aux cellules cancéreuses, sur les rapports de ces formes avec les éléments constitutifs de la cellule-hôte, sur leur structure; d'autre part des preuves *directes*, basées principalement sur l'existence, pour ces formations anormales, de formes de reproduction, d'un ou de plusieurs cycles évolutifs, sur l'assimilation de ces cycles à ceux de parasites bien connus existant à l'état saprophytique chez des animaux, enfin sur le développement et la reproduction de ces parasites dans un milieu de culture artificiel.

A. — **Preuves indirectes.**

1° Coloration.

Les corps dont nous venons de faire l'étude morphologique peuvent se voir *sans aucune coloration* dans les tissus cancéreux *frais*, en particulier dans le suc cancéreux, le liquide des kystes, les produits de raclage. Ils apparaissent comme des masses plus ou moins volumineuses, très réfringentes, brillantes, attirant immédiatement le regard. On peut distinguer dans ces masses à contours géométriques une structure plus ou moins complexe, grâce aux différences de réfringence de chacune des parties. Mais dans ces préparations non colorées, il est impossible de voir les détails d'une façon précise. L'emploi des matières colorantes n'aura pas seulement pour résultat de préciser les détails; il nous permettra aussi de différencier le parasite de la cellule-hôte, des globules blancs, de tous les éléments normaux des tissus. Les formations anormales ont en effet des *colorations spécifiques.*

Nous insistons encore ici spécialement sur la nécessité de ne pas étudier seulement l'action des colorants sur les coupes histologiques, mais encore et surtout, sur les tissus cancéreux à l'état frais. C'est cette dernière méthode d'examen qui donnera les résultats les plus remarquables, car elle permettra d'apprécier la résistance aux colorants de telle partie de la forme parasitaire, de mettre en relief des formes et des nuances que l'on ne retrouve plus dans les coupes à cause des altérations subies par les tissus.

Les meilleurs colorants des tissus frais sont la safranine aqueuse à 1/100, le bleu de Roux dilué, la thionine phéniquée, le Biondi-Heidenhain et la liqueur triacide d'Ehrlich fortement diluée dans l'eau ou la glycérine, enfin le picrocarmin de Ranvier. Nous avons déjà indiqué plus haut comment nous procédions pour cet examen, et nous avons vu que l'on pouvait arriver à conserver ces préparations pendant très longtemps.

Les colorations des parasites *dans les coupes histologiques* n'en sont pas moins d'une grande utilité, car certaines parties, difficilement colorables à l'état frais, prennent bien plus facilement les colorants et d'une façon très élective. Cette action spécifique des substances colorantes peut être poussée plus loin sur les coupes que sur des liquides de grattage. Il est facile, en effet, de faire agir successivement sur des coupes plusieurs substances colorantes qui se répartissent d'une façon remarquable lorsque la fixation est bonne. Deux méthodes de fixation suffisent pour pouvoir ensuite appliquer sur les coupes toute la gamme des colorations : la *liqueur de Flemming* et le *sublimé à saturation dans l'eau.* Les bonnes fixations de morceaux très minces par le Flemming permettent d'obtenir des coupes dans lesquelles les cellules et les formes parasitaires ne présentent, sinon aucune déformation, du moins des altérations très légères et donnent, d'après notre expérience, les mêmes figures que l'examen à l'état frais. — Les principales méthodes de coloration, que nous avons employées, sont le picrocarmin, l'hématoxyline et l'éosine, l'hématoxyline-carmin boraté, la safranine, la liqueur de Biondi, l'hématéine-safranine-orange, l'hématoxyline-Biondi ; en dehors de ces colorations bien connues, nous en avons essayé certaines autres qui nous ont donné d'excellents résultats, en particulier, la solution d'Ehrlich diluée, la safranine-induline, l'hématéine-fuchsine acide-orange, la fuchsine acide-bleu de Roux, le Weigert-carmin.

Nous sommes parvenu enfin à trouver une troisième méthode de coloration : nous avons étalé sur lames du suc cancéreux frais en couches très minces, suivant la technique usitée pour l'étude du sang et après l'avoir desséché rapidement à l'air et fixé par un mélange d'alcool absolu et d'éther, nous avons essayé la coloration par l'éosine et le bleu de méthylène ; cette coloration, élective pour le parasite de la malaria, s'est montrée non moins élective pour nos formes anormales. *Cette méthode réunit donc le triple avantage de fournir des préparations persistantes du parasite à l'état frais, non altéré et coloré d'une façon élective.*

Nous réunirons l'étude des colorations des tissus frais et des coupés, puis nous examinerons à part la fixation sur lames des tissus cancéreux frais.

a). *Coloration des tissus cancéreux frais et des coupes histologiques.*

1° **Picrocarmin.** — Le picrocarmin donne de belles élections fines.

La zone hyaline est colorée en un jaune clair, homogène, jaune canari ou jaune soufre, qui parfois prend une teinte verdâtre ou brune. Cette coloration jaune se voit aussi bien autour des formes microbiennes que des granulations (Pl. VI, fig. 8 et 9); elle est surtout remarquable dans les formes cellulaires géantes où elle prend un énorme développement (Pl. VI, fig. 15 et 16). Lorsque le picrocarmin a agi pendant très longtemps, cette zone peut se teinter en jaune rosé. Dans le cas de formes présentant une zone hyaline de grande épaisseur, celle-ci peut demeurer complètement incolore, empêcher toute coloration de la masse centrale ou ne la permettre que très imparfaitement (Pl. VI, fig. 3, 4 et 5). Lorsque la zone hyaline présente de fines stries radiées, celles-ci sont colorées en jaune un peu plus foncé, la partie médiane présentant une grande réfringence.

Par le picrocarmin la masse contenue dans la zone hyaline est colorée suivant sa structure en rouge d'intensité et de nuance variables. Ainsi les formes microbiennes et les granulations forment un petit bloc homogène, rouge sombre, réfringent, à centre lumineux (Pl. VI, fig. 1 à 5 et fig. 8, 9, 12). Les formes cellulaires complexes ont un nucléole rouge foncé, un noyau vésiculeux homogène, coloré en rose, une partie homogène protoplasmique d'un rouge clair et enfin une dernière zone bien plus large, granuleuse en son milieu, et d'un rouge plus sombre (Pl. VI, fig. 15).

Les formes qui présentent une fragmentation nucléaire abondante dans une zone hyaline volumineuse ont ces fragments colorés en rouge intense. (Pl. VI, fig. 9, *r*).

Le protoplasma granuleux des *formes pseudopodiques* est coloré en jaune ou jaune verdâtre, tandis que la masse elle-même devient rouge intense brillant (Pl. VIII, fig. 4).

En ce qui concerne les kystes complets, la difficulté de pénétration est considérable, de sorte que les corps sporulés qu'ils contiennent peuvent être à peu près incolores ou leur noyau central seul coloré en un rose brillant un peu flou. La partie qui constitue la cavité kystique demeure incolore ou teintée de jaune; la paroi kystique devient rouge pâle (Pl. VI, fig. 7).

Les spores que nous avons notées au centre de cellules géantes présentent parfois, au milieu de l'espace jaunâtre réfringent limité par leur paroi, des corpuscules d'un rouge extrèmement intense et brillant présentant eux-mêmes un petit corpuscule central très réfringent, presque incolore (Pl. VIII, fig. 5). Ces réactions colorantes se distinguent nettement de celles du protoplasma et noyau de la cellule-hôte. Le protoplasma a une couleur saumon ou rose sale, tandis que le noyau est d'un rose jaunâtre qui n'a ni l'intensité, ni la vivacité, ni la réfringence de la partie rouge des parasites.

2° **Safranine.** — La safranine en solution aqueuse à 1 ou à 0,50 pour 100 est un bon réactif pour l'étude des tissus cancéreux à l'état frais; elle est également très utile pour la coloration des coupes histologiques.

Elle colore les *formes micrococciques* et les *granulations* en un rouge pourpre, homogène, extrèmement lumineux, d'autant plus frappant que cette partie colorée est entourée d'une zone hyaline très réfringente, qui demeure, surtout à l'état frais, incolore ou légèrement teintée en rose nuageux.

Le centre des granulations est plus brillant et plus clair; et des reflets périphériques indiquent que ces corps sont sphériques ou tout au moins saillants. Ces qualités particulières de la coloration par la safranine permettent de distinguer immédiatement ces formes et de les différencier de toutes les parties de tissus qui ont fixé la safranine, surtout lorsqu'on a poussé assez loin leur décoloration. Ces éléments présentent tous les caractères des corps safranophiles de Russell (Pl. IV, fig. 30, 31, 32).

Les *formes cellulaires* sont colorées en rouge d'intensité et de tonalité différentes par la safranine, suivant la complexité de la structure. Le nucléole garde l'apparence de la granulation safranophile; la partie homogène qui l'entoure est d'un rouge brillant beaucoup plus clair, un peu jaunâtre même et la partie périphérique est d'un rose ou d'un rouge tirant sur le carmin (Pl. V, fig. 18 à 23). Lorsqu'une des zones porte de fines granulations, celles-ci sont colorées en rouge sombre. La zone hyaline demeure incolore ou teintée de rose, à l'état frais; dans les cas où cette zone est très développée, elle est teintée en rose brillant sur les bords; la partie qui entoure la masse centrale est absolument incolore. Sur les coupes elle est colorée en rose uni.

Les corpuscules en navette ou en croissant, renfermés parfois dans le noyau vésiculeux ou au centre d'une masse protoplasmique ont l'aspect rouge lumineux des granulations et renferment un petit corpuscule extrêmement réfringent, à peu près incolore (Pl. V, fig. 2, 3; Pl. V, fig. 21, 22, 23).

Dans les formes pseudopodiques, la masse protoplasmique est d'un rouge clair à granulations rouge foncé, surtout vers le centre.

Les formes enkystées intactes ne laissent pénétrer que difficilement les couleurs, mais lorsque la paroi est lésée, le contenu protoplasmique du kyste se colore avec intensité. La coque est colorée en rose foncé; la masse protoplasmique volumineuse est rose foncé, à granulations rouges. Cette masse renferme un noyau vésiculeux, incolore, à membrane rouge et portant au centre une granulation ronde, d'un pourpre lumineux, ou plusieurs corps homogènes, roses, à gros noyau rouge. (Pl. V, fig. 13). La résistance à la coloration à l'état frais peut être portée très loin et on en trouve un exemple dans la figure 37 de la planche IV.

Les granulations contenues dans les kystes sont de deux ordres : les unes très volumineuses ne prenant que très faiblement la safranine (Pl. V, fig. 15); les autres fines, disséminées, très fortement colorées, formant une sphère centrale (Pl. V, fig. 13).

3° *Hématéine.* — L'hématéine et l'hématoxyline ont une

affinité très marquée pour les formes parasitaires des tumeurs à l'état frais et sur les coupes.

Les formes micrococciques et les granulations ressortent vivement, colorées en bleu noir foncé et brillant ; la zone hyaline présente une teinte gris bleuâtre peu accusée et la partie qui touche les granulations demeure ordinairement incolore et très réfringente (Pl. VIII, fig. 10). Dans les formes cellulaires, la partie nucléaire et nucléolaire est d'un bleu noir intense et les zones protoplasmiques qui l'entourent présentent des teintes bleu violacé d'intensité variable. Les granulations fines, lorsqu'elles existent dans l'une de ces zones, sont fortement colorées en violet noirâtre.

Dans les formes enkystées les fragments irréguliers qui avoisinent la paroi du kyste sont teintées en bleu violacé et les fines granulations de la sphère centrale sont d'un violet si noir que le noyau peut être invisible ; lorsqu'il reste visible, il est coloré en bleu pâle et le nucléole en violet noir.

4° *Hématoxyline-éosine.* — Au premier abord on pourrait reprocher à cette coloration de ne pas être élective pour le parasite qui se colorerait de la même façon que les tissus voisins. En réalité la différenciation est des plus nettes : la zone hyaline est colorée en rouge éosine très vif, homogène, qui éclate sur le protoplasma rose granuleux des cellules.

Les formes micrococciques et les granulations sont en bleu noir à la partie centrale de cette zone rouge. Les formes cellulaires présentent un noyau volumineux fortement coloré au centre d'une masse homogène d'un bleu hématéine plus pâle à contours arrondis ; le noyau se divise dans cette masse en petites granulations, noir violacé, disséminées (Pl. VII, fig. 3, 4 et 5). Dans le cas de forme segmentée, les divisions sont colorées en bleu hématéine, les fragments nucléaires en bleu noir, et lorsque s'est produite la forme en rosace, en marguerite, chaque pétale de la marguerite demeure incolore avec un noyau noir ou bien prend une teinte bleuâtre (Pl. VII, fig. 8).

5° *Hématéine-carmin boraté.* — On obtient les mêmes élections que pour l'hématéine et l'éosine ; il faut cependant accorder au carmin une plus grande force de pénétration pour la zone périphérique et pour les noyaux. Dans les petites formes, le microcoque et la granulation sont colorés en bleu noir et la zone hyaline en rouge carmin ; dans les formes un peu plus volumineuses, le noyau est rouge vif, la masse centrale bleu violacé hématéine et la zone hyaline, rouge carmin intense. Les fines granulations qui peuvent s'accumuler dans le protoplasma ont toujours une grande affinité pour l'hématéine.

6° *Bleu de Roux.* — Le bleu de Roux, comme la *thionine*, donne des différenciations intéressantes à observer, surtout lorsqu'on le fait agir en solutions étendues sur des tissus frais. On constate toute une gamme de bleus et de violets. La zone hyaline a une couleur bleu pâle homogène qui va en s'éteignant de la périphérie vers le centre. Les formes microbiennes et les granulations sont d'un bleu violacé homogène (Pl. I, fig. 25 à 37).

Dans les formes cellulaires simples, le noyau est bleu noir, et la masse protoplasmique violet clair. On trouve des nuances et des dégradations très remarquables dans les différentes zones qui constituent les formes cellulaires complexes : nucléole bleu noir, noyau vésiculeux bleu pâle, légèrement violacé, large zone d'un bleuâtre très clair, zone violacée qui devient d'un violet noirâtre lorsqu'il existe de fines granulations, enfin zone hyaline d'un bleu pâle presque incolore sauf sur les bords.

Dans les formes enkystées la paroi est bleu foncé, la sphère granuleuse bleu violacé foncé est séparée de la paroi par un espace très réfringent, incolore ou très légèrement teinté en bleu pâle dans les environs de la paroi. La cellule-hôte se différencie nettement du parasite par sa coloration ; le protoplasma granuleux présente une teinte indéfinissable violet rougeâtre tandis que le noyau à membrane intacte est coloré en un bleu de ciel vif qui est totalement différent de celui du parasite.

7° *Hématoxyline-safranine-orange.* — Ce mélange employé

par Foa donne de bonnes élections sur les coupes. Il est ainsi
composé :

        Hématoxyline. . . . . . .   5 grammes.
        Safranine.   2   —
        Eau. . . . .   20 cent. cubes.

Il faut laisser agir une bonne heure et même deux heures sur
les coupes fixées par le Flemming et un quart d'heure à une demi-
heure sur les coupes fixées par le sublimé ou le formol. Après
lavage à l'eau on s'assure si la coloration est suffisante et on passe
rapidement une solution aqueuse d'orange à saturation : on lave
à l'eau, on déshydrate par la série des alcools et le toluène et on
monte dans le baume. Cette coloration est difficile à bien réussir,
mais quand elle est bien faite elle donne des élections très remarquables : les meilleures préparations sont celles dans lesquelles
le protoplasma de la cellule-hôte est jaune orange pâle, son noyau
orange rougeâtre, tandis que les diverses parties des parasites présentent des teintes très vives de safranine, d'hématoxyline et
d'orange, qui éclatent dans la préparation (Pl. V, fig. 9, 10,
11, 12).

La zone hyaline est colorée en orange vif homogène qui
s'affaiblit dans sa partie centrale. Les formes micrococciques et
les granulations sont colorées en un rouge violacé très lumineux
(Pl. V, fig. 9, 10, 11, *m, g*), de même que le corps en croissant qui entoure parfois la granulation centrale et les fragments
nucléaires dispersés dans la zone hyaline. Cependant ces granulations peuvent présenter une coloration où l'hématéine domine
lorsqu'on a laissé agir le mélange pendant un temps trop pro-
longé.

Dans le cas de forme cellulaire constituée par une masse
nucléée entourée d'une zone hyaline, celle-ci est toujours colorée
en orange vif, la masse centrale en bleu hématéine tendre et le
noyau ou les fragments nucléaires en rouge sombre. Lorsqu'il
existe plusieurs zones concentriques, on note des teintes variables
de violet foncé noirâtre et de violet rougeâtre avec un noyau bleu

noir et un nucléole rouge brillant au centre ; les granulations fines sont colorées en violet noir. Dans certaines formes volumineuses, la zone hyaline contient une grosse masse à contours irréguliers, colorée en bleu hématéine et renfermant des divisions nucléaires rouge vif. (Pl. V, fig. 9, 10, *a*, *b*). Chaque petite sphère constitutive des *morulas* présente un gros noyau rouge foncé et une zone périphérique orange (Pl. V, fig. 10, *mor*).

8° *Hématéine-fuchsine acide-orange* (Pl. II, fig. 1 à 6).— Cette méthode lorsqu'elle est bien réussie donne des colorations des coupes histologiques encore plus précises que la précédente. C'est grâce à elle que nous avons pu étudier avec le plus de netteté les détails de structure des parasites. Pour obtenir une bonne coloration sur les coupes durcies au Flemming, il faut laisser agir l'hématéine très longtemps en suivant la coloration au microscope jusqu'au moment où les noyaux des cellules-hôte apparaissent en violet clair ; après lavage à l'eau on fait agir une solution aqueuse de fuchsine acide à 2 pour 100 pendant cinq minutes ; on lave à l'eau et on passe une solution aqueuse concentrée d'orange. On lave encore, on déshydrate en passant les alcools et le toluène rapidement et on monte dans le baume. Le protoplasma cellulaire est coloré en jaune sale, le noyau des cellules en orange légèrement rougeâtre ; les formes parasitaires éclatent sur ce fond avec leur double ou triple coloration suivant la complexité de leur structure.

Comme dans la méthode précédente la zone hyaline est colorée en un jaune orange très vif et complètement homogène ; les formes micrococciques et les granulations sont d'un bleu hématéine pur ou teinté de rouge (Pl. II, fig. 1 et 2). Les formes cellulaires ont leur noyau coloré en rouge vif légèrement violacé, leur zone protoplasmique en bleu hématéine plus ou moins foncé (Pl. II, fig. 1 *d*, *d* et fig. 2, *h*). La zone à fines granulations est colorée en bleu noirâtre (Pl. II, fig. 1, *gr*). Les détails des grandes *formes cellulaires* apparaissent dans ces coupes avec une parfaite netteté ; pour s'en convaincre, on n'a qu'à jeter un coup d'œil sur les figures de la planche II. Certaines formes présentent un noyau coloré en rouge fuchsine sombre, une petite zone bleu pâle, une autre zone bleu hématéine plus foncé, une troisième partie bleu clair renfermant un cercle de granulations colorées en bleu noirâtre. Dans les formes cellulaires qui ont acquis leur plus grand développement, les grosses granulations irrégulières de la périphérie sont colorées en bleu hématéine noirâtre (Pl. II, fig. 1, *a, b*). Nous appelons l'attention sur certaines formes très belles au point de vue morphologique (voir Pl. II, fig. 4, *a*) dans lesquelles le nucléole rouge vif est entouré d'une zone nucléaire bleuâtre et celle-ci d'une énorme masse hyaline orange vif qui contient des granulations colorées en violet noir et disposées en rayons très serrés.

Le nucléole a une grande affinité pour la fuchsine acide, mais il prend aussi très fortement l'hématéine, de sorte que, si on laisse agir trop longtemps ce réactif et si on décolore trop par les alcools, le nucléole devient noir et le noyau prend une coloration violet noir à reflets rouges (Pl. II, fig. 1, *a*).

Pour les *morulas*, chaque petite sphère présente un gros noyau rouge et une petite masse sphérulaire jaune orange (Pl. II, fig. 4, *mor* et fig. 1, *e, h*).

Il est à noter que la zone hyaline des petites formes ne prend pas toujours fortement l'orange et apparaît presque incolore ou légèrement jaunâtre sur les bords.

Les formes enkystées sont d'une netteté parfaite dans ces coupes ; leur paroi est colorée en violet noir par l'hématéine ; l'espace cavitaire est teinté en violet clair sur les bords, la sphère granuleuse centrale est colorée en bleu noir hématéine et renferme un noyau rond incolore ou bleu violacé contenant un à trois corpuscules rouges (Pl. II, fig. 2, *b, c*). Parfois dans la sphère granuleuse on trouve une masse rouge violacée portant un corps rond, bleu hématéine foncé, à nucléole rouge vif (Pl. II, fig. 3, *b, c*). Dans les formes où la sphère granuleuse contient des corps en navette à sa périphérie (spores) cette sphère conserve la coloration bleu hématéine, mais plus claire que dans la forme précédente, et les corpuscules en navette sont colorés en rouge sombre, surtout à leurs bords qui sont très épais, le centre apparaissant clair et très réfringent (Pl. II, fig. 2, *a*); mis en liberté ces corpuscules conservent cette coloration (Pl. II, fig. 2, *d*).

9° *Safranine-Induline.* — Cette méthode de coloration est très difficile à bien réussir, mais donne de belles images. On colore la coupe pendant cinq minutes à la safranine aqueuse à 2 pour 100, on sèche au papier buvard et on fait agir pendant une minute une solution saturée d'acide picrique dans l'alcool absolu. On agite continuellement la solution alcoolique d'acide picrique sur la lame de façon à empêcher sa dessiccation et la formation de cristaux ; on fait écouler l'excès d'alcool picrique et on verse sur la lame, trois à quatre centimètres cubes d'une solution d'induline à 1 pour 100 dans l'alcool à 60°.

On laisse agir pendant trois à quatre minutes jusqu'à coloration bleuâtre, on sèche au papier buvard et on décolore à l'alcool à 95° et à l'alcool absolu. L'alcool enlève la safranine sans toucher au bleu ; on suit la décoloration au microscope et l'on s'arrête lorsque les noyaux cellulaires sont colorés en rouge jaunâtre pâle ; toluène, baume.

Sur ces coupes, le tissu conjonctif et le protoplasma cellulaire sont d'un beau bleu induline ; la plupart des noyaux cellulaires sont teintés en rouge jaunâtre terne ou en bleu pâle. La zone hyaline est colorée en bleu pur pâle et homogène. Surcolorée, elle apparaît d'un bleu plus fort d'une réfringence et d'une homogénéité qui la font distinguer des éléments d'alentour.

Les granulations et les *formes micrococciques* sont colorées en un rouge pourpre réfringent et très lumineux qui attire le regard.

Les *formes cellulaires* ont leur noyau central coloré en ce même rouge brillant, leur protoplasma en bleu homogène plus profond et plus brillant que celui de la zone hyaline. J'ai pu observer avec cette coloration des formes volumineuses représentées par une masse rouge et divisée par des bandes claires en segments losangiques nucléés. Il est probable qu'il s'agissait de division en sporozoïtes non enkystés.

10° ***Fuchsine acide-bleu de Roux*** (Pl. I, fig. 38 à 40). — C'est avec cette méthode de coloration que nous avons obtenu dans les coupes les différenciations les plus nettes des formes parasitaires. Nous ne l'avons appliquée que sur des coupes fixées au Flemming : on colore pendant cinq à dix minutes avec une solution aqueuse de fuchsine acide à 2 pour 100 ; on lave à l'eau et on colore au bleu de Roux pendant une minute environ ; on lave encore à l'eau, on passe rapidement l'alcool à 95 et on décolore à l'alcool absolu en suivant attentivement cette décoloration jusqu'au moment où le bleu ne colore plus les noyaux cellulaires qu'avec une faible intensité.

Le protoplasma cellulaire apparaît coloré en rose à granulations légèrement violacées, le noyau en une sorte de bleu de ciel.

La zone hyaline est colorée en bleu violacé et d'une façon très nette dans toute son étendue, mais plus faiblement toutefois au point où elle touche à la masse centrale. Elle peut former ainsi une zone unie très volumineuse en contact avec le protoplasma cellulaire. Cette coloration permet d'en déceler toutes les altérations depuis un simple plissement (Pl. I, fig. 38, *c*) jusqu'à une vacuolisation qui la déforme et l'étire en rayons de roue (Pl. I, fig. 39).

Les *formes micrococciques et les granulations* sont colorées en rouge fuchsine très lumineux et brillent dans la zone hyaline violacée (Pl. I, fig. *a*, *b*).

Les *formes cellulaires* les plus simples sont formées par une ou plusieurs granulations rouges, à centre très lumineux, entourées d'une masse qui présente des teintes variables d'un rouge violacé : les granulations fines, quand elles existent, sont colorées en violet noir (Pl. I, fig. 38, *g*).

Les *formes enkystées* ont leur paroi formée par une épaisse ligne violet foncé, d'un ovale géométrique : la cavité est incolore ou légèrement teintée de rose lilas : la grosse sphère granuleuse centrale est d'un violet noir et renferme un noyau rouge. Lorsque les kystes contiennent de grosses granulations irrégulières, celles-ci sont colorées en rose lilas clair ; elles entourent une masse plus foncée à noyau rouge.

Mais nous devons signaler surtout les trois formes suivantes, figures qui rendent indéniables l'existence dans les tissus cancéreux de véritables formes enkystées :

Dans l'une, la paroi bleu foncé, ovale, renfermait, séparée d'elle par un espace clair à paroi rosée, une volumineuse sphère à granulations fortement colorées en bleu violacé. Cette sphère comprenait elle-même, séparés des granulations par un espace incolore, deux corps parfaitement ronds de 8 à 10 millimètres de diamètre, d'égal volume, colorés en rouge très vif et contenant au centre un corpuscule d'un rouge très lumineux (Pl. I, fig. 41).

Dans une seconde forme, la sphère centrale violacée granuleuse était encore plus rétractée au centre du kyste dont la zone claire était, par suite, devenue très volumineuse ; à la surface de la sphère étaient implantés perpendiculairement, par une extrémité, des corpuscules en navette d'un rouge fuchsine intense sur les bords, à partie centrale réfringente (Pl. I, fig. 38, *d).* C'est la dispersion de ces corpuscules ovales d'un rouge foncé dans un kyste clair que représente la troisième figure, la sphère granuleuse ayant disparu ou étant réduite à de petits amas granuleux violacés.

11° *Liqueur triacide d'Ehrlich diluée.* — La liqueur d'Ehrlich diluée nous a donné les mêmes réactions que la liqueur de Biondi, mais les colorations sont plus rapides et plus nettes. Elle nous a été d'une extrême utilité dans l'étude des tissus cancéreux à l'état frais (Pl. I, fig. 1 à 24).

On diluera la solution mère dans 10 à 12 fois son volume d'eau filtrée ou de glycérine, de telle sorte que le mélange prenne une teinte violacée claire et qu'une goutte déposée sur du papier-filtre colore d'abord celui-ci en rouge violacé, puis laisse apparaître bientôt les trois teintes rose, bleu et jaunâtre. Avec la glycérine on peut conserver ces préparations pendant un temps très long. On peut d'ailleurs, pour une même tumeur, faire des colorations avec de la liqueur d'Ehrlich à des degrés différents de dilution.

Pour la coloration des coupes histologiques on se servira de la solution diluée et même de la liqueur d'Ehrlich telle quelle, en ne la laissant agir que trente à quarante secondes, lorsqu'on opère sur des tissus fixés à l'alcool, au formol, au sublimé. On lave à l'eau, on sèche au papier buvard, on passe rapidement l'alcool à 95 et suivant l'intensité des colorations, on déshydrate plus ou moins longtemps à l'alcool absolu, au xylol et on monte dans le baume.

Les tissus durcis au Flemming ne se colorent que difficilement avec la liqueur triacide.

Les formes micrococciques et les granulations sont colorées en un rose ou un rouge lumineux tendre ; la zone hyaline est très réfringente, à peine teintée de rose sur les bords, incolore ou à peu près en son centre (Pl. I, fig. 1, 2).

Les formes cellulaires ont comme type de coloration une zone hyaline toujours identique, réfringente, teintée de rose, une masse ronde ou irrégulièrement ronde colorée en rose lilas, ou en lilas foncé et un corpuscule central plus ou moins volumineux d'un rouge vif, brillant (Pl. I, fig. 14). Ce corpuscule peut prendre une forme en navette et renfermer un nucléole très réfringent : il peut se subdiviser en fragments rouges se répartissant vers la périphérie de la masse lilas qui se déprime de façon à former des pétales bleus à noyau rouge (Pl. IV, fig. 27).

Dans les formes qui présentent une zone de fines granulations, celles-ci sont de couleur lilas foncé (Pl. I, fig. 15).

On peut observer jusqu'à cinq zones concentriques : la zone hyaline rosée, une zone rose lilas, une zone d'un rose légèrement jaunâtre, une zone jaune rosé et enfin une dernière lilas foncé renfermant un nucléole rouge vif (Pl. III, fig. 21).

Les formes enkystées présentent une paroi rouge. Dans le cas où il y a une sphère granuleuse dans le kyste, celle-ci est bleu lilas foncé et renferme un noyau incolore à membrane rouge, à nucléole rouge vif (Pl. I, fig. 19). Cette même coloration s'applique aux kystes qui renferment trois à quatre sphères granuleuses (sporoblastes). Les kystes polysporés de la planche III, figure 16 et 18, sont remarquables par la coloration rouge des parois et par de nombreuses spores à protoplasma bleu pur, à noyau vésiculeux et à nucléoles rouge vif. Nous avons étudié de beaux exemples de spores volumineuses formées par une paroi rose, de forme ovale, géométrique, et renfermant deux gros corps en croissant, d'un bleu pur à gros noyau rose, à nucléole rouge vif, entre lesquels existait une double masse de reliquat formée de granulations volumineuses à peu près incolores (Pl. I, fig. 23). Les kystes à microspores sont formés d'une paroi rose et les spores sont colorées en rose vif à centre très réfringent.

Les morulas sont formées par l'agglutination de sphères de 5 à 6 μ de diamètre, colorées en bleu pur, avec un noyau rouge à l'intérieur (Pl. III, fig. 14 et Pl. IV, fig. 28).

12° *Liqueur de Biondi.* — La liqueur de Biondi donne de très belles élections. Elle est précieuse pour la coloration des tissus frais, mais elle donne surtout de beaux résultats dans la coloration des coupes histologiques. Les différenciations sont des plus remarquables dans les coupes de tissus cancéreux fixés au formol ou au sublimé ; ce résultat est plus médiocre pour les coupes fixées à la liqueur de Flemming, quoique l'on puisse arriver, en laissant la coloration se faire pendant cinq et six jours, à avoir des préparations convenables.

Nous nous sommes servi de la liqueur de Biondi-Heidenhain, de chez Grüber, diluée dans l'eau, mais surtout d'un mélange fabriqué dans le laboratoire et composé de la façon suivante :

Solut. aq. saturée d'aurantia filtrée.	50cc
— de fuchsine acide. . . .	10cc
— de vert de méthyle. . .	25cc

Cette solution concentrée est diluée dans l'eau au moment de s'en servir. Nous prenons 2cc de cette solution que nous mélangeons à 100cc d'eau distillée et nous ajoutons une petite goutte d'acide acétique cristallisable.

On laisse agir, de vingt-quatre heures à quatre jours, suivant l'intensité de coloration que l'on veut obtenir et on a ainsi des coupes d'une grande clarté et d'une grande délicatesse de teintes.

Dans tous les cancers que nous avons examinés, les élections colorantes ont toujours été les mêmes pour les formes parasitaires de même classe.

La *zone hyaline* est colorée en un rose très réfringent, légèrement teinté de lilas et qui va en se dégradant de la périphérie au centre.

Les formes micrococciques et les granulations sont colorées en un rose vif, remarquable par sa transparence lumineuse et sa délicatesse (Pl. III, fig. 1, 2 et 7 ; Pl. IV, fig. 1, 2, 5).

Les formes cellulaires de petite taille, les petites formes nucléées par exemple, ont leur noyau d'un rouge vif dans une masse homogène ronde, rose lilas ou bleue (Pl. III, fig. 1, *b*). Dans cette masse on peut observer une division du noyau en quatre ou en un plus grand nombre de fragments nucléaires rouge vif (Pl. III, fig. 4 et Pl. IV, fig. 19). Les formes cellulaires plus complexes peuvent avoir une zone hyaline teintée de rose, une seconde zone à l'intérieur de celle-ci, homogène et colorée en rouge, une autre zone de granulations d'un rouge plus foncé, une zone plus petite d'un rose clair, renfermant une petite zone bleue, au centre de laquelle se trouve un gros noyau rouge lumineux ou plusieurs corpuscules rouges très brillants (Pl. III, fig. 3, 21 ; Pl. IV, fig.6, 7, 21).

Dans les formes les plus compliquées on peut trouver encore entre la partie granuleuse et la partie bleue une zone irrégulière d'un rose très clair. On retrouve cette même coloration très élective dans les formes pseudopodiques (Pl. IV, fig. 13 et Pl. III, fig. 26).

A signaler des formes en rosace à éléments bleus et à noyaux rouges (Pl. III, fig. 24) et les grandes formes rondes formées par une masse rose homogène renfermant un grand nombre de noyaux rouge vif (Pl. III, fig. 5, *b* : Pl. IV, fig. 5). Ce sont des stades qui se voient à côté de *morulas* bien formées et constituées par de petites sphères bleu pâle, à gros noyau rouge.

Les formes enkystées ont un aspect variable, mais les réactions de chaque partie vis-à-vis des colorants sont de même ordre. Dans les kystes fragiles, la paroi forme une ligne nette, colorée en rouge : elle renferme au centre une masse ronde, bleue, contenant un ou plusieurs noyaux rouge vif : l'espace compris entre la masse centrale et la paroi est complètement clair, à peine rosé sauf une zone de *granulations* irrégulières, disséminées, d'un *rose vio-*

lacé. Dans les kystes à paroi épaisse, le double contour est coloré en rouge, et dans le cas où le kyste est rempli par une masse protoplasmique à fines granulations, celle-ci est colorée en rose et renferme une masse centrale ronde ou ovale, colorée en bleu, contenant un corps rond d'un rouge brillant, pourvu d'un corpuscule rouge foncé très réfringent (Pl. IV, fig. 10).

On peut trouver des formes identiques avec quelques modifications, telles que l'existence d'une zone incolore et réfringente entre la masse granuleuse périphérique et la masse bleue centrale.

La masse bleue peut présenter des dépressions qui finissent par la diviser en fragments unis au centre (Pl. IV, fig. 23), puis complètement détachés et contenant un corpuscule d'un rouge vif.

Il existe des kystes ronds dont la masse protoplasmique s'est rétractée vers le centre; le noyau s'est divisé dans la masse bleue et, celle-ci se condensant autour de chaque division, on aboutit à la formation de corps ovales nucléés (Pl. III, fig. 5, *x*).

On peut observer enfin des kystes à double paroi rouge renfermant des corps ovales volumineux (spores) et des spores libres de coloration complexe (Pl. IV, fig. 15, 16, 17, 18, 24, 25).

A rapprocher de ces dernières formes kystiques, des kystes ronds remplis par une masse granuleuse rouge vif et dans lesquels existait un grand nombre de corps en navette à bords rouge sombre, nettement découpés, à centre rouge étincelant.

Nous avons pu colorer des spores renfermant un corps rond nucléé et deux corpuscules appendus à un pôle (Pl. IV, fig. 22) et des formes limitées par une paroi rose d'un ovale géométrique et renfermant deux corps en croissant d'un bleu pur, à noyau rose à nucléole rouge vif. Ces corps en croissant peuvent se trouver en dehors des parois kystiques dans une masse homogène rose (Pl. IV, fig. 11), et quelquefois réunis en amas sphériques (Pl. IV, fig. 29).

13° *Biondi renforcé par le vert de méthyle.* — Les colorations par le Biondi donnent de très bons résultats au point de vue de la finesse des détails, mais il arrive parfois, surtout avec les coupes fixées au Flemming, que les couleurs sont un peu pâles et indécises. Dans ce cas, après avoir laissé la coupe au Biondi pendant 48 heures, il est utile de la renforcer en faisant agir une solution de vert de méthyle en solution aqueuse à 2 pour 100.

On obtient par cette méthode des différenciations très remarquables :

Les *granulations et les formes micrococciques* colorées en rouge sont entourées par une zone réfringente absolument incolore dans leur voisinage et colorée en lilas foncé à la périphérie.

Les formes cellulaires les plus petites, qui ne sont en somme que des granulations nucléées, ont un noyau d'un rouge éclatant, entouré d'une petite sphère de protoplasma colorée en bleu intense, homogène, et d'une zone hyaline bleu tendre. Dans les formes plus développées, la masse bleue a pris un plus grand volume ; elle est très fortement colorée et porte au centre un noyau plus volumineux, vivement coloré en rouge, mûriforme ou divisé en granulations distinctes d'un rouge vif.

Dans les formes à fragments volumineux disséminés dans une zone hyaline étendue (Fig. 1, *b, c*), les fragments sont colorés en bleu tendre tandis que la petite masse centrale nucléée est colorée en bleu intense et son noyau en rouge vif.

14° *Carmin et Weigert-Carmin.* — Le carmin employé sous forme de carmin boraté a une affinité très grande pour les parasites et en particulier pour les formes micrococciques, les granulations et les formes cellulaires. Il les colore avec une grande intensité en un rouge éclatant, rouge vermillon lumineux permettant d'étudier par les variations de ses teintes des détails de structure très précis. Si on colore la coupe suivant la méthode de Weigert, précédée d'un carmin boraté fort, et que l'on pousse assez loin la décoloration, on obtient des élections très belles. Les parasites sont colorés en rouge vermillon éclatant tandis que les noyaux des cellules sont violacés. Si on complète la coloration en faisant agir une solution d'orange G en dernier lieu, la différenciation est encore plus remarquable.

Les descriptions précédentes se rapportent aux cancers proprement dits. Mais de même que nous savons qu'au point de vue morphologique les formes parasitaires trouvées dans les sarcomes ne diffèrent en rien de celles qui existent dans les épithéliomas ou les carcinomes, de même nous allons voir que leurs réactions devant les matières colorantes sont identiques. Quelques exemples suffiront pour le démontrer :

Picrocarmin. — Les *formes micrococciques* et les *granulations* sont rouge vif et entourées d'une zone hyaline parfois incolore, mais ordinairement colorée en jaune vif uni, homogène. Les *formes cellulaires*, les plus simples, ont toujours la zone hyaline en jaune clair parfois très étendue, renfermant une masse d'un rouge vif, unie ou divisée. Dans les formes plus compliquées, la granulation rouge vif centrale est entourée de zones concentriques présentant une coloration qui varie du rose clair au rose jaunâtre ou au rose foncé avec ou sans granulations rouge sombre. Les *formes sarcodiques* sont des plus intéressantes. Ce sont des formes cellulaires extrêmement volumineuses, homogènes ou granuleuses au centre, renfermant des corpuscules en navette rouge foncé, et portant un nucléole réfringent. On peut trouver encore dans ce protoplasma des corps ronds de 8 à 12 μ de diamètre présentant une coque rose ou jaunâtre limitant un espace clair dans lequel on trouve des corpuscules d'un rouge vif (Pl. VIII, fig. 2 et 3).

Hématéine-éosine. — La zone hyaline des petites et des grandes formes est colorée en un rouge éosine vif. Les formes micrococciques et les granulations sont colorées en bleu noir par l'hématéine, de même que les divisions nucléaires, dispersées dans la zone hyaline augmentée de volume (Pl. VII, fig. 3). Les formes cellulaires ont une zone hyaline rouge vif, une zone protoplasmique d'un rouge éosine plus intense encore et un ou plusieurs noyaux bleu noir. Parmi les *formes enkystées*, les plus simples sont formées par une paroi colorée en rouge, limitant un espace clair, réfringent, dans lequel existent, par exemple, une ou

deux petites masses délicates, roses, renfermant chacune 4 à 6
noyaux d'un bleu hématéine foncé (Pl. VII, fig. 3, *m*), ou par
une masse rouge renfermant des noyaux disposés en cercle, au
centre (Pl. VII, fig. 3, *n*).

Les autres méthodes de coloration donnent absolument les
mêmes résultats que pour les cancers ; nous appelons l'attention
sur les figures 2, 3, 10, 11, 12 de la planche VII et sur la figure 1
de la planche VIII (hématéine, orange).

b) *Fixation et coloration élective sur lames du parasite du cancer,
à l'état frais*

(Préparations permanentes).

Nous avons vu que les formes microbiennes et les granulations sont les formes parasitaires les plus nombreuses cons-
tantes dans les cancers et les sarcomes. Dans les parties périphériques de certains carcinomes il n'est pour ainsi dire pas de
cellule qui ne contienne de 1 à 4 et jusqu'à 8 ou 10 de ces
éléments. D'autre part, l'étude des colorations des tissus frais
et des coupes histologiques nous a montré qu'on peut différencier
les parasites des éléments anormaux ou pathologiques des tissus.

Il était donc permis de penser que l'on pourrait arriver à
fixer les cellules finement dissociées, à l'état frais, sur lames de
verre et peut-être trouver une coloration simple, élective pour le
parasite :

Après avoir vérifié par un examen direct l'existence de formes parasitaires
nombreuses, surtout de petite taille, dans les produits bien dissociés de
raclage de la périphérie d'un carcinome déterminé, et après en avoir étudié
la structure, nous avons placé une goutte de ce suc cancéreux à l'extrémité
d'une lame de verre et nous avons ensuite procédé comme s'il s'agissait de la
fixation et de la coloration de sang de paludéen.

La gouttelette est étalée rapidement en couche mince avec le tranchant d'une lamelle en prenant soin de n'exercer aucune pression et la surface liquide est séchée rapidement par agitation à l'air. La dessiccation complète obtenue nous avons passé rapidement à plusieurs reprises la lame au-dessus d'un Bunsen, et nous avons fixé le suc cancéreux par le mélange à parties égales d'alcool absolu et d'éther. Après évaporation, coloration à l'éosine aqueuse à 2 pour 100 pendant une demi-minute, lavage à l'eau et enfin coloration rapide au bleu de méthylène en solution concentrée.

Pour que la préparation soit nette, il faut que le bleu ne fasse que passer sur la lame; il doit être aussitôt enlevé par un courant d'eau. Après ce lavage, on dessèche au papier-filtre puis à une flamme douce.

On a ainsi une préparation que l'on peut conserver indéfiniment et que l'on peut étudier sans couvre-objet.

Dans les bonnes préparations, l'éosine et le bleu ont agi de telle sorte que le protoplasma cellulaire est coloré en rose sale et le noyau en rouge vif ou à peine teinté de bleu sur les bords. Les parasites ont une affinité telle pour le bleu de méthyle que malgré la faible durée d'action de ce dernier ils apparaissent vivement colorés en bleu et en bleu violacé dans le protoplasma de la cellule-hôte (Pl. XI, fig. 1 à 13).

Les formes microbiennes donnent exactement l'apparence d'un coque ou d'un diplocoque encapsulé ; elles se présentent sous forme d'un point ou d'une petite granulation d'un bleu très foncé violacé et la zone hyaline leur fait une capsule parfaitement ronde, colorée en un bleu très pâle, comme une sorte de halo bien marqué à la périphérie mais qui va en se dégradant à mesure qu'on se rapproche de la partie centrale (Pl. XI, fig. 1, 2, 3).

Les granulations peuvent être au nombre de 2, 3 et davantage dans une même cellule. Leur petite masse est d'un bleu violet foncé, homogène, et la zone hyaline volumineuse présente le même aspect que pour les formes précédentes (Pl. XI, fig. 5 et 6). Plusieurs granulations peuvent se confondre par leur zone hyaline, et parmi les granulations volumineuses certaines peuvent présenter un nucléole coloré en bleu noir.

Certaines granulations sont étranglées en leur milieu, y compris la zone hyaline, ce qui indiquerait un processus de division directe (Pl. XI. fig. 4, 7).

Ce ne sont pas seulement les formes de très petite taille qui peuvent être fixées et colorées dans les cellules, mais encore toutes les formes cellulaires dont on peut observer les structures délicates. Ainsi, certaines formes qui remplissent la cellule et repoussent le noyau ont une zone hyaline d'épaisseur variable formant une couronne parfaitement ronde, teintée en bleu pâle, plus fortement colorée à la périphérie (Pl. XI, fig. 6) et qui peut présenter des plissements que nous avons déjà indiqués dans notre étude morphologique (Pl. XI, fig. 11). Cette zone hyaline peut renfermer une masse homogène à noyaux multiples ou formée par une série de zones concentriquement disposées et de teintes variables depuis le bleu le plus foncé au bleu pâle et au bleu violacé, et par un noyau central très fortement coloré (Pl. XI, fig. 8, 9, 12).

On peut observer avec une égale netteté des formes encore plus volumineuses à grande zone hyaline à peine teintée en bleu pâle et dans laquelle on trouve de gros fragments irréguliers bleu clair, et une petite masse centrale bleu violacé à noyau d'un bleu noir intense (Pl. XI, fig. 13) et qui représente une forme kystique.

Ces formes parasitaires ainsi colorées en bleu dans la cellule rose sale attirent immédiatement le regard et ne peuvent être confondues de par leur forme géométrique, leur structure précise, les variations des teintes pour un même parasite, avec un élément quelconque de nos tissus.

On peut les rencontrer, non plus dans l'intérieur du protoplasma, mais complètement libres dans l'intervalle des cellules. Toutefois leur observation est dans ce cas plus difficile à cause des déformations que subit la zone hyaline.

Il est donc possible de fixer dans une préparation permanente les parasites du cancer à l'état frais (épithéliomas, carcinomes, sarcomes) et de les colorer d'une façon élective, sans altération dans leur structure, ni dans leur forme.

L'étude de ces préparations permet de contrôler à tout instant et de la façon la plus précise les observations que nous avons déjà présentées sur la morphologie et la structure des parasites d'après les écrasements et les coupes histologiques.

2° Structure des formes parasitaires.

L'étude de la structure des formations anormales des cancers va nous fournir un nouvel argument en faveur de leur nature spéciale, assimilable à celle d'un être organisé inférieur. Nous emploierons déjà le mot parasite pour être plus bref dans le discours.

Structure de la zone hyaline. — La zone hyaline constitue la zone périphérique du parasite qui existe dans toutes les formes, sauf les formes enkystées. Elle joue un rôle important au point de vue des rapports du parasite avec le milieu qui le contient.

La zone hyaline est formée, d'une façon générale, par une zone périphérique d'épaisseur très variable, à contours d'une netteté géométrique, ovales ou ronds lorsque le parasite est intracellulaire, d'aspect amiboïde lorsqu'il se trouve libre dans les mailles conjonctives par exemple et sans qu'il existe de membrane limitante visible.

Cette substance est complètement homogène et possède une réfringence remarquable. Les reflets qui se marquent, à l'état frais, à la surface font penser qu'elle est sphérique. La réfringence est bien plus marquée dans sa partie centrale au contact direct de la masse parasitaire ; en ce point elle est extrêmement lumineuse et brillante.

Lorsqu'on l'examine à *l'état frais, sans coloration*, la zone hyaline est complètement incolore ; cependant dans quelques cas elle peut présenter une légère teinte verdâtre ou jaune verdâtre vers sa partie périphérique.

Son homogénéité est indéniable et sans exception pour les formes micrococciques, les granulations et la plupart des formes cellulaires. Dans certains cancers, en particulier dans des cancers où les formes parasitaires présentent un développement exagéré pouvant atteindre un diamètre total de trente μ et davantage, il peut exister des *stries rayonnées* qui partent de la périphérie, vont vers le centre et se perdent dans le cercle lumineux qui caractérise la partie centrale. Ces stries sont très délicates, fines, formées par une ligne plus réfringente que le reste de la substance hyaline. Parfois au contraire on constate une surface triangulaire plus sombre, mais, dans ce cas, il s'agit d'un plissement de la zone hyaline, démontré par la légère dépression correspondante du bord (Pl. I, fig. 38, c). Ce plissement est très apparent sur certaines formes après fixation du suc cancéreux sur lame et après coloration au bleu de méthyle-éosine (Pl. XI, fig. 11).

Il ne faut pas confondre avec cette fine striation les altérations que peut subir la zone hyaline dans les coupes histologiques. L'on peut observer, ainsi que nous l'avons déjà dit, la formation de filaments disposés en rayon de roue, de formes étoilées, etc.

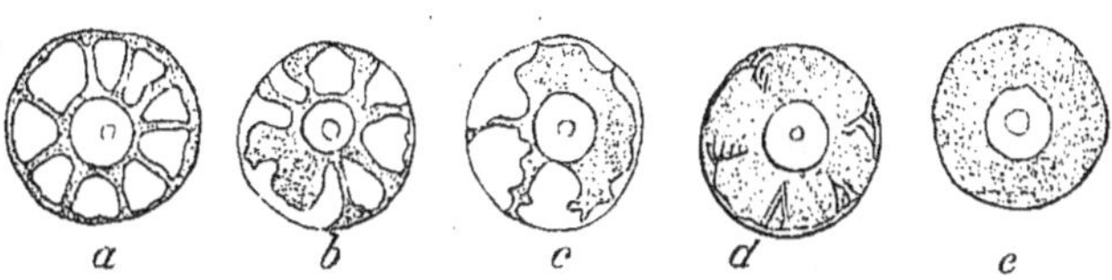

Fig. 12. — *Altérations de la zone hyaline.* — e, zone hyaline normale; d, zone hyaline plissée; e à a, zone hyaline vacuolisée.

Il ne s'agit là que d'une rétraction de la masse et de la formation de vacuoles sous l'influence des manipulations. On trouve en effet tous les intermédiaires entre le simple plissement des bords et la vacuolisation de la masse hyaline (voir Fig. 12 et Pl. II, fig. 4, h ; Pl. I, fig. 39).

A *l'état frais* la zone hyaline oppose aux *matières colorantes* une très grande résistance. C'est l'hématoxyline, la safranine, la fuchsine acide, le carmin qui la pénètrent le plus facilement pour aller colorer les parties nucléaires qu'elle renferme, mais sans la colorer elle-même, ou, tout au moins, avec une très faible intensité.

Les substances colorantes qui se fixent le mieux sur la zone hyaline sont : l'éosine, le bleu de Roux, le bleu de méthyle.... La coloration est surtout prononcée à la périphérie et va en se dégradant à mesure que l'on se rapproche du centre qui demeure le plus souvent complètement incolore.

Sur *les coupes*, la coloration devient plus facile et les colorants pénètrent toute l'étendue de la zone, même avec intensité, quoique très souvent les zones hyalines épaisses puissent résister encore et demeurent tout à fait incolores (voir fig. 1 à 7 de la Pl. VI).

L'hématéine la colore en gris bleuâtre pâle, l'éosine en rose vif, le picrocarmin en jaune canari très clair, parfois légèrement teinté de vert, la safranine en rose légèrement jaunâtre, le bleu de méthyle en bleu pâle, l'Ehrlich et le Biondi lui donnent une teinte d'un rose carminé très délicat ; l'orange la colore en jaune orange très vif et l'induline en bleu induline clair.

Ces diverses colorations ne décèlent aucune particularité de structure dans la zone hyaline en dehors des fines striations rayonnées dont nous avons parlé. Dans le cas de division en filaments plus ou moins épais, il s'agit bien de phénomènes vacuolaires, car les filaments présentent la coloration de la zone hyaline et les espaces intermédiaires demeurent absolument incolores et sans réfringence (Pl. I, fig. 39).

Dans les formes intracellulaires, les bords de la zone hyaline sont parfaitement ronds, parfois ovales, et en contact direct avec le protoplasma cellulaire, sans adhérer avec lui. En effet, lorsque la cellule a été un peu trop écrasée, on peut voir s'en échapper le parasite dont la zone hyaline a pris une forme amiboïde.

Cette zone hyaline adhère-t-elle au corps central parasitaire ? Fait-elle *partie constituante du parasite*, ou ne doit-elle être considérée que comme une substance mucoïde, produit de réaction, de dégénérescence cellulaire sous l'influence du parasite, ou encore comme un produit de sécrétion parasitaire non intimement adhérent au parasite lui-même ?

Déjà l'homogénéité parfaite de cette zone, son augmentation de réfringence de la périphérie au centre, ses fines striations radiées laissent penser qu'il ne s'agit pas d'un simple produit de dégénérescence. On pourrait penser que la partie centrale la plus brillante est représentée par un liquide qui sépare le parasite de cette sorte de substance hyaline concrétée. Mais si l'on compare toutes les formes et si on les étudie sur des coupes colorées et bien fixées, et sur les préparations de suc cancéreux fixé sur lames, on voit que la zone hyaline ne présente aucune solution de continuité ; elle est colorée dans toute son étendue et adhère étroitement à la masse parasitaire centrale. Dans le cas où, par de mauvaises fixations, cette zone est rétractée, vacuolaire, dilacérée, il en reste toujours une partie plus ou moins épaisse adhérant intimement au parasite. Lorsqu'à l'état frais, on chasse le parasite des géodes protoplasmiques, toute la masse suit et la zone hyaline ne présente aucune séparation d'avec le centre. D'ailleurs, à mesure qu'on examine des formes plus volumineuses et plus compliquées, on observe une différenciation de plus en plus faible entre les diverses zones du parasite et la zone hyaline. Dans les formes granuleuses, en particulier, la zone hyaline apparaît comme une différenciation progressive et délicate d'une même partie d'où les granulations se seraient retirées, se portant vers le centre. Enfin dans les formes *pseudopodiques* et *sarcodiques* la partie hyaline peut être très épaisse et même constituer la presque totalité de cette masse pseudopodique ou bien seulement former une zone périphérique mais qui se continue directement avec la masse granuleuse.

Une *chaleur* assez vive et brusque, une *déshydratation* rapide par l'alcool fort par exemple, produisent la vacuolisation de la zone hyaline qui ne paraît pas altérée par l'*acide acétique* et la *potasse*. Elle persiste longtemps intacte dans un processus de putréfaction.

De quelle substance peut-on rapprocher cette zone hyaline ? Le mot de zone hyaline que nous avons adopté jusqu'à maintenant ne préjuge en rien de sa nature ; ce nom est seulement en rapport avec ses qualités de réfringence et de brillant.

Cependant devant une substance incolore, réfringente, difficile à pénétrer par les colorants, on est entraîné à penser immédiatement à la substance qui forme la capsule du pneumocoque.

La zone hyaline fait donc partie intégrante du parasite. Elle joue le rôle d'organe utile pour sa protection et sa nutrition. La forme amiboïde qu'elle peut prendre lorsqu'elle n'est pas enfermée dans le protoplasma cellulaire montre qu'elle est douée de sensibilité au même titre que la partie périphérique de l'amibe. Si on remarque enfin que dans les grandes formes cellulaires rondes et pseudopodiques elle se continue insensiblement avec la partie granuleuse du protoplasma, il nous semble qu'on ne peut l'interpréter que comme une *partie différenciée du protoplasma du parasite*. Quant à sa nature chimique il nous est actuellement impossible de la préciser.

Partie intrahyaline des parasites. — Les *formes micrococciques et les granulations* sont formées par une petite masse ronde située au centre de la zone hyaline. A l'état frais et sans colorations elle est moins brillante que la zone hyaline, légèrement ombrée, grisâtre, avec des reflets brillants sur les bords ; ces reflets lui donnent un véritable relief et produisent une sorte de miroitement particulier. Elle est complètement homogène et se colore facilement à l'état frais ; la lenteur de la coloration provient de la résistance opposée par la zone hyaline.

La safranine la colore en rouge pourpre lumineux, l'hématéine en bleu noir, le carmin en rouge vermillon, le bleu de Roux en violet, le bleu de méthyle en bleu foncé violacé, le Biondi et l'Ehrlich en un rouge rubis délicat et extrêmement lumineux. Lorsqu'on fait agir à la fois l'hématéine et la fuchsine acide elle prend une couleur bleu noir à reflets rouges.

Dans les granulations un peu volumineuses le centre apparaît plus réfringent, plus lumineux que le reste.

Quelle est la nature de cette substance ? S'agit-il d'un noyau vis-à-vis duquel la zone hyaline jouerait le rôle de protoplasma ?

D'abord, la zone hyaline, d'après l'étude que nous venons d'en faire, est une partie tellement différenciée du protoplasma qu'on peut la considérer comme une sorte de partie protectrice capsulaire. D'autre part, si les granulations sont bien colorées par les réactifs nucléaires, elles prennent avec une égale énergie des liquides colorants, alcalins ou non, qui ont une vive affinité pour le protoplasma. Si on fait des mélanges de diverses couleurs, la granulation peut prendre une teinte intermédiaire et si l'on fait un Weigert, précédé d'un carmin boraté, elle se colore en rouge rutilant tandis que les noyaux cellulaires sont colorés en violet. On est évidemment en présence d'une petite masse, à réactions complexes, qui tient à la fois du noyau et du protoplasma : elle me paraît représenter une masse protoplasmique de composition chimique particulière qui, lorsqu'elle a pris un certain développement, se condense au centre pour former un noyau véritable. Ce dernier présente alors une affinité très prononcée pour les couleurs nucléaires : safranine, hématoxyline, fuchsine acide.

Nous sommes encore entraîné vers cette idée par l'étude du développement de la granulation arrivée aux *formes cellulaires.* Celles-ci apparaissent comme une masse protoplasmique dans laquelle finit par se développer un noyau vésiculeux à un ou plusieurs nucléoles. Il s'y ajoute ensuite des zones concentriques homogènes ou granuleuses, réagissant d'une façon variable devant les réactifs colorants. Ainsi avec l'Ehrlich ou le Biondi la masse centrale se colore en bleu pâle, les autres zones présentant diverses teintes de rouge, de rose et de lilas clair. Il semble qu'il y ait un rapport entre cette zone lilas clair et les fines granulations fortement colorées en violet noir et que la première serve à la production des secondes.

Ces granulations fines (Pl. II, fig. 1, *b, c* et fig. 4, *a*) sont fortement colorées par l'hématéine ; elles sont colorées en bleu violacé par le bleu de Roux, en rouge sombre par la safranine, en violet noirâtre par l'Ehrlich. Le noyau devenu vésiculeux présente une membrane, une substance réfringente difficilement colorable et des nucléoles ronds ou lancéolés renfermant eux-mêmes un tout petit corpuscule incolore.

Nous devons insister sur des modifications qui se produisent dans la zone hyaline pour aboutir à la formation du kyste :

A la périphérie de la zone hyaline, on voit apparaître des granulations irrégulières, volumineuses et incurvées dans le sens de la circonférence qui limite cette zone (Pl. II, fig. *a, b, c* ; Fig. 10, *k* ; Fig. 15 *d*). Ces granulations ou plutôt ces fragments finissent par se réunir et forment ainsi une enveloppe continue au parasite ; au fur et à mesure de leur formation, l'épaisseur de la zone hyaline va en décroissant. Ces grosses granulations sont en effet produites par une condensation de la zone hyaline dont elles prennent les colorations.

Dans certaines figures on ne trouve pas une égale répartition
de ces fragments, mais on voit se former en deux points opposés de la périphérie du parasite deux masses en croissant unies
par leurs extrémités. Elles nous paraissent représenter l'accumulation en ces points de la substance hyaline modifiée (Pl. II, fig. 6)
Il est probable que cette partie polaire se divise en fragments ; ces
fragments, se réunissant, finissent par former une ligne épaisse,
régulière, géométrique, qui représente la *paroi externe du kyste.*

On peut suivre cette transformation dans certains cancers, sur
des coupes de tissu bien fixés par le Flemming (voyez les figures
de la planche II).

Dans des parasites dont la paroi kystique externe est formée
on peut rencontrer entre elle et la masse protoplasmique d'autres

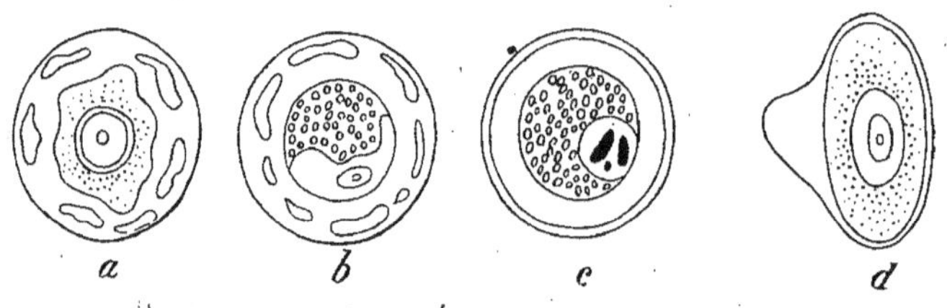

Fig. 13. — *Évolution du kyste.*

granulations volumineuses et irrégulières. Toute la zone hyaline
adhérente à la masse centrale a maintenant disparu, de sorte que
ces granulations paraissent dues à la fragmentation de la partie
centrale de cette zone. Elles serviront à former la *paroi interne*
du kyste (Fig. 13, *a, b, c*, Pl. II, fig. 3, *b, c*).

La paroi kystique complètement formée est représentée par
une membrane épaisse, à double contour, net, sans bavures. Dans
certaines tumeurs nous avons observé ces formes kystiques à l'état
libre, hors des cellules ; la paroi est remarquable par la netteté et
la régularité de son contour et par sa résistance.

Cependant, lorsqu'on place ces kystes dans l'eau, la paroi
semble se ramollir, se boursoufler et même en certains points elle
forme une sorte de prolongement mucoïde ressemblant à un
pseudopode (Fig. 13, *d*, Pl. III, fig. 27).

Dans l'intérieur de cette paroi kystique, nous pouvons retrouver les zones intra-hyalines que nous connaissons déjà, mais les fines granulations tendent à envahir toute la surface protoplasmique (Pl. V, fig. 13, fig. 5). La masse se rétracte en même temps vers le centre (Pl. IV, fig. 10 et Pl. III, fig. 5, *x)* et forme une grosse sphère granuleuse fortement colorée par l'hématéine, renfermant un gros noyau vésiculeux et un ou plusieurs nucléoles (Fig. 13, *c,* et Pl. II, fig. 2, *b, c).*

Les grosses spores présentent également une membrane à double contour, mais plus délicate ; dans les formes bien nettes nous avons pu mettre en évidence une membrane interne pelliculaire qui embrasse les corps en croissant, comme dans la figure 23 de la planche XII. Ou bien encore il n'existe qu'une paroi épaisse résistante, limitant une cavité qui renferme des corps irréguliers à centre très réfringent (Pl. VIII, fig. 5).

Dans les grosses spores il existe également, au centre, une masse granuleuse (reliquat), mais qui ne prend que difficilement les couleurs et présente une grande réfringence (Fig. 11, *i).*

Les *morulas* sont formées par la condensation de la masse centrale intrahyaline autour des divisions nucléaires (Pl. II, fig. 4, *mor* ; Pl. III, fig. 14 : Pl. IV, fig. 28 ; Pl. V, fig. 10, *mor).*

Ces divers exemples nous amènent donc à conclure que les formations anormales des cancers ont une structure bien déterminée dont on peut suivre les perfectionnements successifs. Cette structure particulière ne laisse pas de doute sur la nature organisée et sur la vie réelle de ces formations que leur habitat intra-cellulaire ou dans les tissus permet d'assimiler à des *parasites.*

3° Répartition des parasites et leurs rapports avec les tissus.

Pour étudier les rapports des parasites avec les tissus, nous nous sommes basé sur les examens de tissus frais, de coupes histologiques et de fixations de suc cancéreux sur lames. Nos observations nous ont montré que les parasites pouvaient se trouver dans l'intérieur des cellules épithéliales, des cellules conjonctives ou encore de cellules géantes, dans les interstices du tissu conjonctif ou dans les parties caséeuses ramollies du centre des alvéoles. Nous avons déjà vu que dans les cancers ordinaires, épithéliome et carcinome, ce sont les formes intracellulaires qui dominent tandis que dans les sarcomes ce sont les formes libres et de petite taille.

Les *formes intracellulaires* peuvent être logées soit dans le protoplasma, soit dans le noyau de la cellule-hôte, mais ce dernier siège est rare. Le parasite est logé dans le protoplasma de la cellule comme une perle dans un châton, ou plutôt dans une géode qu'il remplirait exactement et qu'il agrandirait progressivement, par refoulement, au fur et à mesure de son extension.

On pourrait se demander si le parasite n'est pas placé simplement à la surface de la cellule. Le fait de la condensation et de la chitinisation progressive du protoplasma autour du parasite, dans les cellules épidermiques surtout, ne laisse aucun doute à cet égard : Mais cette inclusion est démontrée d'une façon encore plus évidente : dans les examens de suc cancéreux frais, certaines cellules parasitées éclatent en un point, et il s'en échappe un parasite amiboïde qui abandonne une cavité parfaitement ronde et incolore comme une vacuole. Les formes cellulaires un peu volumineuses ont en effet bientôt envahi toute l'épaisseur de la cellule, de sorte que le parasite est encastré dans le protoplasma comme une perle sur une lame qu'elle dépasserait sur ses deux faces. Au contraire les formes micrococciques et les granulations ne pénètrent pas toute l'épaisseur de la cellule et sont incluses dans une cavité.

Les formes pseudopodiques de grand volume observées dans des dissociations fraîches sont contenues dans le protoplasma : lorsqu'elles atteignent un développement trop grand, chacun des pseudopodes se fraye un chemin à travers la paroi des cellules avoisinantes, et l'extrémité renflée va faire saillie dans le protoplasma d'une cellule éloignée (Pl. VIII, fig. 4). On voit en effet nettement, par transparence, ces prolongements qui perforent plusieurs cellules, par une sorte de tunellisation.

Existe-t-il une cavité entre la zone hyaline et le protoplasma de la cellule-hôte? Si l'on examine des épithéliomas épidermiques on voit que le parasite, dès qu'il a atteint un certain volume, a repoussé et chitinisé les parties du protoplasma cellulaire qui l'environnent : il est ainsi entouré d'une bague épaisse et souvent il existe un petit espace cavitaire entre celle-ci et le parasite. Cet espace est dû à la résistance, à la rigidité du protoplasma des cellules épidermiques. Au contraire, lorsqu'on suit le développement du parasite dans le protoplasma finement granuleux, mou, élastique, facilement compressible des cellules épithéliales glandulaires, ce protoplasma est refoulé à mesure que le parasite grandit et, comme il y a une sorte de résistance élastique réciproque entre le parasite et le protoplasma cellulaire, il en résulte cette forme géométriquement ronde de la zone hyaline. Cependant, quand le parasite a atteint un très grand volume, le protoplasma trop fortement comprimé et réduit à une bandelette granuleuse, finit par dégénérer ; il existe alors une cavité entre lui et le parasite et ce dernier est enfin mis en liberté par désagrégation de cette sorte de coque cellulaire (Pl. I, fig. 22). Il en est surtout ainsi pour les formes arrivées à la période enkystée.

Les *parasites intranucléaires* sont relativement rares ; dans deux tumeurs, nous avons pu en observer un assez grand nombre (Pl. I, fig. 6, 7, 8). Ils se comportent vis-à-vis de la substance nucléaire comme vis-à-vis du protoplasma. On pourrait confondre, sur des coupes, des inclusions parasitaires intranucléaires vraies avec leur simple invagination à la périphérie du noyau. Mais si l'on étudie les produits de raclage, formés de cellules isolées, on se rend compte qu'il s'agit bien là de corps développés dans la substance nucléaire elle-même.

Pour les cas que nous avons observés, il ne semble pas que les parasites puissent prendre tout leur développement dans le noyau. La masse nucléaire s'hypertrophie, il est vrai, à un degré parfois extraordinaire, mais elle peut renfermer 4 parasites : dès que ceux-ci ont pris un certain volume, on les voit passer dans le protoplasma et y achever leur évolution. Il est probable que ces corps, se comprimant les uns les autres dans un espace rendu inextensible par l'existence d'une membrane périphérique, font éclater celle-ci en un point et s'échappent dans le protoplasma cellulaire qui peut subir la distension progressive d'une façon pour ainsi dire illimitée (Pl. I, fig. 7).

Les parasites contenus *dans les cellules géantes* sont situés dans le protoplasma et se comportent vis-à-vis de ce dernier comme vis-à-vis du protoplasma des cellules épithéliales ou conjonctives de petit volume (Pl. VII, fig. 11 et 12 ; Pl. VIII, fig. 5 ; Pl. VI, fig. 13 et 14 ; Fig. 4).

Dans certaines de ces cellules à nombreux noyaux on peut rencontrer des formes volumineuses pseudopodiques qui refoulent le protoplasma dans divers sens (Fig. 5).

Les *formes libres* se trouvent surtout au niveau *des espaces conjonctifs*, dans les sarcomes, et au point de contact des bourgeons épithéliaux et du tissu conjonctif dermique, dans les épithéliomes. Elles sont comprises dans ces espaces qu'elles dilatent, et leur zone hyaline, au lieu de présenter une forme parfaitement ronde, a pris un aspect amiboïde (Pl. VII, fig. 10 ; Pl. VIII, fig. 1). Toutefois, les formes micrococciques et les granulations peuvent conserver une forme arrondie. On trouve également des formes libres *dans l'intervalle des cellules épithéliales* et au centre des globes épidermiques.

En ce qui concerne la *répartition* des formes parasitaires dans une tumeur donnée, dans un carcinome par exemple, il résulte de l'ensemble de nos observations que les formations les plus jeunes, les plus petites (formes microbiennes et granulations) se trouvent surtout, et en grand nombre, dans les cellules de la périphérie des alvéoles, tandis que les formes les plus volumineuses et les kystes se rencontrent principalement dans les cellules placées au centre. En outre, dans toutes les tumeurs en général, les formes de petite taille sont situées dans la *zone d'accroissement* de la tumeur. *C'est là qu'il faut faire des raclages pour étudier les parasites intracellulaires à l'état frais.*

D'autre part, il résulte de tout ce que nous avons dit de la zone hyaline et de la masse même des formes parasitaires que les parasites sont doués d'une élasticité et d'une ductilité qui leur permet de prendre toutes les formes. C'est sans doute grâce à cette plasticité que l'on peut observer le *passage de ces formes, du tissu épithélial dans le tissu conjonctif* et vice-versa, non seulement pour les formes microbiennes, mais même pour les formes déjà volumineuses.

4º De certaines objections faites à la nature parasitaire des formations anormales.

Les objections qui ont été faites à la nature parasitaire des formations anormales tombent d'elles-mêmes devant les preuves morphologiques, structurales et de répartition qui précèdent.

Il en est certaines qui méritent toutefois d'être discutées, car elles vont nous permettre de placer en lumière certaines particularités sur lesquelles nous n'avons pas pu attirer encore l'attention.

Nous ne retenons ici que les plus importantes, au nombre de quatre :

1ʳᵉ *Objection. Les formations anormales ne sont que des inclusions d'éléments normaux des tissus, les globules blancs en particulier.*

La différence peut paraître au premier abord délicate à établir entre les globules blancs et les granulations. Mais la confusion, possible à la rigueur pour certaines coupes histologiques mal colorées, ne peut être faite lorsqu'on examine les tissus cancéreux à l'état frais. La zone hyaline est si caractéristique, de même que l'homogénéité et la réfringence du protoplasma et du noyau, que l'on est immédiatement convaincu de la présence d'un élément spécial et exogène. Même sur les coupes, les colorations sont spéciales : le parasite est coloré en rose vif par l'Ehrlich par exemple, tandis que le globule blanc est d'un bleu vert intense.

D'ailleurs, dans les cancers non ulcérés on ne rencontre

aucun leucocyte dans l'intervalle des cellules cancéreuses, de telle sorte qu'on ne peut pas penser à une pénétration de globules blancs dans la cellule épithéliale.

Une preuve d'une importance non moins grande, c'est, à côté des granulations, l'existence de formes volumineuses, de structure complexe et de formes enkystées avec tous les intermédiaires qui montrent entre elles un lien étroit.

On pourrait encore objecter que les formes micrococciques et les petites granulations ne sont que des *fragments du noyau des leucocytes* dispersés et englobés par les cellules cancéreuses. Cette interprétation ne peut pas être admise davantage. On trouve des formes micrococciques et des granulations en nombre extraordinairement considérable dans les cellules de carcinomes où l'on ne rencontre aucun globule blanc ; les granulations ne constituent pas de simples petits fragments de matière nucléaire, mais elles sont toujours entourées de leur zone hyaline ronde, elles sont homogènes et leur coloration par le Biondi est rouge tandis que les noyaux des leucocytes sont verts ; on observe enfin des processus de division directe et de ces petites masses et de leur zone hyaline. Une autre preuve importante, c'est que dans certaines tumeurs ces éléments vont toujours par quatre.

2° **Objection.** *Il s'agit non d'un parasite, mais de l'inclusion d'une cellule cancéreuse dans une autre.*

Ces inclusions seraient, dit-on, fréquentes et prêteraient à confusion. Pour la démonstration de la nature cellulaire de ces inclusions on se base surtout sur l'existence autour de la forme incluse de filaments rayonnés qui ressemblent aux filaments d'union des cellules malpighiennes, et sur l'identité des réactions colorantes des parties de l'élément inclus et des parties de la cellule-hôte.

Nous ferons remarquer que les inclusions sont encore plus fréquentes dans les carcinomes glandulaires que dans les épithéliomes de type malpighien.

Nous avons montré que les filaments que l'on observe autour des inclusions carcinomateuses sont dus à une altération de la zone hyaline provenant d'une mauvaise fixation ; cette zone hyaline se dissocie en forme de rayons de roue pouvant simuler de très près des filaments de passage. Mais si on examine des coupes bien fixées au Flemming, on voit que ces filaments n'existent plus ; ils sont remplacés par une zone hyaline homogène de coloration particulière et les filaments, lorsqu'ils existent, ont des réactions colorantes identiques. Sur des produits frais colorés ces filaments n'existent pas ; la zone hyaline est parfaitement homogène.

Dans tout notre chapitre des colorations, nous nous sommes attaché constamment à montrer les différences précises de coloration entre les diverses parties de l'inclusion parasitaire et de la cellule qui la renferme. Toutes ces inclusions ont en outre une morphologie et une structure spéciales et des plus précises.

On ne peut objecter que ce ne sont là que des pseudo-inclusions dues à la direction d'une coupe portant sur deux cellules invaginées.

Dans ce dernier cas, les réactions colorantes de la cellule invaginée et, d'autre part, l'examen de cellules fraîches bien dissociées ne permettent pas de se tromper :

Dans des figures de cet ordre obtenues sur des coupes, les filaments d'union sont nets ; ils ressemblent exactement à ceux de la périphérie de la cellule qui contient la pseudo-inclusion, et, nous le répétons, chaque partie de l'inclusion a les mêmes caractères de structure et de couleur que la partie correspondante de la cellule périphérique. Lorsqu'on rencontre ces figures dans une coupe on n'éprouve pas d'hésitation à les reconnaître, si toutefois les fixations sont parfaites et les colorations électives.

Sur les coupes, il faut pratiquer dans certains cas un examen attentif avant de se prononcer sur la valeur de certaines figures, mais on arrive toujours à établir une différenciation précise. Un exemple tiré du stade de début des globes épidermiques montrera bien la chose. Au début, le globe épidermique est formé par une figure centrale globuleuse, de grand volume, et dont le protoplasma prend plus vivement la couleur que les cellules avoisinantes qui sont comprimées par elles et ont pris une forme en croissant encore peu prononcée. On aurait tendance à penser au premier abord que cette masse globuleuse constitue le parasite, d'autant que sa périphéric paraît formée par une ligne nette. Mais si on examine de plus près et à un fort grossissement, on trouve dans son intérieur un noyau absolument identique à celui des cellules voisines et, en certaines parties de la périphérie, des filaments d'union indubitables, mais un peu écrasés par le développement de la cellule et leur compression par les cellules voisines. Mais à côté de ce noyau ou dans un point plus ou moins éloigné on découvre dans le protoplasma un corps rond nucléé, homogène, entouré d'une zone hyaline brillante et homogène. C'est le parasite (voir Pl. XI, fig. 14, 15. 16).

D'ailleurs nous avons montré que les inclusions parasitaires étaient plus fréquentes dans les cellules de carcinome que dans les cellules épithéliales de type malpighien. Dans les cellules atypiques et à contours nets du carcinome, on ne peut songer à des cellules malpighiennes réunies par des filaments d'union, et cependant on peut y trouver des figures de cet ordre dues à l'altération de la zone hyaline (mauvaise fixation, déshydratation brusque).

Si l'on examine en outre des produits de raclage fin à cellules bien dissociées, les invaginations sont détruites et les inclusions parasitaires sont d'une telle netteté qu'on ne peut craindre une confusion.

3º *Objection. Ces formations sont des parties dégénérées de la cellule cancéreuse elle-même.*

Devant l'aspect particulier des inclusions des cellules cancéreuses, on a pensé qu'il s'agissait là de phénomènes de dégénérescence hyaline, colloïde ou muqueuse. On devait être d'autant mieux porté à cette interprétation que sur les coupes mal fixées, la forme parasitaire peut prendre l'aspect d'une masse mucoïde sans structure. Même dans les coupes bien fixées certaines formes permettraient de penser à une simple dégénérescence : telles sont les formes cellulaires à contours irréguliers, les formes volumineuses non pénétrées par le réactif colorant ou encore ces amas de parasites à grandes capsules qui peuvent simuler une fonte muqueuse avec quelques fragments nucléaires disséminés (Pl. VI, fig. 12, *b*).

Mais si l'on examine ces inclusions, à l'état frais et sur les coupes non altérées et bien colorées, on voit qu'il ne peut pas s'agir d'une dégénérescence protoplasmique. Nous ne pouvons que rappeler ici les principaux détails sur lesquels nous sommes entrés au sujet de la structure des parasites :

1° Il n'y a pas de continuité entre le protoplasma cellulaire et la masse hyaline ;

2° Les formations ont des contours d'une régularité géométrique, ronds ou ovales, dans les cellules ; dans les espaces conjonctifs elles prennent un aspect amiboïde :

3° La partie hyaline de ces formations apparaît complètement homogène, extrêmement brillante, très lumineuse et peut présenter de très fines striations rayonnées, à l'état frais ;

4° La masse hyaline n'est qu'une zone périphérique qui adhère intimement à une masse centrale de structure délicate ; celle-ci peut être très complexe, portant au centre un noyau nucléolé et chaque partie présente des réactions colorantes différentes ;

5° La zone hyaline se modifie pour former la paroi des kystes et disparaît complètement.

Les figures qui existent dans le thymus ne ressemblent en rien aux formations anormales des cancers.

La cellule cancéreuse présente, il est vrai, un *processus de dégénérescence* qui aboutit à sa nécrose et à sa destruction totale, mais par un mécanisme dans lequel la formation incluse joue le rôle de corps irritant ; la cellule distendue, épuisée dans sa nutrition, subit une dégénérescence granuleuse et finit par éclater ; elle forme alors les parties caséeuses et l'inclusion est mise en liberté. Nous avons vu que l'accumulation dans plusieurs cellules voisines de nombreux parasites à grande zone hyaline peut donner l'illusion d'une dégénérescence ou d'une fonte mucoïde de tissus cancéreux. Mais l'étude des cellules environnantes permet de constater l'existence de stades parasitaires de petite taille, à zone hyaline moins développée, et isolés dans le protoplasma.

4ᵉ **Objection.** *Ce sont des figures anormales de l'évolution cellulaire.* — Les arguments développés en faveur de cette idée sont
considérés actuellement comme ceux qui ont la valeur la plus
grande à l'encontre de la théorie parasitaire. Ces figures anormales
de l'évolution cellulaire peuvent être dues soit à une *perversion
de la karyokinèse*, soit à une *déviation du processus de kératinisation*.

a) *Perversion de la karyokinèse.* — Un des caractères les plus
importants de la karyokinèse atypique est l'indépendance relative
de la division du noyau et du protoplasma. Le noyau se divise
tandis que le protoplasma demeure immobile : il se forme des
cellules à noyau bourgeonnant. La lobulation du noyau pourra se
faire dans divers sens, de sorte que l'on aura des figures nucléaires
en forme de bague, de croissant, de mûre. Ce seraient ces divisions nucléaires qui auraient été prises pour des parasites.

Mais il suffit d'étudier de près, non dans des coupes, *mais à
l'état frais* des formations de cette nature pour voir qu'il ne peut
pas y avoir d'erreur possible à ce sujet, de par : 1° les qualités phy-
siques des formations parasitaires (réfringence, luminosité, zone
hyaline homogène périphérique) ; 2° les réactions colorantes :
3° les détails de structure et l'existence de formes parasitaires
intermédiaires.

On peut voir évoluer, dans une même cellule extraordinairement hypertrophiée, un noyau énorme divisé en une multitude
de lobes arrondis, nucléolés, mais le *parasite* est à côté, et il
y a une telle netteté dans les oppositions de colorations et
de structure, que la distinction entre les divisions nucléaires et
le parasiste se fait sans hésitation. Les figures 15 et 16 de la
Planche VI, sont d'autant plus précises et plus probantes qu'elles
représentent une préparation fraîche de raclage cancéreux traité
par le picrocarmin et l'acide osmique. Le protoplasma de la
cellule est rose sale granuleux, les divisions nucléaires rouge
clair ; le parasite a une structure complexe : une large zone hyaline
jaune canari, homogène, repoussant le noyau multilobé, une
masse protoplasmique granuleuse, d'un rouge prononcé enfermant
un noyau vésiculeux rose et un nucléole d'un rouge foncé. Les

cellules à noyaux bourgeonnants peuvent donc contenir dans leur protoplasma, à côté de ce noyau, un parasite très volumineux, et la prolifération nucléaire ne peut nullement prêter à confusion.

On a objecté encore que, dans ce cas, la forme que nous appelons parasitaire et qui évolue dans la cellule à côté du noyau lobulé n'est pas un parasite, mais représente simplement la condensation d'une partie du protoplasma cellulaire autour de l'un de ces fragments nucléaires. On aurait en somme une inclusion cellulaire dans une cellule à noyaux multiples. Nous opposerons à cette conception les raisons tirées de la *structure* du parasite, de la *coloration* et de l'*évolution* du corps inclus qui s'agrandit et finit par s'échapper de la cellule qui reste vacuolisée.

Il en est de même pour les *karyskinèses atypiques :* dans les colorations de tissus frais par l'Ehrlich, les figures mitosiques sont en vert intense tandis que les parasites en division sont colorées en rouge vif.

2° *Déviation du processus de kératinisation.* — A l'heure actuelle, la plupart des auteurs semblent admettre que le globe épidermique représente une simple déviation du processus de kératinisation. Celui-ci, au lieu de s'opérer comme ordinairement, d'une façon excentrique, se ferait « en dedans » suivant une orientation concentrique, de façon à produire dans les tissus une *rétention des cellules.* Par le fait même de leur tendance vers la kératinisation, les cellules en rétention et en desquamation auraient une forme particulière, remarquable par la fusion des noyaux et la compression des filaments protoplasmiques par des portions de cellules kératinisées.

Si l'on suit attentivement le processus qui aboutit à la formation du globe épidermique on n'a nullement besoin d'invoquer cette déviation, assez mystérieuse et inexplicable, du processus de kératinisation. La cellule épithéliale du corps malpighien envahie par le parasite réagit autrement que la cellule glandulaire succulente à protoplasma compressible et dégénérant facilement. Aussi ne rencontre-t-on pas de globes épidermiques dans celle-ci.

Les globes existent surtout dans les épithéliomas de type malpighien. Nous avons déjà signalé comment se faisait le début du globe épidermique. L'une des cellules en prolifération devient beaucoup plus volumineuse et prend une forme globuleuse ; son protoplasma se colore d'une façon plus intense et, en même temps que son noyau très net, on constate un petit corps rond homogène, nucléolé, entouré d'une zone hyaline ; c'est le parasite. La cellule épithéliale hypertrophiée comprime les cellules avoisinantes qui prennent une forme en croissant et sont profondément atteintes dans leur nutrition. Elles finissent par prendre un aspect chitineux et leur noyau est fortement aplati. Le parasite se développant encore, la cellule centrale se désagrège et forme une cavité occupée par le parasite et limitée par les cellules voisines ressemblant à des cellules kératinisées.

C'est la forme la plus simple du globe épidermique ; nous reviendrons plus loin sur les formes plus compliquées qu'il peut présenter.

L'examen à l'état frais démontre la nature parasitaire des corps contenus au centre du globe épidermique. Ils présentent la même structure et les mêmes colorations que les parasites intraprotoplasmiques et, par écrasement après coloration, on peut voir sortir du globe une forme protoplasmique pseudopodique absolument identique à celles qui, antérieurement décrites, ont les mêmes réactions colorantes et portent un noyau nucléolé.

L'aspect particulier des cellules chitinisées s'explique fort bien par la compression qu'elles ont subie et l'action irritative directe du parasite.

Aucune des objections qui ont été formulées contre la nature parasitaire des formations anormales rencontrées dans les cancers ne résiste donc à un examen approfondi et nous avons plus que jamais le droit d'appliquer aux formations anormales du cancer la dénomination de *formes parasitaires*.

B. — Preuves directes.

1º Cycles de reproduction et dimorphisme évolutif.

Nous sommes arrivé à montrer que les formations anormales rencontrées dans les cancers ne sont pas des produits de dégénérescence ou des modifications de nos tissus, mais des corps venus de l'extérieur et doués d'une véritable organisation. Le rapprochement fortuit des diverses formes nous a même montré que l'on trouvait des intermédiaires très rapprochés entre les formes les plus simples et les plus compliquées, comme si l'on suivait les phases d'un développement progressif. L'existence de formes enkystées et de formes qui, par leur structure, rappellent des spores, laisse penser encore que ce développement doit aboutir à un *processus de reproduction*.

S'il en était réellement ainsi, nous aurions démontré que nous sommes en présence d'un être organisé vivant, capable de se reproduire et de pulluler dans nos tissus suivant un mode ou des modes déterminés.

Il nous faut donc rechercher s'il existe réellement des *cycles évolutifs* pour les parasites de chaque tumeur, en nous aidant de tous les matériaux que nous avons accumulés.

L'examen et la juxtaposition des figures trouvées dans l'étude des tissus frais et des coupes *nous a permis d'établir facilement, pour chacune des tumeurs que nous avons étudiées, le cycle évolutif complet de sa forme parasitaire.* Pour certains cancers cette étude a été particulièrement précise.

Nous avons été dérouté tout d'abord par l'existence, dans une même tumeur, de figures qu'il nous était absolument impossible de placer dans un premier cycle bien établi. Après de nombreuses comparaisons de toutes les figures de cette tumeur et éclairé par l'étude de figures évolutives particulières à d'autres cancers, nous sommes arrivé à trouver la raison de ces formes en apparence anormales. *Le parasite d'une même tumeur ne se développe pas toujours suivant un cycle évolutif unique mais peut en présenter deux et même trois complètement différents.*

Il existe donc un véritable *dimorphisme évolutif* et cette notion a rendu immédiatement facile la classification des diverses figures trouvées dans une même tumeur.

Les exemples qui suivent le démontrent surabondamment.

Premier exemple (correspondant à l'observation I; Fig. 14).

a) *Cycle sporulé* (Fig. 14, *a* à *g* et Pl. V, fig. 1 à 8). — Les formes micrococciques très nombreuses *(a)* passent à l'état de granulation *(b)* puis de forme cellulaire à protoplasma nucléé *(c)* qui, augmentant de volume, peuvent prendre des granulations et une apparence pseudopodique *(d)*; ou bien, lorsqu'elles demeurent intracellulaires, une forme ovale, le noyau vésiculeux présentant alors plusieurs nucléoles *(e)*. Les granulations s'accumulent au centre

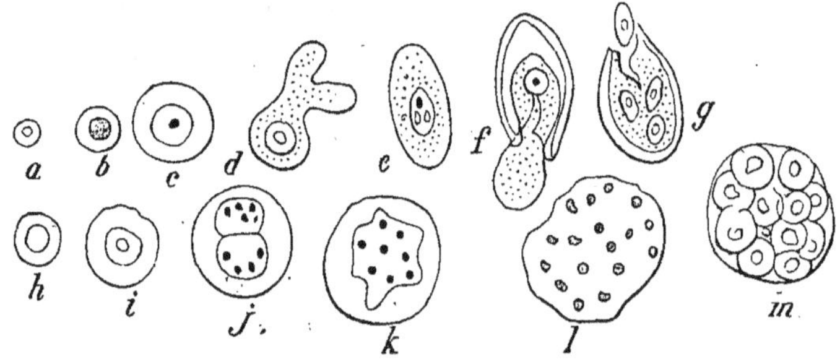

Fɪɢ. 14. — *Cycles évolutifs du parasite de la tumeur de l'obs. I* (1ʳᵉexemple). — De *a* en *g*, cycle sporulé à kyste résistant et à grosses spores; de *h* en *m*, cycle asporulé à mérozoïtes.

pendant que la paroi kystique se forme. La masse granuleuse contenue dans le kyste, d'où on la voit sortir après éclatement de la paroi *(f)*, se rétracte vers le centre et le noyau se divise en quatre corps ovales nucléés *(g)*. Dans certains kystes on trouve un nombre considérable de petits corps en navette, épais, réfringents et que leur structure permet de considérer comme des microspores (Pl. V, fig. 8).

b) *Stade non enkysté à morula* (Fig. 14, de *h* à *m* et Pl. IV, fig. 9, 10, 11, 12). — Ce stade, très net dans cette tumeur, a pour point de départ le microcoque arrivant à la granulation puis à la forme cellulaire (Fig. 14, *h, i*). Le noyau volumineux renferme un gros nucléole qui se divise en corpuscules disséminés dans deux parties du noyau séparées par un étranglement (Fig. 14, *j*); chacune des parties se sépare, augmente de volume et les corpuscules disséminés dans son étendue (Fig. 14, *k*) deviennent volumineux (Fig. 14, *l*); le protoplasma se condense autour et on a ainsi un nombre considérable de petites sphères nucléées qui composent une morula (Fig. 14, *m*).

Deuxième exemple (correspondant à l'observation III, Fig. et Pl. I et II).

C'est le plus bel exemple de dimorphisme : j'ai constaté jusqu'à 4 cycles évolutifs très précis dans cette tumeur.

a) *Cycle sporulé à grosses spores* (Fig. 15, a à g). — Le point de départ est la forme micrococcique extraordinairement abondante *(a)*. Elle conduit à la granulation nucléée *(b)* et à la forme cellulaire *(c)*. Celle-ci augmente de volume, se compose de plusieurs zones concentriques dont une granuleuse et une zone périphérique hyaline, laquelle se condense en granulations périphériques *(d)* qui s'unissent pour former une véritable paroi très épaisse, la paroi du kyste *(e)*. Le protoplasma granuleux se condense tout autour du noyau central nucléolé dont le nucléole se divise *(e)* en deux ou trois parties. Autour de chacune de ces divisions se concentre une partie du protoplasma

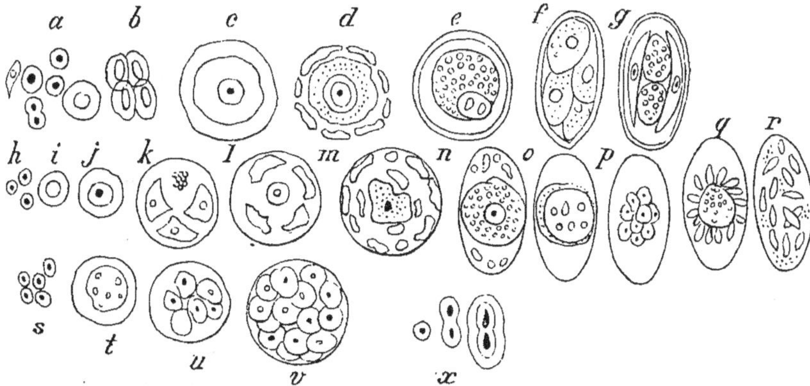

Fig. 15. — *Cycles évolutifs du parasite de la tumeur de l'obs. III* (2ᵉ exemple). — De *a* en *g*, cycle sporulé à grosses spores et à sporozoïtes volumineux ; de *i* en *q*, cycle sporulé à microspores ; de *r* en *v*, cycle asporulé à mérozoïtes : *x*, reproduction par division directe.

granuleux, de manière à former des sortes de sporoblastes *(f)*. Enfin le stade terminal que nous avons pu observer avec une très grande netteté est constitué par la formation de spores, plus volumineuses que le sporoblaste, contenant chacune deux corps en croissant, nucléés, séparés par une double masse de reliquat *(g)*. On consultera à cet égard les Pl. I et II.

b) *Cycle sporulé à microspores* (Fig. 15, de *h* à *r*). — Les granulations aboutissent rapidement à la forme cellulaire *(i)* et à la fragmentation de cette dernière dans une paroi kystique *(j)*. Ces granulations irrégulières se portent vers la périphérie tandis qu'au centre apparaît un *corps nucléé (k)* qui se développe et s'entoure d'une masse granuleuse *(l)*. La masse centrale augmente de volume et on y distingue un noyau et un nucléole, les granulations périphériques devenant plus petites et plus nombreuses tandis que la paroi kystique est épaissie *(m, n)*. Le nucléole se divise *(o)* et on voit apparaître une masse ronde centrale formée de petites sphères accolées les unes aux autres cachant complètement la masse granuleuse primitive *(p)*. Les petites sphères rondes périphériques s'écartent les unes des autres, deviennent ovales, à bords très nets, à centre lumineux et tiennent perpendiculairement par une extrémité à la sphère ronde granuleuse qui reparaît au-dessous *(q)*. Enfin, tous ces petits corpuscules se détachent complètement, la masse granuleuse disparaît et on est en présence d'un kyste renfermant un grand nombre de corpuscules en navette très réfringents, qui représentent des microspores *(r)*. On consultera la Pl. I, fig. 1 à 41.

3° *Cycle asporulé à morula* (Fig. 15, de *s* à *v*). — On peut trouver tous les intermédiaires en partant des formes micrococciques et y revenant. Le noyau se divise dans le protoplasma *(t)*, celui-ci se condense autour des divisions nucléaires *(u)* et forme une morula très nette *(v)*.

4° *Cycle asporulé par division directe* (Fig. 15, *x*). — La granulation entourée d'une zone hyaline s'étire dans sa gaine, puis se dédouble; la zone hyaline ne se divisant pas aussi rapidement, mais s'étranglant de manière à simuler un pneumocoque, puis se divisant d'une façon complète *(x)*.

Troisième exemple (correspondant à l'observation II,
voir Pl. IV, fig. 1 à 18).

a) *Cycle sporulé.* — Début par des granulations et des formes cellulaires allongées en croissant (Pl. IV, fig. 1) ; passage à des formes cellulaires de plus en plus volumineuses à trois zones concentriques (fig. 2, 4, 6) dont le nucléole se divise en corpuscules nucléés (Pl. IV, fig. 3 et 5). Le parasite toujours intracellulaire prend une forme ovale régulière (Fig. 8, 9) qui bientôt est limitée par une paroi kystique (Pl. IV, fig. 10). Le nucléole et le noyau se divisent en quatre parties qui se dispersent dans la masse granuleuse, en remplissant les parois. Le kyste renferme plus tard quatre petits corps nucléés encore entourés d'une petite quantité de granulations fines, le reste du kyste étant rempli par des granulations de grand volume et réfringentes (Pl. IV, fig. 18). Enfin dans un dernier stade, le kyste encore agrandi renferme quatre corps à double contour représentant des spores, lesquelles contiennent des formes rondes ou ovales en voie de division, mais dont l'une plus nette contient des corpuscules en croissants à centre nucléé brillant (Pl. IV, fig. 15).

2° *Cycle asporulé à croissants.* — Le parasite suit l'évolution décrite précédemment jusqu'aux formes cellulaires. Nous avons noté des formes volumineuses composées d'une masse protoplasmique, dans laquelle existent deux petites sphères nucléées représentant une division du noyau et d'autres renfermant une masse bleue à 2 noyaux rouges (Pl. IV, fig. 9) ; cette masse bleue s'allonge, et forme deux corps en croissants parfaits (Pl. IV, fig. 11).

3° *Formes à masse sarcodique.* — Nous avons trouvé dans ce cancer de grandes masses protoplasmiques finement granuleuses qui parfois apparaissent avec une partie périphérique claire et un centre granuleux, et qui renferment les unes quatre corps allongés à division nucléaire à chaque extrémité, les autres de petits corpuscules lancéolés qui ressemblent à des microspores.

Quatrième exemple (observation VII, Fig. 16 et Pl. IV, fig. 19 à 25).

Cycle sporulé. — On suit l'évolution depuis la forme cellulaire simple
jusqu'à une forme cellulaire à enveloppe granuleuse et à noyau vésiculeux
nucléolé *(b)*. Le noyau se divise en six fragments ; la forme ronde devient
ovale, présente des fragments volumineux et irréguliers qui se portent surtout vers la périphérie *(d)*. On trouve des formes enkystées composées d'une
double paroi renfermant une masse granuleuse au centre de laquelle existent
quatre corps ronds nucléés *(e)*, puis d'une paroi plus épaisse décrivant une
forme plus ovale et renfermant des corps ovoïdes nucléés bien plus volumineux *(f)* ou encore un volumineux kyste rond polysporé (Pl. IV, fig. 25).

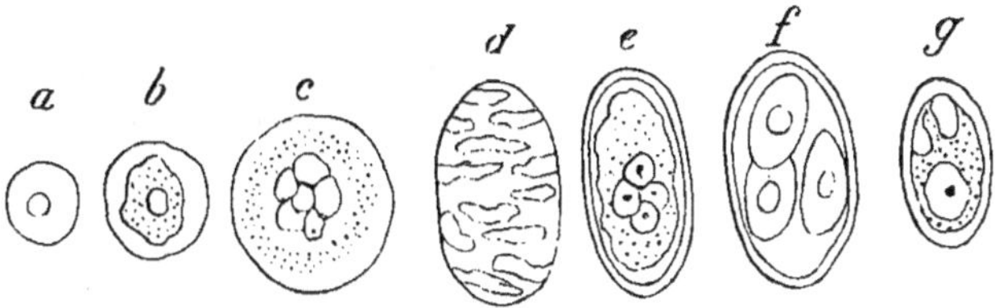

Fig. 16. — *Cycle évolutif sporulé* (4ᵉ exemple). — Kystes à paroi résistante et tétrasporés;
g, spore à un corps nucléé et à deux petits corps polaires.

Nous avons trouvé également dans cette tumeur des formes isolées à double
paroi, à extrémités effilées, représentant des spores. Dans un de ces corps spori-
formes il existait un corpuscule rond nucléé et deux petits corps situés à une
extrémité (Fig. 16, *g* et Pl. IV, fig, 22).

Cinquième exemple (observation XIX, Pl. VI, fig. 13 et 14 ; Fig. 17).

a) *Évolution kystique.* — La forme cellulaire simple *(a)* aboutit rapidement à la forme cellulaire volumineuse, à zone hyaline, à masse granuleuse

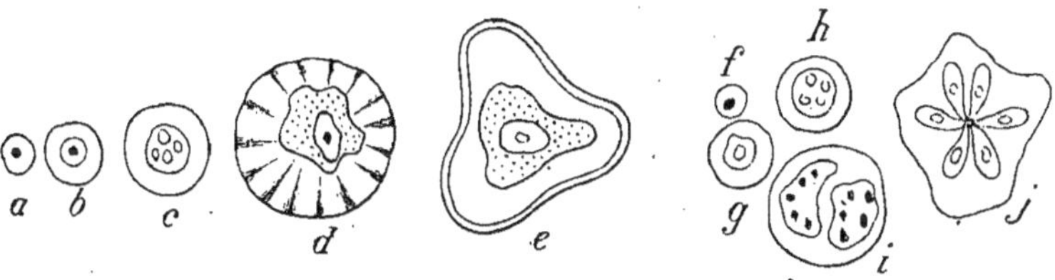

Fig. 17. — *Cycles évolutifs du parasite du cancer de l'observation XIX.* — De *a* en *f*, cycle
sporulé à grosses spores ; de *g* en *l*, cycle asporulé en rosace ou marguerite.

enfermant un noyau nucléolé (Fig. 17, *d*) ; la zone externe forme la paroi
kystique et le kyste parfait apparaît avec une forme particulière, en tricorne,
à pointes arrondies, à paroi épaisse contenant une masse granuleuse à noyau
nucléolé (Fig. 17, *e*; Pl. VI, 13, *c*).

b) *Cycle asporulé en marguerite* (Fig. 17, *f* à *j*). — Le noyau de la
forme cellulaire simple se divise et les fragments se distribuent suivant les

deux extrémités de la masse qui s'étrangle *(i)*; chaque partie du noyau
s'entoure ensuite de protoplasma et on a des corps ovales, nucléés, disposés
en rosace ou en marguerite (Fig. 17, *j*).

Sixième exemple (observation XV, Pl. VII, fig. 4 à 9).

Cette observation offre un bel exemple de division en *feuilles de marguerite*. A la forme micrococcique fait suite la granulation et la forme cellulaire
simple (Pl. VII, 4). La masse protoplasmique augmente de volume ainsi
que le noyau qui se divise (Pl. VII, 5). Le protoplasma se sépare en secteurs
égaux qui vont de la périphérie au centre aboutissant à un résidu nucléaire,
chaque secteur contenant un fragment du noyau primitif (Pl. VII, fig. 6).
Chacun de ces secteurs forme ensuite un corps ovale allongé et ces corps
réunis par leur extrémité centrale forment chacun une feuille de marguerite
(Pl. VI, fig. 8). Il existe également un *cycle sporulé* aboutissant à la formation de spores contenant deux corps en croissant (Pl. VI, fig. 9.)

Septième exemple (observation IV, Fig. 18).

a) *Cycle sporulé.* — Les formes micrococciques étaient entrêmement
abondantes dans cette tumeur. On observe ensuite la série ordinaire: granulations, formes cellulaires simples, formes cellulaires complexes formées de
plusieurs zones protoplasmiques (Fig. 18, a à c). On arrive à la formation
d'un kyste à parois épaisses rempli de protoplasma granuleux et renfermant
un corps ovale homogène à noyau vésiculeux nucléolé *(d)*. Le corps central
s'accroît, s'étrangle et forme quatre masses réunies par leurs extrémités,
(Fig. 18, *e)* qui sont des spores (Fig. 18, *f)* et qui finissent par se séparer,
formant des sphères ovales nucléés.

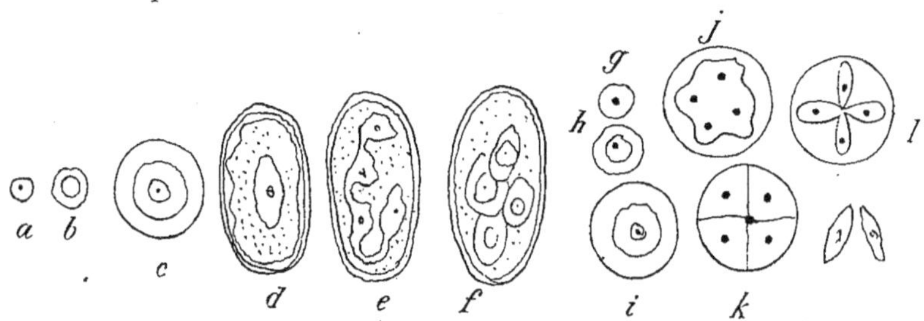

Fig. 18. — *Cycles évolutifs du parasite de l'observation IV.* — De *a* à *f*, cycle sporulé à
spores volumineuses ; de *g* à *l*, cycle asporulé à marguerite.

b) *Cycle asporulé en rosace.* — De la forme micrococcique on arrive
à la forme cellulaire simple dans laquelle la masse protoplasmique acquiert
un volume considérable et dont le noyau se segmente. Le protoplasma se
déprime autour des divisions nucléaires (Fig. 18, *j)* et quatre corps sphériques nucléés prennent naissance. Ou bien la masse protoplasmique contenant les fragments nucléaires est divisée en quatre secteurs égaux nucléés *(k)*:

chaque secteur se condense, se sépare du voisin et forme des corps ovales réunis en rosace (Fig. 18, *l*).

Huitième exemple (observation X ; Pl. V, fig. 13 à 17 et Fig. 19).

Nous avons constaté surtout dans cet exemple l'existence de deux *cycles sporulés*, l'un à grosses spores, l'autre à microspores et d'un cycle *asporulé*.

a) *Cycle sporulé à grosses spores.* — De la forme micrococcique on arrive aux granulations et aux formes cellulaires simples puis plus complexes (Fig. 19, *a* en *c*). Le noyau se segmente dans la masse protoplasmique homogène centrale (Pl. V, fig. 15). Chaque fragment nucléaire finit par s'entourer d'une partie du protoplasma homogène, et on a ainsi quatre corps ovales ou ronds, nucléés, dans une masse protoplasmique granuleuse (Pl V, fig. 16). Il se forme une paroi kystique et l'on arrive à avoir un kyste ovale ou rond contenant quatre spores très volumineuses à masse centrale ronde granuleuse (Pl.V, fig. 13 et 17). Chaque spore de forme ovale contient deux corps nucléés et présente une forme ovale.

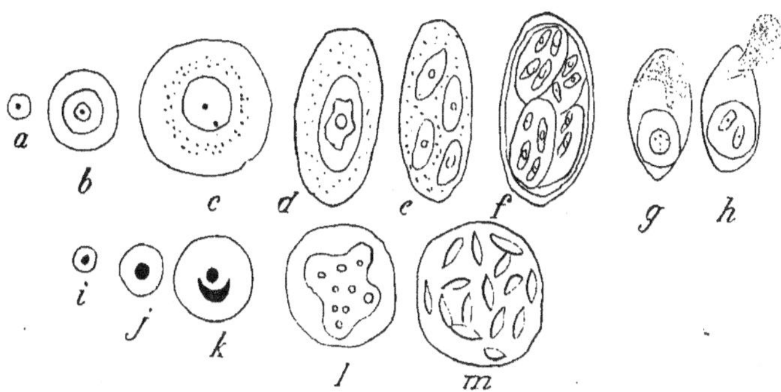

Fɪɢ. 19. — *Cycles évolutifs du cancer de l'observation*..... — De *a* en *h*, cycle sporulé tétraspore à kystes résistants; de *i* en *h*, cycle asporulé ; *m*, kyste renfermant des microspores (cycle sporulé).

Les spores, étudiées de plus près, ont un contour formé par une ligne épaisse et renferment une masse ronde à noyau nucléolé et à l'un des pôles une autre masse homogène accolée en forme de croissant contre la paroi, ou roulée en boule déprimée sur un côté (Fig. 19, *g*) ; sous l'influence d'une pression un peu forte, cette masse homogène peut être énucléée de la spore comme une substance molle qui s'étire (fig. 19, *h*).

b) *Cycles porulé à microspores.*—Nous n'avons pu arriver à trouver tous les stades intermédiaires, mais le kyste à microspores était remarquablement précis, comme limite et comme spores lancéolées à paroi épaisse (Pl. V, fig. 14 et Fig. 19, *m*).

c) *Cycle asporulé.* — On trouve après les formes microbiennes et les granulations simples une forme qui, outre le noyau central, contient un corpuscule en croissant qui l'embrasse (Fig. 19, *k*). Le protoplasma des formes cellulaires augmente de volume, le noyau se divise en fragments très

petits (Fig. 19, *l*); on est en présence de la forme qui précède immédiatement la morula.

Neuvième exemple (observation XI, Pl. III, fig. 7 à 20).

a) *Cycle sporulé* (polysporé). — Les formes micrococciques et les granulations ont pu être observées dans tous leurs stades (Pl. III, 7 à 11). Les
formes cellulaires présentent rapidement une division de leur noyau en très
nombreux fragments. Ces fragments se séparent, augmentent de volume; le
protoplasma se condense autour et on assiste à la formation dans la
cellule-hôte de corps sphériques nucléés (Pl. III, 12, 13). Une paroi kystique apparaît, les spores prennent une forme ovale à extrémités effilées et
finissent par remplir complètement la cavité du kyste (Pl. III, fig. 16, 18).
Elles présentent un noyau et un nucléole, puis quatre corpuscules en navette
portant une granulation centrale réfringente.

b) Il existe un *cycle asporulé* à morula (Pl. III, fig. 14, 15).

Dixième exemple (Pl. IV, fig. 26 à 29 ; Fig. 20, de a à *f*).

Cette observation est remarquable par une *évolution asporulée aboutissant à des rosaces ou à une morula et à la formation de corps en croissants libres* (mérozoïtes).

On observe des formes micrococciques et des granulations extrêmement
nombreuses (Pl. IV, fig. 26), des formes cellulaires simples, des formes cellulaires à protoplasma homogène périnucléaire (Fig. 20, *d*). Le protoplasma

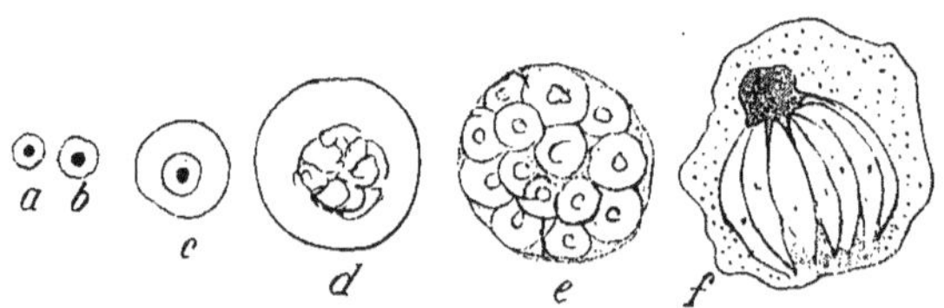

Fig. 20. — *Cycle évolutif asporulé du parasite d'un cancer du sein.* — *a* à *c* formes
microbiennes et granulations; *d*, forme cellulaire avec divisions nucléaires; *e*, morula ;
f, mérozoïtes.

se divise en fragments réguliers qui se disposent en rosace (Pl. IV, fig. 27).
Ou bien, le noyau se fragmente et les fragments se dispersent. Le protoplasma se condense autour de chacun de ces fragments et on a ainsi une
série de petites sphères rondes, nucléées, réunies en une sphère volumineuse,
une *morula* (Fig. 20, *e* et Pl. III, fig. 28). Survient ensuite un stade que
nous n'avons pu observer que dans cette tumeur : les petites sphères

s'allongent et se disposent suivant un même axe de façon à former des *corps*
en croissant accolés les uns aux autres et disposés dans le même sens
(Fig. 20, *f* et Pl. IV, fig. 29).

Onzième exemple (observation XVIII, Pl. VI, fig. 8 et 9 ; Fig. 21).

Exemple remarquable de très petites formes à *cycle asporulé*. Les formes
micrococciques sont extrêmement petites, de même que les granulations.
Dans les formes cellulaires, le noyau se divise en un nombre très grand de
petites granulations d'abord réunies au centre du protoplasma (Fig. 21, *e*
et Pl. VI, fig. 9, *m*), puis disposées en forme de *couronne* (Fig. 21, *f* et
Pl. VI, fig. 9, *r*) et mises ensuite en liberté ; ou bien les fragments nucléaires
se dispersent dans le protoplasma qui se condense autour et constitue une
morula de petite dimension, par rapport aux exemples précédents, mais
à très nombreux fragments (Fig. 21, *g, h* et Pl. VI, fig. 8, *c*).

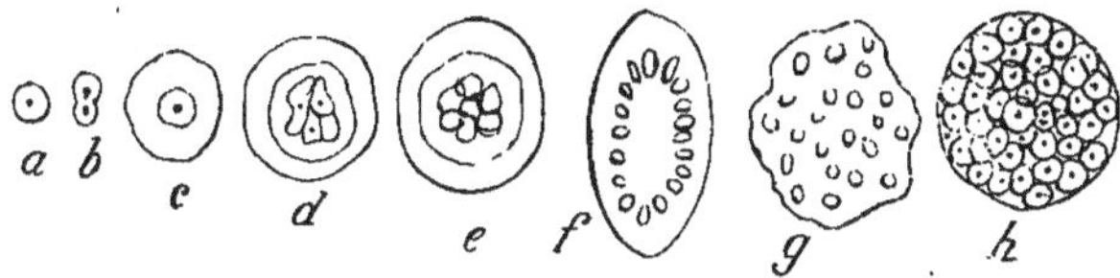

Fɪɢ. 21.— *Cycles évolutifs du parasite de la tumeur de l'observation XVIII.* — De *a* en *f*,
formes cellulaires avec divisions très petites du noyau ; *f*, divisions nucléaires de très petite
taille réunies en couronne (marguerite ou rosace microscopique) ; *g, h*, cycle asporulé à
micromérozoïtes (morula).

Douzième exemple (Pl. VII, fig. 2 et 3).

C'est un *cycle asporulé*, à morula formée de très petits éléments. Les
formes micrococciques et les granulations aboutissent à des formes cellulaires
de faible développement (Pl. VII, fig. 3, *t*) ; le noyau se divise en fragments
extrêmement petits (Pl. VII, fig. 3 *m*) ; le protoplasma se déprime autour
de chacun de ces fragments (Pl. VII, fig. 2, *a*), et aboutit à la formation
de toutes petites sphères nucléées réunies en morula (Pl. VII, fig. 2) : ou
bien la fragmentation du noyau finit par former une rosace à nombreux et
très petits éléments (Pl. VII, fig. 3, *n*).

Treizième exemple (observations XXII et XXIII).

Division directe. — Dans certaines tumeurs il nous a semblé qu'il existait un processus actif de division directe. Ce processus paraît être la règle dans les sarcomes. La petite granulation forme à la fin une masse homogène dans une zone hyaline. Celle-ci s'accroît, tandis que la masse centrale se fragmente. Ces fragments se dissocient dans la zone hyaline, qui entoure chacun d'eux et se dispersent sans formation de *morula* (Pl. VII, fig. 10 et Pl. VIII fig. 1).

On voit par cette série d'exemples que les formations anormales présentent une évolution progressive qui aboutit à un stade de reproduction.

Mais le cycle évolutif n'est pas toujours unique pour le parasite d'une tumeur déterminée. Dans un même cancer, les parasites peuvent évoluer et se reproduire suivant *des cycles différents :* cycle sporulé à grosses spores et à microspores ; cycle asporulé, avec formation de morula ou de rosaces, de corps en marguerite ; division directe. Je signale particulièrement ces parasites de très petite taille qui se reproduisent dans les tumeurs. et dont les divisions nucléaires, disposées en couronnes, se dispersent ensuite dans les tissus (Pl. VI, fig. 8 et 9 ; Pl. VII. fig. 11 ; Fig. 21).

En résumé, il existe bien dans les tissus cancéreux un être organisé qui y évolue et s'y reproduit suivant des cycles variés constituant un dimorphisme évolutif des plus précis. Si nous remarquons que sa vie se passe en grande partie dans la cellule et aux dépens de la cellule, cet être inférieur a tous les caractères d'un *parasite.*

2º Cultures des parasites du cancer.

Comme dernière preuve de la nature animée des formations anormales rencontrées dans les cancers, il restait à tenter de les *cultiver hors des tumeurs,* sur des milieux artificiels.

On pouvait penser, *à priori,* que ces cultures seraient bien difficiles, si ce n'est impossibles, à réaliser, en considérant les liens étroits qui unissent le plus souvent les parasites à la cellule-hôte, la délicatesse de ces parasites et la complexité de leur cycle évolutif.

Cependant nos recherches nous avaient démontré un fait important : les cancers et les sarcomes renferment des *formes microbiennes* et des *granulations* qui ne sont pas fatalement destinées à suivre les stades nombreux d'un des cycles évolutifs signalés, mais peuvent se reproduire par simple division directe.

Grâce à cette constatation, l'essai de cultures en milieux artificiels devenait moins présomptueux.

Milieux de culture. — Nous avons essayé tous les milieux liquides et solides employés couramment en bactériologie, bouillon peptonisé, bouillon glycériné, bouillons sucrés, eau de touraillon, agar peptonisé, agar glycériné, sérum de cheval normal, gélatine.

Ceux que nous avons surtout employés sont le *liquide d'ascite*, le *sérum de cheval* liquide, des milieux liquides contenant de l'*albumine de l'œuf* et le *sang de lapin ou de chien maintenu incoagulable par l'extrait de sangsue*.

a) *Milieu albumineux*. — Mélange à parties égales d'eau stérilisée et d'albumine de l'œuf recueillie aseptiquement.

b) *Sang incoagulable*. — Le sang est rendu incoagulable lorsqu'on le mélange à de l'extrait de tête de sangsue. Pour préparer cet extrait, on broie au moulin des têtes de sangsues durcies dans l'alcool absolu. On fait bouillir, une minute, cette poudre dans autant de fois 2 centimètres cubes d'eau qu'il y a de têtes de sangsue et on filtre. Le filtrat est divisé dans une série de tubes stérilisés que l'on porte à 100°-105° C. pendant vingt minutes. On peut conserver indéfiniment ce liquide avec toutes ses propriétés.

On peut faire de deux façons le mélange du sang et de l'extrait de sangsue : *in vitro*, ou dans les veines mêmes de l'animal. Dans le premier cas on fait couler le sang dans le tube contenant l'extrait, en prenant soin de le faire tomber directement sans toucher aux parois, ou bien on place l'extrait dans une seringue stérilisée, puis on aspire, dans une artère, le sang qui vient se mélanger aussitôt. Pour que dans ce mélange *in vitro* l'action anticoagulante persiste, il est bon de faire le mélange de deux tiers de sang pour un tiers d'extrait. Dans le second cas, on injecte dans les veines de l'animal une quantité de liquide représentant deux têtes de sangsue par kilogramme du poids du corps ; on prend ensuite directement dans les vaisseaux ce sang devenu incoagulable.

Nous avons employé pour la première fois le sang rendu incoagulable par l'extrait de sangsue, comme milieu de culture. Le sang employé a été tantôt du sang de chien, tantôt du sang de lapin.

Mode d'ensemencement. — La manière d'ensemencer ces milieux a été très variée. Pour une même tumeur on ensemençait divers milieux avec des *produits de raclage* de la surface de section fait aseptiquement, avec *des vermicelles,* des parties caséiformes, avec le *contenu de kystes* et de parties pulpeuses, ou encore avec des *fragments* coupés au couteau stérilisé dans la partie centrale ou périphérique de la tumeur. Chacune de ces parties ensemencées était examinée soigneusement au microscope, de façon à connaître exactement la forme et le nombre relatif des parasites qui s'y trouvaient.

Tous ces ensemencements ont été faits avec les précautions les plus minutieuses, de façon à obtenir une asepsie complète. Dans tous les cas où cette dernière a été parfaitement réalisée et où il s'agissait de tumeurs non ulcérées et recueillies immédiatement après l'opération, nous n'avons pas observé de développement microbien banal dans les cultures. Nous ne relatons que quelques-unes des expériences qui nous ont paru les plus concluantes.

Expérience I. *Carcinome du sein avec énorme masse ganglionnaire à nombreux points jaunâtres* (correspondant à l'Observation XVIII) ; (Pl. X, fig. 7 à 15).

A. *Raclage de la surface de la tumeur.* — Les produits résultant du raclage d'une coupe faite aseptiquement au centre de la tumeur sont ensemencés sur *liquide d'ascite, bouillon ordinaire, eau de touraillon, gélatine liquéfiée*. Les ensemencements sur bouillon ordinaire n'ont pas donné de développement ; le liquide ascitique a donné lieu à un développement très remarquable.

a) *Liquide d'ascite*. — Ensemencé avec un demi-centimètre cube de produit de raclage : laissé à la température de 30° pendant 10 jours, puis à une température de 20°.

Au dixième jour, le liquide présente un dépôt abondant surmonté d'un léger trouble granuleux : à l'examen microscopique on trouve des cellules en voie de dégénération et renfermant des éléments parasitaires, mais surtout des cellules dégénérées et des parasites (encore peu abondants) en liberté.

Au vingt-unième jour, les cellules-hôte sont complètement dégénérées et réduites à de petits amas granuleux ; mais dans la couche inférieure et dans celle du milieu on trouve de très nombreuses formes parasitaires d'une grande netteté, à contours très précis. Examinées sans coloration elles apparaissent formées de parties de réfringence variable. Certaines sont de petites masses finement granuleuses ressemblant à des amibes. J'ai vu une de ces formes présenter des *mouvements amiboïdes* indubitables qui modifiaient, en une très grande lenteur, la forme de ses contours (Pl. X, fig. 7). Après coloration à la safranine aqueuse à 1 pour 100 les parasites s'aperçoivent très rapidement ; leur nombre est considérable et les formes très variables. Les formes microbiennes et les granulations sont très abondantes et elles apparaissent avec les caractères de réfringence que nous leur connaissons déjà (Pl. X, fig. 7) ; puis vient toute la série des formes cellulaires à structure délicate et complexe, à contours très purs, entourées d'une zone hyaline, renfermant un noyau vésiculeux nucléolé (Pl. X, fig. 8). On peut observer des formes dans lesquelles le noyau augmente, se lobe, se divise et enfin des formes kystiques extrêmement nombreuses, d'une grande délicatesse et d'une netteté géométrique de contours (Pl. X, fig. 9, 10, 11, 12). Ces figures montrent les diverses formations enkystées et permettent d'en suivre le développement successif jusqu'à la formation des spores. Sous l'influence de la pression exercée par la lamelle, la paroi kystique peut se rompre : la masse protoplasmique granuleuse fait en partie hernie comme une masse pseudopodique (Pl. X, fig. 9) ou bien sort du kyste en même temps que les corps soproblastiques (Pl. X, fig. 10).

Au cinquantième jour, la plupart des formes enkystées ont disparu et on constate uniquement des granulations en nombre considérables et des formes micrococciques encapsulées.

b) *Gélatine liquéfiée*. — Plusieurs tubes de gélatine liquéfiée sont ensemencés avec un demi-centimètre cube de raclage de cancer et sont maintenues à l'étuve à 28°.

Au dixième jour, l'examen microscopique montre de nombreux détritus cellulaires en dégénérescence granulograisseuse ; il reste de nombreuses formes rondes ou ovales et réfringentes.

Au quinzième jour, les cellules ont à peu près complètement disparu. Les granulations sont nombreuses : elles sont de volume variable, réfringentes, fortement colorées par la safranine en pourpre brillant. Les formes cellulaires complexes sont en petit nombre, mais on rencontre des kystes à parois fragiles, très minces, renfermant des corps ronds nucléés et nucléolés représentant des sporoblastes (Pl. X, fig. 13). Mais en dehors de ces formes kystiques, et en nombre considérable, existent des sphères volumineuses formées par l'agglomération de petites sphères nucléées et qui revêtent l'aspect des *morulas* (Pl. X, fig. 14); les petites sphères peuvent même présenter une forme allongée de façon à apparaître comme des mérozoïtes (Pl. X, fig. 15). Je dois signaler également l'existence de corps extrêmement petits, effilés à leur extrémité, recourbés en arc de cercle, fortement colorés par la safranine et présentant en leur centre un point brillant presque incolore.

Malheureusement une infection bacillaire développée dans la culture après cet examen empêcha toute étude ultérieure.

B. *Vermicelles, comédons et produit de raclage des points environnants.* — La surface de la tumeur présentait en certains points une agglomération de points blancs jaunâtres d'où la pression faisait sortir de longs vermicelles. Nous avons ensemencé ces produits d'expression en même temps que les substances obtenues par raclage des parties voisines.

L'examen des coupes histologiques colorées nous avait déjà montré que les formes parasitaires sont très nombreuses en ces points.

a) *Sang de lapin incoagulable.* — Ensemencement de un demi-centimètre cube de ces produits cancéreux.

Au huitième jour on constate de nombreuses granulations à enveloppe hyaline dont la plupart ont un volume assez grand. Les formes cellulaires sont également nombreuses et en particulier des formes indiquant des divisions nucléaires entourées d'une condensation protoplasmique. Mais les éléments les plus remarquables et les plus nombreux sont constitués par des formes enkystées à des stades très variés de développement. Les parois kystiques sont minces mais ont un double contour très net ; elles sont rigides ou se moulent sur les éléments contenus à l'intérieur. Ceux-ci sont en nombre variable, de quatre à huit, arrondis, renfermant un gros noyau nucléolé, coloré fortement par la safranine (Pl. X, fig. 12).

Nous devons signaler encore de véritables morulas formées par le groupement de petites sphères à gros noyaux.

Au vingtième jour, granulations encore plus abondantes ; il en existe de très nombreuses qui dépassent le volume d'un gros micrococque et ont une sorte de mouvement giratoire. On les distingue très nettement des granulations dues à la dégénérescence des cellules et des globules rouges par leur volume et surtout par l'intensité de leur coloration par la safranine, leur luminosité et le petit halo réfringent qui les environne.

b) *Agar lactosé.* — Ensemencement des produits cancéreux à la surface de l'agar en couche mince, homogène ; la culture est laissée à une température de 18 à 20°.

Au neuvième jour. — On observe à la surface de l'agar de petites surélévations grisâtres, brillantes, du volume d'une pointe d'épingle à un petit grain de mil, disséminées en 4 à 5 endroits. L'examen d'une de ces surélévations montre toute la série des formes parasitaires en voie de développement et dégagées de tout rapport avec les cellules. Leur structure est très précise, leur coloration parfaite. Les granulations de petite taille sont peu abondantes; on trouve surtout de grosses granulations homogènes, lumineuses, à périphérie réfringente et claire. Les formes cellulaires existent mais peu nombreuses tandis que les formes enkystées dominent et revêtent les mêmes caractères que nous venons de décrire dans le sang incoagulable. Ces kystes renferment de nombreux éléments ronds nucléés.

Un mois après. — Il existe un nombre plus considérable de petites élevures et l'une d'elles fait une saillie plus considérable, semblable à une tête d'épingle. A l'examen microscopique on y trouve un nombre bien plus grand de granulations de petite taille, tandis que les kystes volumineux sont devenus très rares. Mais il existe de nombreuses formes ovales, à bouts arrondis ou effilés, renfermant deux corps nucléés et qui représentent des spores.

Deux mois après. — Les granulations n'ont pas augmenté de volume ; on recueille celles qui existent à la surface de l'agar pour les réensemencer sur des milieux neufs.

Expérience II. *Carcinome du sein.*

Avec le raclage du centre de cette tumeur (correspondant à l'Obs. V : Pl. IV, fig. 3o à 37) on fait des ensemencements sur des milieux très divers, liquides et solides. Le sang rendu incoagulable et le liquide d'ascite ont seuls donné des résultats intéressants.

a) *Sang de lapin incoagulable.* — Ensemencé avec un demi-centimètre cube de raclage, laissé à la température de 18 à 20°.

Au deuxième jour, le sang a légèrement bruni et présente un petit caillot à sa partie inférieure.

Au sixième jour, on trouve de nombreuses granulations safranophiles entourées d'un halo réfringent, de volume variable (Pl. X, fig. 23), ainsi que des éléments formés par une zone hyaline renfermant au centre une granulation ronde et parfois, à côté de cette dernière, une petite forme en croissant. Les corps les plus abondants sont constitués par des formes rondes du volume de 10 à 12 μ environ, à bords délicats, mais très précis, et renfermant, au centre d'une large zone hyaline, une masse granuleuse colorée par la safranine. On rencontre des kystes de grand volume, ronds, à parois extrêmement minces se moulant en certains points sur les éléments inclus (Pl. X, fig. 24) ; ces derniers sont de volume variable : les plus petits, ronds, à petite masse centrale nucléée, les plus volumineux également ronds, à large zone périphérique incolore et présentant une masse centrale granuleuse divisée en 3 ou 4 parties contenant chacune un nucléole brillant (Pl. X, fig. 24, *a*) ; certains sont formés par une zone hyaline enfermant une masse granuleuse nucléée, déprimée en un point de sa périphérie par un petit corpuscule (Pl. X, fig. 24, *b*). Nous avons rencontré des corps identiques chez certaines grégarines.

Au douzième jour, on retrouve les mêmes formes, mais les granulations simples sont de beaucoup plus nombreuses; on constate de nombreux types à division directe.

Deux mois après, les granulations sont nombreuses, mais on rencontre surtout des éléments de petite taille en navette, en virgule ou arrondis, fortement colorés en rouge par la safranine et portant en leur centre une granulation très réfringente.

b) *Liquide d'ascite.* — Même ensemencement avec du produit de raclage, mais on ajoute trois fragments pulpeux gros comme un petit pois provenant du centre de la tumeur. Laissé à la température de 20°.

Au dixième jour, on retrouve les formes cellulaires, les granulations et les kystes à gros corps ronds que nous avons décrits dans la culture précédente.

Un mois et demi après, l'examen de la culture nous montre un très grand nombre de formes diverses complètement libres et dont on surprend le développement. Les granulations sont abondantes, de même que les formes à large zone hyaline renfermant une granulation centrale isolée ou accompagnée d'un corps en forme de croissant. Celles qui nous ont frappé le plus étaient des formes enkystées constituées par une paroi mince, délicate, à contour géométrique, limitant un espace incolore, réfringent au centre duquel on trouvait une petite masse ronde à gros noyau; ou bien la paroi kystique renfermait une grosse sphère granuleuse à gros noyau nucléolé (Pl. X, fig. 25).

Deux mois après. —Il existe encore quelques formes enkystées, mais on trouve également des sphères composées par l'agglomération de corps arrondis et nucléés, qui finissent par se séparer. Les granulations de petit volume sont très nombreuses ainsi que des formes rondes du volume d'un gros microcoque.

Il est intéressant de comparer les formes trouvées dans ces cultures avec les parasites trouvés dans la tumeur et dessinés dans la Planche IV, figures 30 à 37.

EXPÉRIENCE III. *Carcinome encéphaloïde du sein à nombreux points ramollis et caséifiés* (correspondant à l'Observation VI, fig. 18).

a) *Sang de lapin incoagulable.* — Ensemencé avec le raclage du centre de la tumeur et un petit fragment mou du volume d'un petit pois.

Au quatrième jour. — Formes parasitaires nombreuses au milieu de débris de protoplasma en dégénérescence granulograisseuse. Ces parasites sont remarquables par leur réfringence; beaucoup sont attachés à des débris de cellules indiquant leur mise en liberté (Pl. X, fig. 16), mais on trouve déjà *des formes cellulaires nettement amiboïdes et pour lesquelles on constate après une observation patiente et répétée de très lents mouvements pseudopodiques.* On observe dans les formes cellulaires volumineuses tous les stades de division nucléaire (Pl. X, fig. 17, 18).

Au septième jour, granulations très abondantes de petit et de grand volume, formes cellulaires libres, de petite taille ou formes géantes présentant des divisions segmentaires nucléées, puis chaque segment se sépare et présente des divisions du noyau en 4 petits éléments en fuseau à granulation centrale brillante (Pl. X, fig. 18). Mais des éléments nombreux et remarquables sont des formes enkystées dont on peut suivre les divers stades, chaque kyste à paroi mince et régulière renferme 4 corps ronds nucléés et nucléolés (Pl. X, fig. 20) qui augmentent de volume, le distendent et finissent par prendre une forme ovale avec un corps central nucléé (Pl. X, fig. 21). Ces corps sont ensuite mis en liberté : ils représentent des spores qui nagent dans la préparation en nombre réellement énorme. Ce sont des corps extrêmement délicats, à paroi d'une grande minceur, enfermant un espace réfringent, homogène, légèrement teinté, au centre duquel se trouve une petite masse ronde à gros noyau. La paroi est douée d'une élasticité assez considérable, car lorsqu'on presse sur la lamelle, le kyste s'étale un peu dans le sens de la largeur, mais revient à sa forme primitive dès que la pression a cessé (Pl. X, fig. 22). A côté de ces corps, on trouve des spores à double paroi plus complète renfermant une sphère granuleuse et un gros noyau vésiculeux nucléolé.

Dans les préparations colorées par le Biondi on peut suivre le développement de très près : on voit que chacune des parties segmentées et nuclééés que nous avons signalées plus haut se sépare, que le protoplasma se condense autour de chacun des 4 noyaux ; puis il se forme une paroi kystique renfermant 4 corps nucléés qui augmentent de volume et donnent naissance à des spores ovoïdes volumineuses.

Au douzième jour. — On retrouve les mêmes formes que précédemment mais les spores sont encore plus nombreuses. Il existe aussi un cycle *asporulé* car on peut suivre un processus de division qui aboutit à la morula, sans formation de kyste ni de spores proprement dites. Les granulations de petit volume sont devenues très abondantes, mais en dehors des granulations rondes safranophiles et de formes micrococciques entourées d'un halo brillant, il existe de tout petits corps en forme de *croissant,* de virgule, contenant un corpuscule brillant en leur centre.

Un mois après. — Les formes sporiques délicates ont complètement disparu et on ne trouve plus de kystes que de loin en loin. Mais les granulations et les petites formes en croissant sont très nombreuses.

EXPÉRIENCE IV. *Épithélioma de la lèvre.*
(Obs. VII; Pl. IV, fig. 19 à 25).

Ensemencement de raclage grossier du centre de la tumeur sur du bouillon peptonisé et sur du sang de lapin incoagulable. La culture sur sang incoagulable a donné de bons résultats ; le bouillon peptonisé a montré un développement de formes identiques mais moins nombreuses et qui s'est rapidement arrêté.

Sang de lapin incoagulable. — Ensemencé avec un raclage grossier du cancer ; laissé à la température du laboratoire de 15 à 18°.

Au cinquième jour, les parasites sont encore enfermés en partie ou complètement dans la cellule-hôte et on peut en observer tous les stades. Dans une forme cellulaire très volumineuse, s'échappant d'une cellule chitinisée rompue, on observait nettement 2 *rangs de stries radiées fines* allant de la périphérie vers le centre.

Au seizième jour, le sang a bruni ; petit caillot au fond du tube. Il s'est développé des bacilles abondants qui n'ont cependant pas arrêté le développement des parasites. On trouve de très nombreuses granulations à zone hyaline, parfois agglomérées sous forme d'une morula à très petits éléments ; des formes cellulaires remarquables par leur volume, leur structure et dont la zone périphérique peut présenter des *mouvements pseudopodiques*. Les formes enkystées sont abondantes, les unes à parois très épaisses et renfermant 4 corps ronds à masse nucléée, les autres à paroi très mince renfermant une large masse granuleuse contenant un gros corps rond réfringent et un noyau vésiculeux nucléolé. ---

Trente-cinq jours après. — Les grands kystes sont rares ; les kystes à paroi fragile sont assez fréquents, mais les autres formes ont beaucoup diminué, sauf les granulations qui sont encore plus nombreuses. Le développement bacillaire est ensuite tel que les parasites disparaissent.

Il résulte tout d'abord de ces expériences que les formes parasitaires que nous avons décrites dans les tumeurs *peuvent se retrouver à l'état de liberté dans les milieux de culture* artificiels et y revêtir l'aspect et la structure que nous avons indiqué.

Ces formes peuvent persister, hors des cellules complètement détruites, *avec toutes les apparences d'un organisme qui conserve ses réactions normales et qui continue à vivre*, alors que son substratum ordinaire n'existe plus.

En outre, certaines de ces formes sont *douées de mobilité* au même titre que les êtres inférieurs connus sous le nom d'amibes.

Ces parasites qui peuvent demeurer vivants dans certains milieux artificiels, en particulier dans le sang incoagulable, représentent-ils simplement les parasites qui existaient dans l'intérieur des cellules détruites ? En un mot, y a-t-il uniquement persistance, dans les milieux, des parasites transportés avec les tissus cancéreux ensemencées, ou bien ces parasites s'y développent-ils ? *Y a-t-il réellement culture ?*

Il s'agit bien de cultures vraies ainsi que le montre tout d'abord la comparaison entre l'examen direct des produits ensemencés et l'examen des milieux : le nombre des formes parasitaires est infiniment plus considérable dans ces derniers.

C'est encore ce que démontrent la prédominance de formes parasitaires diverses à chacun des examens successifs et le développement exagéré de certains cycles évolutifs. Dans certaines cultures, nous avons vu augmenter dans de grandes proportions le nombre des formes micrococciques, des granulations, des formes enkystées et des spores. Ces dernières ont pu dans un cas devenir extrêmement abondantes dans une culture sur sang incoagulable qui n'en contenait pas au début. Nous attirons surtout l'attention sur la disparition des formes volumineuses au bout d'un temps variable, 10 jours à 2 mois, et la multiplication rapide de granulations de toute taille et de petites formes en navette à corpuscule central brillant.

Au moment de la disparition des formes de grande taille, nous avons pu assister à un processus de reproduction de ces petites formes, par division directe.

Réensemencements. — Si nous sommes arrivé à suivre le développement des parasites du cancer sur certains milieux, nous n'avons pu réussir à obtenir franchement des cultures en série. Sur les milieux neufs ensemencés avec une faible quantité des cultures riches en formes parasitaires, nous n'avons pu observer de prolifération bien nette.

Cependant, nous devons faire ici une observation au sujet du transport possible sur des milieux, et en série, des formes micrococciques et des granulations. Nous avons pu noter à la suite d'un réensemencement fait tardivement, à la période où il n'existait plus que des granulations, un développement dans le milieu neuf, mais ce développement fut médiocre et comme, à ce moment, nous n'avions pas fait encore une étude approfondie des formes de petite taille des parasites du cancer, nous n'attachâmes pas à ces résultats toute l'importance qu'ils avaient en réalité.

Nous pensons actuellement qu'il est possible d'arriver à des cultures en série, en s'attachant spécialement à trouver un milieu qui permette le développement rapide des formes microbiennes et des granulations.

CHAPITRE III

I. — Généralités sur les sporozoaires.

La connaissance de tumeurs provoquées chez des animaux
comme le lapin ou les poissons par des organismes bien connus
et appartenant à la classe des sporozoaires devait nous amener
à faire porter nos investigations dans cette direction. L'étude des
sporozoaires dans la série animale au point de vue de leur morphologie, de leur structure et de leur évolution est venue nous convaincre de leur étroite parenté avec les parasites que nous avons
décrits dans les cancers.

Les sporozoaires ont été tout d'abord distribués dans des
classes nombreuses, mais la connaissance plus complète de leur
évolution a simplifié progressivement ces divisions. On peut les
répartir actuellement en quatre grandes classes ; les myxosporidies,
les grégarines, les coccidies, les gymnosporées.

Il devient de plus en plus apparent que les gymnosporées
doivent entrer dans la classe des coccidies. Cette assimilation ne
présenterait aucun obstacle si l'on parvenait par exemple à
trouver la forme enkystée de l'hématozoaire du paludisme.

Les sporozoaires seraient donc en définitive constitués par
trois grands groupes, les myxosporidies, les coccidies et les grégarines. Il est à remarquer que la séparation de ces deux derniers
groupes tient uniquement, dans le fond, à l'existence chez les
grégarines d'un stade adulte, segmenté ou non, qui n'existerait
pas chez les coccidies. On peut établir entre les coccidies et les
grégarines une assimilation complète pour les autres stades de

développement, de sorte qu'on a pu dire que les coccidies représentent des grégarines qui auraient subi une sorte d'arrêt de développement. Nous connaissons encore si peu les stades évolutifs des sporozoaires qu'il nous paraît difficile de vouloir établir une division définitive d'après l'existence ou l'absence, ou plutôt d'après la constatation ou la non-constatation d'un stade adulte.

Rien ne nous permet d'affirmer qu'un double habitat ne soit nécessaire au développement complet des coccidies et, par suite, que le développement adulte des coccidies n'existe pas.

D'ailleurs, l'existence d'un stade adulte segmenté, mobile, n'est pas une des conditions d'évolution nécessaire et indispensable des grégarines et nous en voyons quelques-unes évoluer et se reproduire sans passer par ce stade adulte. Il en est ainsi pour les formes cœlomiques des insectes, de telle sorte que la distance qui sépare les coccidies des grégarines devient imperceptible. Nos observations nous ont montré que le développement cœlomique limité à la forme kystique n'était pas un fait rare chez les grégarines mais que la plupart des insectes contenaient dans leur cavité générale de nombreuses formations capables d'évoluer comme une coccidie kystique.

Tout nous porte donc à penser que ces deux groupes de sporozoaires doivent être réunis, mais la démonstration scientifique n'en a pas encore été donnée dans toute sa rigueur et c'est pour ce motif que nous continuerons à différencier, sans y attacher toutefois une grande importance, les grégarines et les coccidies.

Si certains auteurs, pour avoir avancé que les grégarines pourraient bien jouer un rôle dans la pathogénie du cancer, ont été autrefois vivement critiqués, les rapprochements que je viens d'établir avec les coccidies et aussi l'habitude plus grande des esprits à examiner la possibilité d'une infection coccidienne dans les tumeurs malignes, feront considérer cette idée avec plus de calme. Nous espérons que l'étude qui va suivre et la comparaison entre les types évolutifs des sporozoaires saprophytes et les formes parasitaires des tumeurs constitueront des éléments capables d'attirer la réflexion et peut-être même d'entraîner la conviction.

Nous avons étudié un très grand nombre d'animaux au point

de vue des sporozoaires saprophytes et chez certains nous nous sommes livré à une étude approfondie de l'évolution de leurs parasites en utilisant plusieurs moyens d'investigation, capables de se compléter les uns les autres ; *examen direct à l'état frais*, avec ou sans colorations, *examen sur des coupes histologiques*, étude du développement des *parasites isolés en goutte pendante, en culture dans des milieux variés*, étude des formes parasitaires à la *suite d'inoculations animales*.

Nous ne pouvons donner ici qu'un très bref résumé de ces recherches qui seront publiées à part.

Cette étude est absolument nécessaire pour résoudre la question ; elle nous montrera toutes les phases évolutives d'un même parasite, sa vie dans les éléments cellulaires et hors d'eux, ses réactions colorantes, sa structure et surtout elle nous donnera des renseignements précis sur la question si importante du dimorphisme évolutif que nous avons constaté d'une façon absolue pour les parasites des tumeurs humaines.

1. Les coccidies.

Les coccidies, encore très incomplètement connues, sont classées uniquement d'après leurs caractères morphologiques et le nombre de leurs spores. On admet des coccidies polysporées,

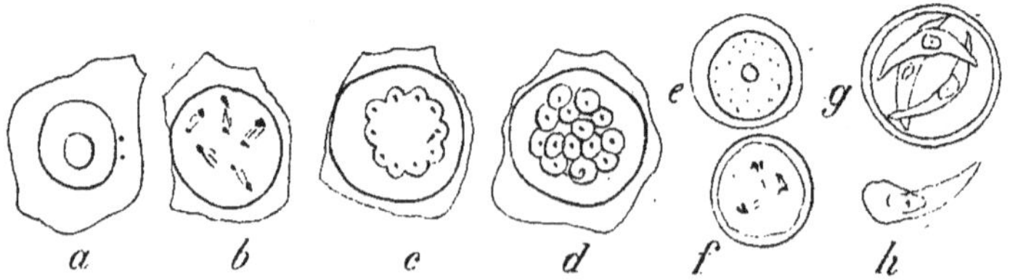

Fig. 22. — *Type évolutif des coccidies* (schéma) : cycle sporulé. — *a*, forme cellulaire, avec deux centrosomes ; *b*, *c*, divisions nucléaires ; *d*, divisions nucléaires entourées de protoplasma formant les sporoblastes ; *e*, *f*, *g*, spores ; *h*, sporozoïte.

oligosporées, parmi lesquelles les tétrasporées forment une classe très importante, des coccidies disporées et monosporées.

Toutes ces coccidies répondent à un type morphologique général exprimé par le schéma ci-dessous (Fig. 22, de *a* à *h*) ; division indirecte du noyau *(a, b)*; condensation du protoplasma autour des noyaux rangés à la périphérie *(c)* ; formation des sporoblastes implantés sur une masse centrale de reliquat *(d)* ; chaque sporoblaste forme une spore à double paroi *(e)* dont le noyau se divise en un nombre variable de fragments *(f)* qui forment des sporozoïtes ou corps en croissants fortement nucléés *(g, h)*.

1° ***Coccidies polysporées***. — Je signalerai comme types, *Klossia octopiana* et *Pfeifferia*.

a) *Klossia octopiana* (Fig. 23). — Les formes les plus jeunes observées possèdent déjà une masse protoplasmique à noyau nucléolé et une épaisse zone hyaline difficilement colorable *(a)*.

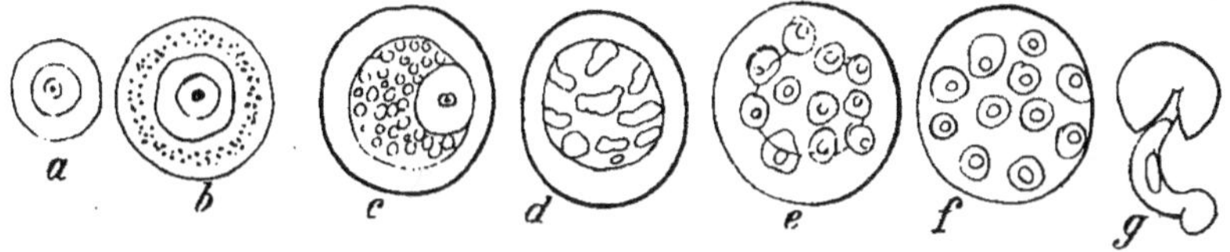

Fig. 23. — *Cycle évolutif de klossia octopiana*. — *a*, forme cellulaire ; *b*, forme cellulaire complexe ; *c*, kyste à sphère granuleuse avec noyau périphérique ; *d*, divisions du noyau : *e*, sphères protoplasmiques nucléées; *f*, sporoblastes ; *g*, spore.

Le noyau grandit, s'entoure d'une membrane, le protoplasma prend un aspect granuleux *(b)* ; la coccidie s'enkyste, le protoplasma granuleux se rétracte vers le centre, le noyau se porte à la périphérie où sa membrane se dissout *(c)* ; le noyau se divise en deux, puis en un nombre considérable de noyaux nucléolés distribués à la surface de la sphère protoplasmique *(d)* où ils font saillie comme de petits mamelons dont le nucléole est au pôle opposé au point d'insertion sur la sphère *(e)*. Lorsque ces mamelons sont bien développés, leur disposition sur la sphère centrale est comparable à une pelote sur laquelle seraient piquées des épingles dont les têtes seraient juxtaposées. Chaque mamelon constitue un sporoblaste. Ces sporoblastes se détachent, deviennent libres dans le kyste, en très grand nombre *(f)*. Chacun d'eux se transforme en une *spore* ronde *(g)*, plus grande que le sporoblaste d'où elle dérive : son noyau se divise et forme trois sporozoïtes en spirale.

Bosc. 9

b) *Pfeifferia* (Fig. 24). — Les sporoblastes de klossia octo-piana sont nombreux, mais dans Pfeifferia ils sont extrêmement nombreux et se transforment directement dans le kyste en sporo-zoïtes, sans passer par l'état de spore. D'autre part ces *sporozoï-tes sont de nombre et de taille très variables suivant les kystes :* il y a des kystes à *macrosporozoïtes* (de 6 à 8) et des kystes à *micros-porozoïtes* (de 14 à 15).

Les formes jeunes sont de très petit volume et formées d'une granulation entourée d'une petite masse hyaline (Fig. 24, *a*). Dans la suite, le protoplasma devient granuleux et renferme un noyau nucléolé *(b)*; le noyau augmente de volume, et la masse granu-leuse protoplasmique se rétracte au centre avec transport du noyau à la périphérie et il se forme une paroi kystique *(c)*. Il s'opère une division du noyau dont les fragments deviennent périphé-riques *(d)*; le protoplasma se condense autour d'eux *(e)* et il en résulte la formation d'une quantité considérable de sporozoïtes dans le kyste *(f)*.

A côté de ce mode de reproduction par formes enkystées, Pfeifferia, à l'état de forme cellulaire volumineuse et avant l'en-kystement, *pourrait se multiplier plusieurs fois par division mito-tique* et produire des infections très graves.

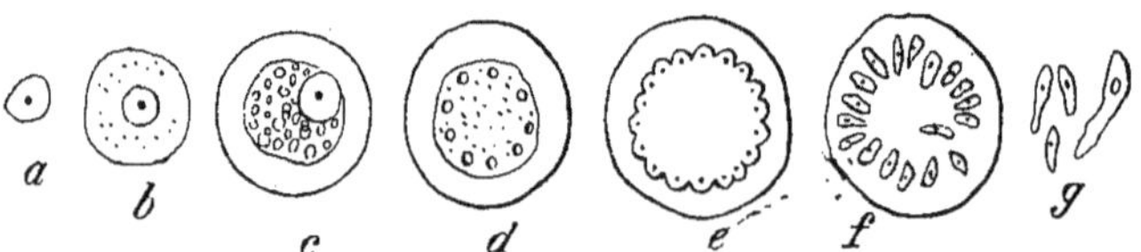

Fig. 24. — *Cycle évolutif de Pfeifferia.* — *b*, forme cellulaire complexe; *c*, kyste à masse sphérique nucléée; *d*, divisions du noyau portées à la périphérie; *e*, *f*, *g*, divisions du noyau et formations des sporozoïtes; *h*, sporozoïtes.

2° *Coccidies oligosporées.* — Elles constituent un groupe très important dans lequel les coccidies que nous connaissons le mieux sont les *coccidies tétrasporées.* Ce sont ces dernières que l'on désigne sous le nom générique de « coccidium ». Le schème général est le même que celui que nous avons donné au début, pour les coccidies en général; mais le noyau ne produit que quatre sporoblastes. Parmi ces tétrasporées, certaines ont été actuellement très étudiées dans leur structure et leur évolution. La découverte de *plusieurs cycles évolutifs* indubitables pour un même coccidium résout l'importante question du *dimorphisme évolutif* des coccidies.

Nous étudierons C. oviforme et C. salamandræ. Pour le premier nous avons fait nous-même de patientes recherches au sujet de la structure et des formes évolutives en nous basant surtout sur l'étude des tissus parasités à l'état frais chez des lapins infectés, et sur des cultures.

a) *Coccidium oviforme* du lapin (Pl. VIII, fig. 6 à 21 et Fig. 25). — Il est impossible de faire ici une étude complète de ce coccidium. Nous ne ferons que signaler les points essentiels, nous réservant de traiter ailleurs cette question, avec plus de développement. Nous décrirons donc aussi brièvement que possible les formes diverses observées pour C. oviforme et ses cycles évolutifs.

Toutefois nous devons signaler d'abord la découverte que nous avons pu faire, chez les lapins très jeunes infectés par C. oviforme, de formes évolutives qui, croyons-nous, n'avaient pas encore été observées. Elles ont l'aspect de *formes micrococciques* et de *granulations* intracellulaires entourées d'une zone hyaline réfringente et incolore, absolument identique aux formes déjà décrites sous ce nom dans le cancer. Nous avons trouvé ces formes aux limites d'un foyer de coccidiose hépatique à marche rapide développé dans le foie d'un très jeune lapin (Pl. IX, fig. 1, *a*).

Ces formes de petite taille sont sans doute communes à tous les cycles évolutifs qui sont au nombre de trois : cycle sporulé, cycle asporulé à divisions peu nombreuses, cycle asporulé à divisions extrêmement nombreuses.

α) *Cycle sporulé.* — Au début on trouve les formes micrococciques et les granulations plus ou moins volumineuses entourées d'une légère zone hyaline : celle-ci devient très épaisse et constitue une forme cellulaire (Pl. VIII, fig. 6, 7, 8) (Fig. 25, *b*, *c*) : on peut apercevoir quelquefois dans certaines de ces formes un corps en croissant qui embrasse la granulation ronde centrale. Simond pense que l'existence de ce corps secondaire en croissant caractériserait le début du cycle sporulé. Je ne puis, d'après mes observations, rien invoquer pour ou contre cette opinion.

Dans la zone hyaline devenue très large apparaissent des fragments irréguliers, volumineux, homogènes, qui se portent vers la périphérie et *peuvent se grouper d'une façon symétrique par rapport au noyau*. Nous avons observé, dans le foie d'un jeune lapin faisant de la coccidiose aiguë, des figures qui nous ont paru en rapport avec la formation de ces fragments. On constate, en effet, dans des coccidies intracellulaires déjà volumineuses et ovales une grande masse colorée en bleu par l'Ehrlich, homogène et qui s'étire dans divers sens pour former des sortes de pseudopodes (Pl. VIII, fig. 9). Chacun d'eux se sépare en fragments qui se portent vers la périphérie pour s'aplatir de plus en plus, suivant le contour du parasite (Pl. VIII, fig. 10); ils finissent par se réunir par leurs extrémités et former une bordure continue, bosselée (Pl. VIII, fig. 13), qui s'unifie de plus en plus et constitue la paroi kystique externe. Nous devons rapporter ici une forme de structure très curieuse dans laquelle il existait un double rang de fragments réguliers, cuboïdes, dont l'un paraît être en rapport avec la formation de la paroi externe, l'autre avec la formation de la membrane interne du kyste (Pl. VIII, fig. 14). La masse homogène primitive à pseudopodes d'où dérivent ces fragments (Pl. VIII, fig. 9) nous a paru provenir de la condensation de la substance hyaline.

En même temps on voit apparaître dans la coccidie des granulations fines, rondes, réunies en petits amas sphériques et fortement colorées en bleu noir par l'Ehrlich ; ces petits amas, d'abord en nombre très variable (Pl. VIII, fig. 11) peuvent se réunir en deux sphères volumineuses de chaque côté du noyau central (Pl. VIII, fig. 12). Ces granulations ont les caractères des granulations plastiques de Thélohan.

Lorsque la paroi kystique est formée, ces deux sphères granuleuses viennent se répandre autour du noyau (Pl. VIII, fig. 15) et finissent par se fusionner. Toute la masse protoplasmique se rétracte, formant une masse sphérique dont les granulations plastiques empêchent parfois de voir le noyau central vésiculeux et nucléé.

Ce noyau se porte à la périphérie (Pl. VIII, fig. 16) et on peut observer très nettement le phénomène de la *fonte de la membrane nucléaire* qui se dilate en formant des boursouflures hyalines et finit par se dissoudre. Le noyau prend alors l'aspect décrit sous le nom de *noyau en flamme*.

La division du noyau qui se fait par *karyokinèse* (Pl. VIII, fig. 18) aboutit à la formation de 4 noyaux nucléolés (Pl. VIII, fig. 19), autour desquels la sphère protoplasmique se condense et se divise pour former 4 sporoblastes. Chaque sporoblaste formera une spore constituée par une membrane d'enveloppe et renfermant à chaque pôle une masse homogène irrégulière ou ovale et des granulations fines (Pl. VIII, fig. 17). Chacune des masses polaires s'allonge et forme un *corps en croissant* ou *sporozoïte* à gros noyau nucléolé ; entre ces 2 sporozoïtes existe un corps de reliquat assez volumineux.

β) *Cycle asporulé à mérozoïtes.* — Il est difficile de retrouver tous les stades du cycle évolutif asporulé aboutissant à la formation de mérozoïtes ; nous y sommes parvenu toutefois en étudiant la coccidie aiguë des lapins jeunes et après de longues recherches. Les recherches de Podwyssozky et celles plus récentes de Simond avaient déjà bien mis au point la question.

Le point de départ est toujours la granulation, son passage à l'état de forme cellulaire composée d'une masse de protoplasma nucléée entourée d'une zone hyaline étendue. Le cycle que nous étudions est essentiellement constitué par la division du noyau et du protoplasma en fragments plus ou moins nombreux, de 8 à 50 *(macro* et à *micromérozoïtes)* dans la masse protoplasmique du parasite : cette division peut être poussée si loin que les particules nucléaires apparaissent dans le protoplasma de la coccidie comme des grains de poussière chromatique (microsporozoïtes de Podwyssozky ou chromatozoïtes de Simond).

Cycle asporulé à macromérozoïtes (Fig. 25, *a* à *h*). — Le noyau se divise en deux parties qui se subdivisent à leur tour (*d*).

Cette division peut être directe, ainsi que nous l'avons constaté, mais il est probable qu'elle se fait surtout par division mitotique. Nous avons observé des divisions de cet ordre mais trop imparfaitement pour avoir une opinion ferme sur leur degré d'importance. Ces fragments nucléaires se portent vers la périphérie ou se disséminent dans le protoplasma (*f*) qui se condense autour d'eux de façon à former de petites sphères à gros noyau dont l'ensemble représente une morula (Fig. 25, *g* et Pl. VIII, 20.) Nous avons compté jusqu'à dix petites sphères ; chacune d'elles s'allonge, prend une forme ovale à bouts effilés pour constituer un mérozoïte (*h*).

Lorsque le nombre des divisions nucléaires est plus grand le nombre des mérozoïtes est par suite très augmenté et leur volume est bien plus petit : ce sont des *micromérozoïles*.

Évolution à microsporozoïtes ou chromatozoïtes (Fig. 25, *i*, *j*, *k*). — Nous n'avons pu arriver malgré des examens répétés qu'à la constatation du stade de granulations fines disposées à la périphérie ; nous n'avons jamais vu le stade cilié.

Le noyau se divise en un nombre extrêmement grand de particules très ténues (Fig. 25, *i*). Ces granulations chromatiques se disposent à la surface du protoplasma et s'allongent en petits bâtonnets (Fig. 25, *j*) qui s'excapsulent et se transforment en une sorte de cil ou flammèche effilée n'adhérant au protoplasma que par l'extrémité la plus large (Fig. 25, *k*). Ces cils se meuvent avec rapidité, en tourbillon, autour de la masse protoplasmique dont ils finissent par se séparer. Ce sont ces corps que Simond appelle des *chromatozoïtes* ou *pseudoflagelles*.

Nous devons signaler encore un cycle évolutif particulier admis par Labbé et qui serait un mode de reproduction par *bipartition simple*. Nous avons constaté un processus de cet ordre. Quant à la *bipartition indéfinie* soutenue par le même auteur, nous n'avons pas pu nous former une opinion à cet égard.

Examen de cultures de kystes de C. oviforme. — Il est possible d'isoler à l'état de pureté une grande quantité de kystes de C. oviforme, des tumeurs hépatiques du lapin. Si on les ensemence sur du bouillon, sur un milieu composé mi-partie d'albumine de l'œuf et mi-partie d'eau, ou bien sur des œufs complets, on peut suivre certains stades de développement contrairement à l'opinion qui veut que les kystes demeurent tels quels dans les milieux où on les place.

Le kyste s'ouvre et la masse protoplasmique nucléée sort de la cavité kystique pour prendre une forme irrégulière. Le noyau devient très volumineux et le nucléole se divise en quatre fragments. La membrane nucléaire se ramollit, se lobe et il se fait une division complète du protoplasma et des nucléoles, aboutissant à la formation de petites sphères nucléées. Nous avons assisté ainsi au développement de quatre formes sphériques dans la masse protoplasmique : par une pression exercée sur la lamelle on peut

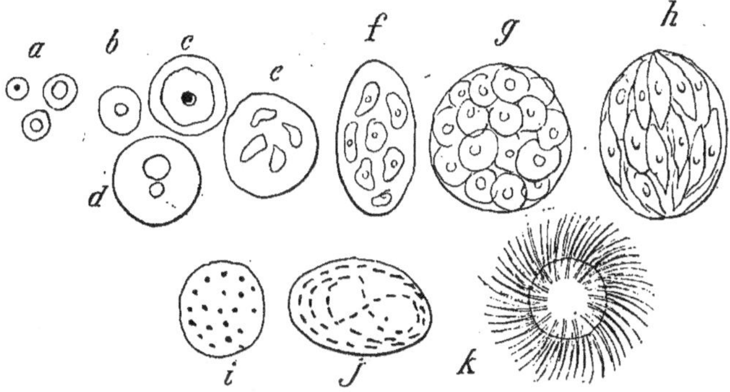

Fig. 25. — *Cycles asporulés à mérozoïtes et micromérozoïtes ou chromatozoïtes de C. oviforme du Lapin.* — De *a* en *h*, cycle à mérozoïtes de grande taille ; *d*, division du noyau ; *g*, morula ; *h*, sphère à mérozoïtes ; de *i* en *k*, cycle à chromatozoïtes ; *i*, *j*, fines divisions nucléaires ; *k*, sphère à chromatozoïtes.

voir ces corps sortir du protoplasma et du kyste à l'orifice micropylaire élargi.

Nous devons signaler une forme de développement obtenue par culture de coccidium oviforme sur le *sang de lapin rendu incoagulable par l'extrait de sangsue :* des formes cellulaires nucléées peuvent présenter des divisions nucléaires et arriver à la formation asporulée aboutissant à la morula.

En suivant diverses cultures sur bouillon, nous avons été frappé par un kyste volumineux, renfermant une grande masse ronde, homogène, à stries radiées, très réfringentes, au centre de laquelle existait un amas de grosses granulations.

Nous avons essayé de suivre le développement des coccidies
en injectant des kystes très nombreux en un point déterminé de tissu sous-cutané du lapin et en faisant le raclage de ce
point après un temps variable, ou bien en injectant les kystes dans la
chambre antérieure de l'œil. Dans ce milieu nous avons surtout
observé des formes cellulaires très variables, les unes petites et formées d'une masse de protoplasma nucléée, d'autres formées de plusieurs zones concentriques. Un élément d'un très grand volume
présentait deux masses externes en forme de croissants volumineux
réunis par leurs extrémités et enfermant une forme ronde à zones
concentriques multiples et à noyau nucléolé.

b) *Coccidium salamandræ* (Fig. 26). — C. salamandræ doit
être signalé et décrit avec ses divers cycles parce qu'il offre
l'exemple d'une *coccidie faisant son évolution dans le noyau des cellules.* Steinhaus, en 1889, en a décrit l'évolution asporulée intranucléaire ; Simond a repris l'étude de cette coccidie et a montré
qu'il existait un cycle sporulé et par suite, comme pour C. oviforme, un *dimorphisme évolutif.*

α) *Cycle sporulé.*— Début par une petite masse hyaline, à granulation centrale dans le noyau de la cellule-hôte (Fig. 26, *a*):

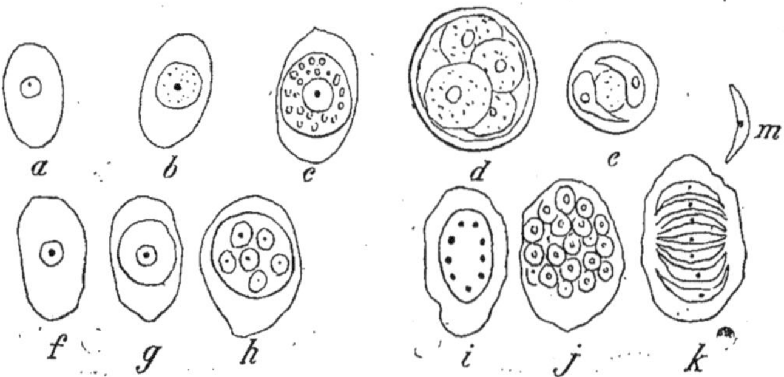

Fig. 26. — *Cycles évolutifs sporulé et asporulé de C. Salamandræ.* — *a* en *e*, cycle sporulé
tétrasporé à deux sporozoïtes ; *f* en *k*, cycle asporulé à mérozoïtes de petite taille.

cette masse s'accroît et présente de fines granulations chromatiques *(b)* ; son noyau devient vésiculeux et le protoplasma se
remplit de granulations volumineuses *(c)* ; il se produit une paroi

kystique avec rétraction du protoplasma vers le centre, puis la masse se partage en deux et en quatre sphères nucléées (sporoblastes) présentant une membrane d'enveloppe *(d)* ; dans chacun des sporoblastes les granulations se portent au centre et il se forme deux corps réfringents, les *sporozoïtes*. Chaque sporoblaste formant donc une spore qui renferme deux sporozoïtes nucléés et une masse de reliquat *(e)*.

β) *Cycle asporulé à mérozoïtes* (Fig. 26, de *f* à *k*). — Les figures de ce cycle, données par Steinhaus, sont des plus remarquables. Le parasite apparaît d'abord dans le noyau comme une petite masse hyaline nucléée *(f)* : cette masse grandit, son noyau prend un nucléole *(g)* qui se dédouble, puis se divise en quatre, huit, dix fragments et plus *(h)*. Ces noyaux se portent à la périphérie du protoplasma *(i)* qui se condense autour d'eux et forme de petites sphères *(j)* s'allongeant pour former des mérozoïtes en nombre variable, de grande ou de petite taille *(k)* et présentant des mouvements très actifs.

γ) *Cycle asporulé à chromatozoïtes.* — Il est absolument identique à celui de C. oviforme. Il est inutile de le décrire à nouveau ici. Pour arriver à la formation des pseudoflagelles, vus pour la première fois par M. Metchnikoff, le noyau de la petite coccidie doit se diviser un nombre de fois si considérable que les granulations nucléaires apparaissent comme une fine poussière. Les flagelles qui en dérivent sont très courts et se meuvent avec vivacité, en procédant par bonds.

Toutes ces formes asporulées sont d'une *grande fragilité* et meurent rapidement sous la moindre influence de modification du milieu.

2. Gymnosporées.

L'étude des cycles évolutifs des coccidies nous montre que plus leur évolution se fait dans le protoplasma cellulaire, plus la paroi kystique devient mince, fragile, jusqu'au moment où elle disparaît totalement. On a alors ces cycles à évolution rapide, totalement intracellulaires, cycles asporulés par division du noyau aboutissant aux mérozoïtes, ou par simple division directe. De là le dimorphisme que nous avons constaté.

Le dimorphisme montre l'erreur que l'on avait commise lorsqu'on avait voulu ranger dans une classe à part toutes les formes qui évoluent sans paroi kystique, sous le nom de Gymnosporées. Ainsi C. Salamandræ qui avait été compris dans cette classe a dû être placé dans les coccidies lorsqu'on a découvert son stade kystique sporulé.

L'absence ou la présence du kyste ne caractérisent donc pas telle ou telle espèce, mais sont simplement en rapport avec le cycle évolutif qui dépend lui-même du degré de vie intra-cellulaire du parasite. Aussi a-t-on été amené à penser que tous les sporozoaires Gymnosporés pourraient bien faire partie de la classe des coccidies. Pour les parasites endoglobulaires en particulier, il n'est pas possible de rejeter l'existence de *formes de résistance*, de formes enkystées, si l'on veut expliquer la diffusion périodique de ces parasites. Il reste à les découvrir. L'existence de formes enkystées pour les gymnosporées est d'autant plus probable qu'il existe des parasites endoglobulaires à peu près identiques, mais présentant un stade enkysté très fragile indubitable (Drepanidium).

Je ne décrirai ici que deux types de Gymnosporées dont les formes sont à comparer avec certaines formes parasitaires trouvées dans des cancers à marche rapide.

a) *Halleridium*. Parasite du sang de l'alouette (Fig. 27, de *j* en *p*). — Petite masse claire nucléée *(j)* qui augmente de volume, prend un noyau clair nucléolé *(k, l, m)*. Les extrémités du parasite se renflent, la partie médiane s'étire et le noyau se divise en deux parties qui se portent dans chaque renflement (Fig. 27 *n*). Là le noyau se divise en petits fragments qui se rangent à la périphérie et soulèvent le protoplasma *(o, p)*. Celui-ci se condense autour d'eux et ce processus aboutit à la formation d'un amas de petites sphères rondes nucléées *(q)*. Pour certains auteurs, chaque petite sphère représenterait un sporozoïte, de sorte qu'Halleridium serait une coccidie disporée à spores nues.

b) *Hemamœba* (Laverania). — Ce sporozoaire, vivant dans le sang de l'homme, est formé au début par un petit corps amiboïde à noyau (Fig. 27, *a*) qui augmente de volume et présente des mouvements amiboïdes (*b*) ; il remplit presque tout le globule rouge, forme un *corps sphérique* à noyau nucléolé, à pigment mélanique (*c*). Il se fait une division nucléaire ; le protoplasma se divise en secteurs suivant ces divisions (*d*) et on aboutit à la formation d'un corps en rosace ou en marguerite (*e, f*).

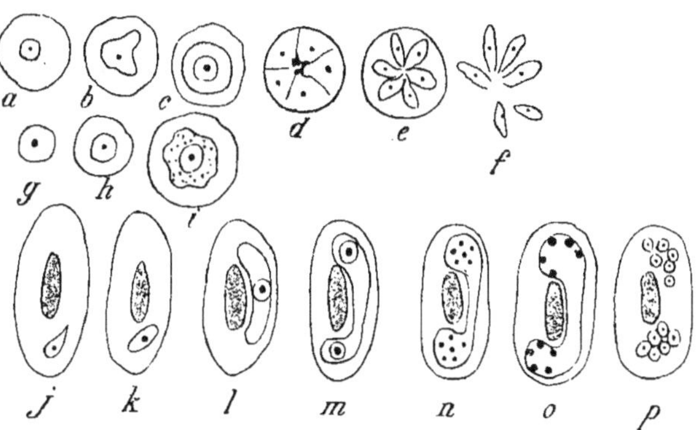

Fig. 27. — *Cycles évolutifs de Gymnosporés.* — De *a* en *f*, Hemamœba (Laverania) : stade en rosace ; de *g* en *h*, structure de ces formes nues ; de *j* en *q*, Halteridium ; cycle évolutif.

Les corps à forme cellulaire ont une structure très précise, identique à celle des formes cellulaires du cancer : nucléole, noyau, granulations fines, zone homogène, zone hyaline (fig. 27, *g, h, i*).

Il existe ici un véritable *dimorphisme*, constitué par la transformation du corpuscule du début en *corps en croissant* nucléé ; celui-ci prend ensuite une forme ronde dans laquelle le noyau se divise en petits fragments aboutissant à une véritable sporulation.

Les *flagella* des hemamœba seraient assimilés par Simond aux chromatozoïtes des coccidies.

3. Grégarines.

Les grégarines, avons-nous dit, peuvent être considérées comme des coccidies dont le stade adulte serait connu.

Nous avons étudié de nombreuses espèces de grégarines.
nous nous contentons de présenter ici quelques types qui nous
ont paru les plus propres à être rapprochés des formes parasitaires du cancer.

a) *Grégarine du Lombric* (Fig. 28). — Grégarine acéphale
qui habite le testicule, la cavité générale et l'intestin du Lombric.

Le protoplasma granuleux du kyste et le noyau se divisent en
deux (Fig. 28, *a),* puis en 4 sphères *(b).* Le noyau continue à se
diviser ; les fragments nucléaires se portent à la périphérie,
s'entourent de protoplasma et constituent les sporoblastes qui
donnent naissance chacun à une spore implantée sur la sphère
granuleuse centrale (Fig. 28, *c).* Celle-ci se désagrège et les
spores sont en liberté dans le kyste, en très grand nombre *(d).*

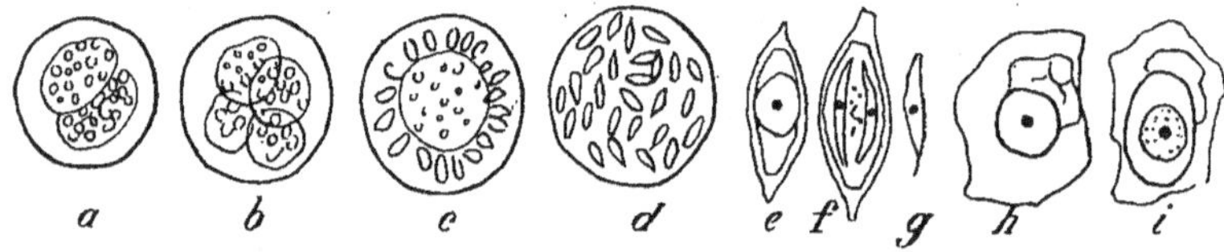

Fig. 28. — *Cycle évolutif de la grégarine de Lombric.* — *c,* formations des spores sur la
sphère centrale granuleuse ; *d,* kyste renfermant un grand nombre des spores ; *e, f,* spores
à sporozoïtes ; *h, i,* formes jeunes intra-cellulaires.

Dans chaque spore se forment des sporozoïtes *(f),* qui, mis en
liberté *(g),* vont envahir les cellules testiculaires et prendre la
forme d'une petite masse hyaline, ronde, nucléée *(h).* Cette forme
va devenir plus complexe *(i)* pour aboutir ensuite au kyste.
(Comparer au cycle à microspore de l'Exemple I).

b) *Grégarine de Pimelia bipunctata.* — Nous ne voulons pas
en suivre l'évolution que nous avons étudiée de près, mais nous
voulons rapporter surtout certaines figures que nous avons dessinées d'après nos préparations et qui représentent un type de
kystes à nombreux sporoblastes et de *kystes polysporés,* ressemblant
d'une façon extrêmement frappante à ceux de l'observation XI
(Pl. III, fig. 7 à 20). Le kyste au début présente une double paroi
fine, un contenu granuleux à gros noyau nucléolé (Fig. 29, *a).*
Le protoplasma et le noyau se divisent, et il se forme des

sporoblastes volumineux, granuleux, à double noyau ; ces sporoblastes (Fig. 29, *b, c)* deviennent nombreux, et forment des *spores en navicelle* à double paroi, contenant un gros noyau au centre d'une masse hyaline (Fig. 29, *d).*

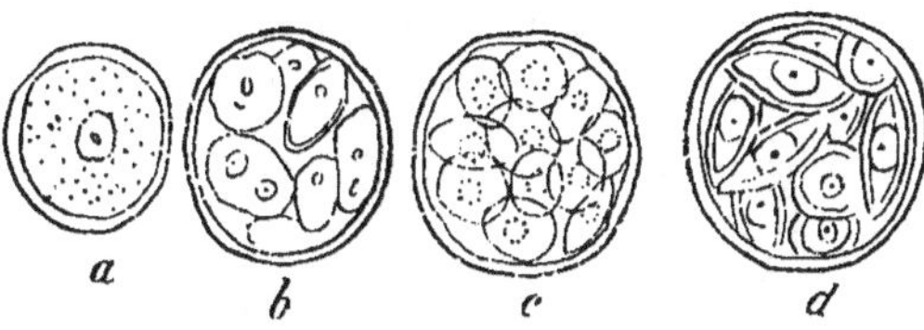

Fig. 29. — *Cycle évolutif sporulé* (polysporie) *de grégarine de Pimélia.* — *a,* forme kystique simple ; *b,* divisions nucléaires ; *c,* sporoblastes ; *d,* kyste renfermant un grand nombre de spores ovales.

c) *Hémogrégarines.* — On les trouve dans le sang de la grenouille, du lézard, etc. Ce sont des sporozoaires endoglobulaires qui possèdent un stade évolutif délicat, amiboïde comme les gymnosporées, mais qui s'enkystent dans une paroi délicate remplie de très nombreux sporozoïtes (Drepanidium). Cette espèce est très remarquable, car elle constitue une sorte d'intermédiaire entre les grégarines, les coccidies et les gymnosporées.

Myxosporidies.

Les myxosporidies forment des masses irrégulières, d'aspect amiboïde et composées d'un protoplasma et de noyaux. Le proto

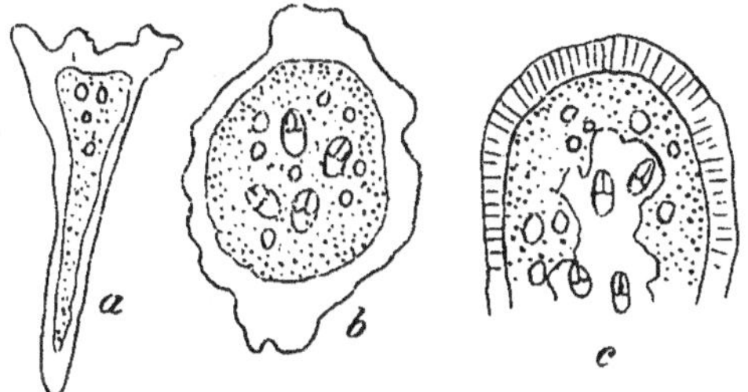

Fig. 30. — *Myxosporidies.* — *a,* masse sarcodique nucléée ; *b,* masse sarcodique renfermant des spores ; *c,* masse sarcodique finement striée à la périphérie et renfermant des noyaux et des spores.

plasma présente une partie périphérique différenciée formée d'un cytoplasme hyalin (ectoplasme) tandis que la partie centrale est granuleuse (Fig. 30, *a).* Les noyaux sont situés dans la partie

granuleuse et sont en nombre variable ; leur multiplication se
fait par mitose.

Ces masses sont douées de *mouvements* ; elles émettent des
pseudopodes surtout lorsqu'elles sont encore à l'état jeune.

A côté des noyaux, il existe des *spores* dans la partie granuleuse
(endoplasme), et la formation de ces spores n'entraîne nullement
la dégénération de la masse amiboïde qui continue à se mouvoir et
à s'accroître (Fig. 30, *b*).

Les spores procèdent des noyaux de l'endoplasme autour desquels le protoplasma se condense pour former un *sporoblaste*.
Chaque sporoblaste forme une *spore* qui contient trois parties :
deux capsules polaires et une masse plasmique. Celle-ci est la
partie essentielle, le point de départ du cycle évolutif. Lorsque les
spores sont mûres, un *filament* sort des capsules polaires, le kyste
s'ouvre suivant deux valves et la masse protoplasmique intérieure
s'échappe grâce à ses mouvements amiboïdes.

<h2 style="text-align:center">II. — Étude comparative entre les parasites du cancer
et les sporozoaires.</h2>

Si l'on rapproche les figures des diverses espèces de Sporozoaires de celles que nous avons rencontrées dans les cancers, on
constate entre elles des ressemblances frappantes. Il n'existe pas
seulement une parenté morphologique, mais la structure et
les colorations sont identiques. D'autre part, les cycles évolutifs
paraissent calqués les uns sur les autres, et le dimorphisme
existe dans les deux cas.

1° *Morphologie.* — Nous trouvons, chez les sporozoaires, les
mêmes types principaux que nous avons décrits dans les cancers.
Nous avons pu découvrir pour la coccidie du lapin le stade de *granulation* et les *formes micrococciques*, avec leur zone hyaline réfringente et leur petite masse centrale homogène. Cette zone hyaline
peut se présenter avec un développement considérable et contenir
dans son intérieur des corps auxquels leur structure complexe nous
a fait donner le nom, dans les cancers, de formes cellulaires. La

comparaison entre ces formes cellulaires des sporozoaires et des parasites du cancer ne permet de constater aucune différence : même succession de zones concentriques homogènes ou granuleuses, noyau vésiculeux, nucléole, fragments périphériques précédant la formation de la paroi kystique (comparer les figures 6 à 21 de la Planche VIII avec les figures des Planches I et II par exemple).

Les *formes enkystées* rondes ou ovales ne sont pas moins faciles à rapprocher : l'on n'a qu'à comparer les figures 16 à 19 de la Planche VIII aux figures 7 et 13 de la Planche VI, aux dessins *d, e, f* de la Figure 18 ; aux dessins *d, e, f* de la Figure 19, etc., et en particulier à la figure 2 de la Planche II, aux dessins *a, b, c,* de la Figure 13.

Les formes à microspores présentent, dans les deux cas, des figures superposables : ainsi les dessins *m, n, o, p, q* de la figure 15, le dessin *m* de la Figure 19, — sont identiques aux dessins *c, d, e, f* de la Figure 24.

Il en est de même pour les formes à *morulas,* et l'on ne peut souhaiter une ressemblance plus parfaite que celle qui existe entre les Figures 26 à 29 de la Planche IV, les Figures 9, 10, 11 et 12 de la Planche V ; les Figures 8 et 9 de la Planche VI et 2 de la Planche VII ; le dessin *e* de la Figure 20, le dessin *h* de la Figure 21, le dessin *m* de la Figure 14, — et le dessin *g* de la figure 25, les dessins de *f* en *m* de la Figure 25, etc.

Si l'on examine la figure 23 de la Planche I on y reconnaît le dessin le plus précis d'une spore à deux sporozoïtes avec une volumineuse masse de reliquat, aussi net, aussi complet que s'il s'agissait de la forme sporulée la plus pure, rencontrée chez une coccidie ou une grégarine.

Enfin, nous avons pu trouver dans les cancers plusieurs figures du type à *chromatozoïtes* des sporozoaires, en particulier le stade à pseudoflagelles ou chromatozoïtes (comparer Figure 25, *k* et Figure 3, *a).*

2° **Les réactions colorantes** sont également comparables. Nous avons surtout employé dans la coloration à l'*état frais* des

tissus animaux infestés de sporozoaires, la safranine aqueuse,
la liqueur de Biondi, l'Ehrlich dilué, le bleu de Roux. Ce sont
les mêmes parties, comparativement aux parasites du cancer,
qui sont réfractaires aux couleurs, en particulier la zone hyaline
et les noyaux vésiculeux ; ce sont les mêmes qui se colorent vivement, comme les masses nucléaires, les formes jeunes, les nucléoles
et le protoplasma granuleux. Les granulations fines se colorent vivement par l'hématoxyline. Dans le cas de formes cellulaires
complexes, on trouve, après coloration par l'Ehrlich et le Biondi,
la même succession de couleurs ou de teintes que dans le cancer :
ainsi le nucléole est coloré en rouge vif, le noyau à peine teinté en
lilas, une première zone de protoplasma homogène est en bleu violacé, les autres d'une couleur variant du rose au rouge vineux.

Mêmes affinités particulières pour les parasites étudiés dans
des coupes histologiques de tissus malades. L'hématéine colore
fortement les noyaux et l'éosine colore en rouge vif la zone hyaline (Pl. VIII, fig. 6 à 21), etc.

3° *La structure* offre les mêmes analogies générales et les
mêmes variations suivant les périodes évolutives. Nous retrouvons à la périphérie cette *masse hyaline* sur laquelle nous avons
déjà longuement discuté. Chez les sporozoaires, d'une façon générale, elle présente les mêmes caractères que chez les parasites du
cancer et il nous faudrait répéter pour ceux-là ce que nous avons
déjà dit à propos de ceux-ci. Nous retrouvons la même homogénéité, la même réfringence, la même résistance aux couleurs et
cette même zone plus claire, plus brillante dans sa partie centrale
qui adhère à la masse protoplasmique.

Cet ectoplasme hyalin, car c'est ainsi que nous l'avons considéré, est encore plus facile à étudier chez les myxosporidies car il
y prend un développement très considérable. Il peut présenter les
mêmes aspects particuliers que nous avons notés chez certains parasites du cancer. Il donne par exemple des *expansions pseudopodiques* volumineuses, ou bien présente des *stries rayonnées* dues
également, semble-t-il, à une différence de réfringence. Thélohan a
parfaitement étudié ces stries : elles peuvent être visibles à l'état

frais, mais elles deviennent très apparentes sur les coupes histologiques. Il peut n'exister qu'un rang de stries rayonnées ; ou bien elles sont disposées sur deux couches concentriques, ou bien encore elles présentent une structure radiée compliquée (Thélohan. Les Myxosporidies. *Bulletin scientifique*, 1894). Parfois l'ectoplasme forme une zone hyaline très limitée mais offrant de place en place l'apparence de plissements.

Thélohan admet pour les sporozoaires, comme nous l'avons admis pour les parasites du cancer, que ces aspects divers de la zone hyaline sont réels et normaux. Toutefois, les plissements, les bords gondolés proviennent d'altérations dues aux réactifs ; les striations fines se trouvent d'ailleurs sur les sporozoaires vivants et on a montré en outre que les formes de striations varient avec les espèces de parasites.

Chez C. oviforme du lapin, nous avons étudié l'évolution des gros fragments irréguliers de la périphérie de la zone hyaline aboutissant à la formation de la paroi kystique, (Pl. VIII fig. 9, 10, 13, 14) et nous avons pensé que, comme pour le cancer (voir fig. 2, *a, b, c*, Pl. II) ,elles sont dues à la condensation de la zone hyaline. Ces fragments fixent en effet l'hématéine, la safranine, au même titre que la zone hyaline et ne représentent pas de divisions nucléaires comme le pensait Pfeiffer.

Les granulations plastiques de Thélohan sont ces granulations fines, rondes, colorables par l'aurantia, l'acide picrique, la négrosine. Elles existent abondamment dans les parasites du cancer comme chez les sporozoaires, en particulier dans les grandes formes cellulaires qui précèdent le kyste et dans la sphère volumineuse intrakystique. En suivant leur développement, il nous a semblé qu'elles étaient dues à la transformation granuleuse du protoplasma des diverses zones homogènes des formes cellulaires.

Pour la structure de la *granulation* primitive située au centre de la zone hyaline, nous ne dirons rien de plus que ce que nous avons dit au sujet de ces formes dans le cancer. On trouve dans les parasites du cancer comme chez les sporozoaires une forme en croissant qui entoure la granulation ronde centrale. Nous ne croyons pas qu'il faille considérer cette granulation comme un noyau mais, ainsi que nous l'avons dit plus haut, comme une petite masse protoplasmique dans laquelle va se former d'abord un noyau homogène, puis un noyau vésiculeux nucléolé.

4° *Cycles évolutifs.* — Nous avons vu que, pour les cancers et les sarcomes, nous avons pu reconstituer des cycles évolutifs variables suivant les tumeurs :

Le *cycle sporulé à grosses spores* des parasites du cancer est entièrement superposable au même cycle des sporozoaires. Les dessins *f, g, h* de la Figure 23 sont comparables aux figures 22, 23, 25 de la Planche IV, et aux dessins *a, b, c, d* de la Figure 11. Les dessins *a* à *e* de la Figure 26 sont également comparables aux dessins *a* à *g* de la Figure 16 ; enfin les dessins *a, b, c, d* de la Figure 29 sont très exactement identiques aux figures 7 à 18 de la Planche III. Ce sont là des kystes polysporés. Parmi les oligosporés les termes identiques sont nombreux, surtout pour les tétrasporés : comparez les figures 11 à 19, de la Planche VIII aux dessins *d, e, f* des Figures 16 et 17, aux dessins *d, e, f* de la Figure 18, aux dessins *d, e, f, g, h* de la Figure 19, aux figures enkystées de la Planche II, etc.

Les cycles sporulés à microspores présentent une ressemblance vraiment remarquable. Pour s'en convaincre on n'aura qu'à opposer les formes des Figures 24 et la Figure 28, aux dessins *h* à *q* de la Figure 15 ou à la Figure 2, *a, d* de la Planche II.

Les cycles asporulés à grands et petits mérozoïtes ne sont pas moins typiques dans les deux cas. Les diverses phases sont absolument les mêmes, complètement superposables : comparez, forme à forme, (macromérozoïtes) les cycles de sporozoaires représentés de *a* à *h*, Figure 25, et, pour les parasites du cancer, les cycles représentés par les dessins de la Figure 20, ceux de la Figure 14, de *h* à *m*, et les figures 26 à 29 de la Planche IV ; les fig. 9, 10, 11, 12 de la Pl. V.

Des *micromérozoïtes* sont représentés dans la Figure 26 (*f* à *k*) pour les sporozoaires, et, pour les parasites du cancer, dans la Figure 21, et la Figure 15 *(r à u)*.

Les cycles asporulés en rosace ou en marguerite du cancer ressemblent très exactement à ceux que nous avons décrits, à l'hématozoaire par exemple. On mettra en parallèle la Figure 27 *(a à f)* avec les dessins de *g* en *l* de la Figure 18 et ceux de *f* à *j* de la Figure 17.

Nous devons rapprocher de ces cycles un mode d'évolution que nous avons trouvé fréquemment dans les cancers à marche rapide et qui résulte de la division du noyau en un très grand nombre de formes très petites qui se disposent en cercle, en couronne, autour d'une zone hyaline. Nous voulons parler des formes dessinées en *f*, Figure 21, dans les figures 8 et 9 *(n)* de la Planche VI, les figures 3 *(n)* et 11 *(b)* de la Planche VII. On peut rapprocher ce cycle de celui qui est dessiné pour Halteridium (Fig. 27, de *j* à *q*).

Enfin le *cycle à chromatozoïtes* existe dans le cancer comme chez les sporozoaires (Fig. 3, *a*, et Fig. 25, *k*).

5° **Dimorphisme.** — La ressemblance entre les parasites du cancer et les sporozoaires va encore plus loin. Non seulement on retrouve dans les cancers les mêmes cycles que chez les sporozoaires, mais encore un même parasite peut, comme un sporozoaire, évoluer dans une même tumeur suivant des cycles différents.

La coccidie du lapin peut présenter un cycle sporulé, un cycle asporulé à mérozoïtes, un cycle à chromatozoïtes (Pl. VII, fig. 6 à 21, et Fig. 25); il en est de même pour C. Salamandræ (Fig. 26).

Parmi nos cancers, l'observation III (Pl. I et II), offre un type remarquable de dimorphisme puisque nous avons pu nettement déterminer dans cette tumeur un cycle sporulé aboutissant à de grosses spores à deux sporozoïtes, un cycle sporulé à microspores, un cycle asporulé à micromérozoïtes, enfin un processus de reproduction par division directe (Fig. 15). Les Figures 17, 18, 19 sont encore des exemples de cycles évolutifs multiples mais moins compliqués.

III. — Détermination de l'espèce de sporozoaire à laquelle appartient le parasite d'une tumeur donnée.

Ce que nous venons de dire du dimorphisme évolutif grâce auquel un parasite peut évoluer dans une tumeur avec plusieurs cycles si différents les uns des autres, ou, ce qui rend encore plus difficile l'étude, avec un seul cycle asporulé à divisions très nombreuses, permet de comprendre qu'il soit difficile de déterminer, à l'heure actuelle, à quelle espèce de sporozoaire appartient le parasite rencontré dans un cancer déterminé.

La grande quantité d'espèces de sporozoaires qui existent dans la nature et que nous ignorons rend encore la tâche d'autant plus difficile. Cependant la connaissance de rapports précis entre le parasite d'un cancer et un sporozoaire bien défini aurait une grande portée au point de vue de l'étiologie et de la prophylaxie des tumeurs malignes.

En interrogeant minutieusement nos malades nous sommes arrivé à des probabilités dans la détermination du parasite de certains cancers.

Ainsi, pour l'Observation II, il s'agit d'un homme jeune qui garde dans sa langue pendant 30 jours une arête de poisson et qui assiste au développement progressif, au point piqué, d'un épithélioma. Or l'examen de la tumeur à l'état frais et sur des coupes nous a fait constater un sporozoaire enkysté, tétrasporé, à spores renfermant deux volumineux sporozoïtes ; des spores peuvent encore être renfermées dans le protoplasma de cellules géantes (Pl. IV, fig. 1 à 18 ; Pl. VIII, fig. 4 et 5). Ne s'agirait-il pas là d'une de ces *Coccidies de poisson* décrites par Thélohan. Cela nous paraît d'autant plus probable que le foie et le rein qui renferment une grande quantité de spores sont fortement adhérents aux arêtes.

Dans l'*observation* XIX (cancer du cardia) nous avons affaire à une coccidie polysporée à coque épaisse, ronde ou en tricorne et qui ressemble fort à la coccidie polysporée de l'hélix. Or nous verrons plus loin les relations qui nous paraissent exister entre les ingestions d'escargots crus et le cancer stomacal.

A rapprocher encore les figures 19 à 25, Pl. IV (cancer de l'estomac et du foie) des coccidées polysporées. Enfin dans l'Observation XXVI nous avons assimilé complètement les grandes cellules pseudopodiques ou myéloplaxes à des *myxosporides* renfermant des spores à un moment variable de leur développement (voir Fig. 8).

Nous aurons à signaler les exemples encore plus précis au chapitre Prophylaxie.

Nous ne croyons pas qu'on puisse pousser plus loin le rapprochement entre les parasites du cancer et les sporozoaires, puisqu'il porte non seulement sur l'aspect morphologique mais sur les réactions colorantes, la structure intime, le processus de reproduction, et qu'il est même possible, dans certains cas, de déterminer pour une tumeur donnée l'espèce de sporozaire parasite.

Nous sommes donc bien fondé à conclure que *les parasites du cancer doivent être rangés dans la classe des sporozoaires.*

Il y a encore une ressemblance que nous ne devons pas oublier de signaler : il existe un rapport très évident entre le cycle évolutif du sporozoaire et la malignité de la maladie. A mesure que les parasites évoluent de plus en plus dans les cellules, c'est-à-dire deviennent endogènes, ils perdent leur paroi kystique, diminuent de volume, augmentent de nombre et leur processus de reproduction est plus rapide. Ainsi les figures 8, 9, 12 de la Planche VI ; les figures 11, 12 de la Planche VII, pour les cancers, et les Figures 25, 26, (de *f* à *k*), la Figure 27, pour les sporozoaires. *Or cette pullulation de formes très petites correspond chez les animaux porteurs de sporozoaires à une infection aiguë et dans le cancer à des poussées aiguës ou à une tumeur à marche rapide.*

DEUXIÈME PARTIE

PATHOGÉNIE

LES PARASITES SPOROZOAIRES SONT LES AGENTS PATHOGÈNES DU CANCER

Généralités. — La série des recherches qui précèdent nous ont amené progressivement à la démonstration complète de l'existence, dans les tumeurs cancéreuses, d'êtres animés, vivant d'une vie parasitaire et appartenant à la classe des sporozoaires.

Mais la constatation pure et simple de ce parasite dans le cancer n'implique pas fatalement qu'il y joue un rôle pathogène, qu'il soit l'agent causal des tumeurs malignes. Cependant nous pouvons déjà tirer de notre étude morphologique et biologique plusieurs arguments d'une grande valeur en faveur de l'action pathogène du parasite. Ce sont des *arguments de probabilité.* Nous devons les indiquer rapidement avant d'aborder l'exposé de preuves plus précises.

ARGUMENTS DE PROBABILITÉ

Ces arguments de probabilité sont au nombre de *six* :

Le *premier* est basé sur la *constance* des parasites dans les tumeurs malignes. Dans toutes les tumeurs que nous avons examinées nous avons toujours trouvé un ou plusieurs types des formes parasitaires que nous avons décrits et le plus souvent tous les types depuis la forme micrococcique jusqu'au kyste et à la spore. Nous avons pu reconstituer nettement pour chaque tumeur un ou plusieurs cycles évolutifs du parasite.

Le *nombre extrêmement considérable* des formes parasitaires des cancers constitue un second argument de grande valeur. En examinant, par exemple, les dessins de la Planche II, on se rend compte de cet envahissement des tissus par les parasites qui arrivent à tenir plus d'espace en surface que les tissus mêmes où ils se sont développés. En certains points il n'y pas de cellule qui ne soit parasitée et une même cellule peut contenir 2, 3, et jusqu'à huit parasites de petite taille (Pl. VI, fig. 8. 9, 12, *a*). Dans certains sarcomes les formes parasitaires pullulent dans l'intervalle des cellules et des fibres conjonctives (Pl. VII, fig. 10 et Pl. VIII, fig. 1) et l'invasion est d'autant plus prononcée que l'on a affaire à des formes plus petites, à cycles évolutifs rapides (micromérozoïtes ou division directe).

Le *troisième* argument se rapporte à la *répartition* des formes parasitaires dans les tumeurs. Nous avons indiqué comme un fait frappant d'observation que dans le carcinome, par exemple, les formes volumineuses se rencontrent surtout dans les cellules de la partie centrale des alvéoles cancéreux, tandis que les cellules de la périphérie présentent des formes jeunes, granulations ou formes micrococciques. Or c'est dans cette partie périphérique des alvéoles que prolifèrent les cellules qui, du fait de leur jeunesse, ne peuvent renfermer que des parasites à un stade peu avancé.

Ce que nous venons de dire pour l'alvéole est applicable à l'ensemble de la tumeur. C'est surtout dans les formations alvéolaires de la périphérie du cancer que le nombre des parasites est considérable et que les formes de petit volume dominent. Dans certaines tumeurs, tandis que les alvéoles du centre sont dégénérées, caséifiées ou étouffées par la prolifération conjonctive, chaque cellule des alvéoles périphériques contient une, deux. trois formes parasitaires jeunes, et l'on observe un processus actif de prolifération cellulaire.

Il y a donc un rapport entre le stade jeune du parasite et l'âge de la cellule, entre le nombre et l'activité de prolifération des parasites et la zone d'accroissement de la tumeur (Pl. II, *a* et Pl. V, fig. 11).

Le *quatrième* argument envisage le rapport qu'il nous a été facile de constater entre la *rapidité du développement du parasite et la rapidité d'évolution de la tumeur*. Ainsi les cancers à cycles asporulés et à petites divisions ont une marche plus rapide que les cancers à éléments très volumineux, à cycle sporulé, et dans les sarcomes, dont l'évolution est autrement plus rapide en général que celles des cancers, on rencontre presque exclusivement le cycle asporulé à micromérozoïtes et la division directe.

Le *cinquième argument* est basé sur le *rapport qui existe entre l'hypertrophie de l'élément cellulaire et le parasite qu'il contient*. On peut suivre l'action des parasites sur les cellules en partant des formes micrococciques et en suivant la progression dans le cours de leur développement. C'est d'abord un simple processus d'irritation simple, puis un processus d'extension et de compression aboutissant à la dégénérescence et à la rupture qui coïncide avec la mise en liberté du parasite.

Enfin le *sixième argument* repose sur la *non constatation de tout autre cause capable d'expliquer la production des cancers*. On ne peut pas invoquer une cause microbienne car des fragments de cancer non ulcéré, recueillis frais, aseptiquement, ensemencés dans divers milieux, demeurent absolument stériles.

Ces arguments de probabilité forment, par leur ensemble, un faisceau de preuves tel que l'esprit peut admettre sans difficulté la réalité du rôle pathogène de ces parasites. Des arguments de cet ordre ne sont-ils considérés comme suffisants pour faire admettre la nature parasitaire de maladies comme la Malaria, alors même que les cultures et les inoculations ne peuvent être réalisées.

Toutefois ces arguments ne constituent pas, au point de vue de la méthode scientifique, des preuves irréprochables. Ces preuves peuvent être tirées tout d'abord de l'observation faite dans la série animale ou d'une étude expérimentale ayant pour but de démontrer l'inoculabilité du cancer. Certains animaux en effet, normalement porteurs de sporozoaires déterminés et bien étudiés dans leur évolution, présentent des tumeurs parfois volumineuses dans lesquelles on trouve ces mêmes sporozoaires. La structure de ces tumeurs est simple, les cycles du parasite sont connus ; il sera dès lors plus facile de voir quel rapport peut exister entre le développement de ce parasite et les modifications tumorales des tissus.

Mais nous devons essayer de reproduire, par inoculation d'un fragment de la tumeur primitive spontanée, une tumeur nouvelle au point même d'inoculation ou en un point quelconque de l'organisme, suivant la méthode employée.

C'est surtout dans ce cas qu'il est bon d'aller du simple au composé. Partant de la tumeur spontanée des animaux renfermant des sporozoaires connus, on devra, en l'inoculant à des animaux de même espèce, reproduire une tumeur identique dans laquelle nous retrouverons les mêmes sporozoaires. Mais des animaux comme le rat, le chat, le chien, peuvent présenter des néoplasmes absolument comparables aux tumeurs malignes de l'homme, en ce sens qu'elles atteignent les ganglions, peuvent se généraliser et présentent la structure exacte du sarcome, de l'épithéliome ou du carcinome. En outre, on n'y trouve plus ces parasites à cycles parfaits, faciles à déterminer, mais des formes que la vie endogène a modifiées comme dans les cancers de l'homme. Divers expérimentateurs ont déjà tenté de transmettre par inoculation des tumeurs malignes d'un animal à des animaux de la même espèce : du rat au rat, du chien au chien ; certains ont obtenu des résultats positifs.

Les tumeurs malignes de l'homme ont pu être inoculées à l'homme : il s'est produit une tumeur identique à la tumeur inoculée. Les inoculations de cancer de l'homme à diverses espèces animales ont été tentées par de nombreux expérimentateurs. Les uns ont obtenu des résultats positifs, mais les autres ont échoué et pensent que dans les cas précédents il ne s'agissait pas d'inoculations véritables. A la suite des expériences que nous avons faites, nous pouvons dire que les tumeurs humaines sont inoculables au même titre que les tumeurs à sporozoaires connus de certains animaux.

Les tumeurs malignes sont donc inoculables. Mais à ces faits d'inoculabilité on peut objecter que la substance inoculée est complexe et que pour être absolument certain que le néoplasme secondaire est dû au développement des sporozoaires contenus dans le néoplasme spontané, il faudrait reproduire une tumeur identique par l'inoculation des sporozoaires de cette tumeur isolés à l'état de pureté.

Il faudrait donc pouvoir cultiver ces parasites et en inoculer les cultures. Malheureusement nous avons vu que si les cultures sont possibles nous ne sommes pas arrivés à pouvoir les réensemencer, de telle sorte que cette preuve nous est actuellement refusée.

Nous avons tourné la difficulté en recherchant si dans la nature il ne serait pas possible d'obtenir des sporozoaires à l'état de pureté et d'une façon aseptique.

La coccidie du foie de lapin, celle de l'escargot, remplissent bien les conditions de même que la grégarine des testicules du lombric. Elles peuvent être recueillies à l'état de pureté complète et en énormes quantités, à l'état enkysté, tout au moins pour C. oviforme et la grégarine du lombric, et inoculées à des animaux.

Dans les chapitres qui suivent nous allons faire systématiquement, mais avec le minimum possible de données bibliographiques, l'exposé des recherches expérimentales.

CHAPITRE PREMIER

ÉTUDE HISTOLOGIQUE ET INOCULATIONS DE TUMEURS SPONTANÉES
D'ANIMAUX PORTEURS D'UNE ESPÈCE DÉTERMINÉE DE SPOROZOAIRES.

Les animaux porteurs de sporozoaires sont extrêmement nombreux non seulement parmi les Invertébrés mais parmi les Vertébrés et il semblerait qu'à chaque espèce animale corresponde une espèce particulière de sporozoaire, comme si chacun de ces parasites était adapté pour un milieu animal unique. Cette spécialisation d'habitat n'est sans doute pas aussi absolue qu'on a bien voulu l'affirmer d'autant que nous sommes encore très ignorants des divers cycles évolutifs que peut revêtir un même parasite.

Toutefois, il n'est pas douteux que certaines espèces de sporozoaires se développent de préférence chez des espèces animales déterminées et le plus souvent sans mélanges d'autres formes parasitaires.

Or chez ces animaux, où le sporozoaire est ordinairement saprophyte, on peut voir survenir de véritables infections dues à la pullulation de ces sporozoaires dans les tissus et entraînant parfois la mort (coccidiose aiguë du lapin jeune), ou des néoformations au niveau des canalicules biliaires et du tissu cellulaire sous-cutané, constituant de véritables *tumeurs*.

Ces tumeurs se rencontrent assez fréquemment chez les *poissons* et on y a noté la présence du sporozoaire qui vit d'habitude chez le poisson porteur de la tumeur ; on peut en observer également chez divers animaux inférieurs, mais il est surtout facile d'étudier ces productions chez le *lapin* où la détermination de C. oviforme ne permet guère d'erreur.

I. — Psorospermose du lapin.

(Tumeurs intra-hépatiques et cutanées.)

Le lapin domestique porte fréquemment dans l'intestin et les canaux biliaires une coccidie tétrasporée, *Coccidium oviforme*, qui arrive à produire dans le foie des tumeurs pouvant atteindre le volume d'une noisette. Le plus souvent les coccidies demeurent localisées à l'intestin et au foie, mais au cours d'épidémies de coccidiose ou dans les lapinières chroniquement infectées, les animaux peuvent présenter des tumeurs volumineuses au niveau des reins, du maxillaire inférieur ou de la peau.

Nous étudierons rapidement les tumeurs du *foie* et *de la peau*. Cette étude nous fournira des renseignements de la plus haute importance en ce qui regarde le mode d'action des sporozoaires sur les éléments de nos tissus et leur répartition dans la tumeur.

Tumeurs du foie.

Ces lésions mériteraient d'être étudiées chez le lapin adulte et chez les jeunes lapins infectés, mais nous nous exposerions à dépasser le cadre de notre travail. Chez le lapin jeune, nous pourrons faire cette étude avec tout le profit désirable.

De jeunes lapins placés dans un milieu infecté de coccidies se contaminent rapidement, contractent une maladie grave qui les fait succomber en un à deux mois. Pour éviter toute cause d'erreur on peut, comme l'a fait M. Simond, prendre les lapins au moment de la naissance, les nourrir au lait stérilisé et provoquer chez eux, par l'ingestion des formes enkystées de C. oviforme, une maladie qui est bien dûe à ce parasite. Nous avons étudié des lésions hépatiques graves, tumorales, sur plusieurs pièces après fixation au Flemming, au sublimé à saturation, ou au formol. Mais, comme pour l'étude des tumeurs humaines, nous avons fait parallèlement des examens de tumeurs hépatiques, à l'état frais, par raclage ou écrasement.

Ces tumeurs reconnaissent comme point de départ un canalicule biliaire. M. Malassez a fait de ce processus de début une étude très précise dont nous avons retrouvé tous les termes.

Les coccidies venues de l'intestin envahissent la lumière des canaux biliaires qui sont simplement dilatés. Bientôt survient une altération qui consiste en un épaississement irrégulier des cellules de revêtement et cet état catarrhal fait place à un véritable processus de *néoformation*. Des végétations se forment qui font saillie dans le canal dilaté et rappellent l'aspect d'un papillome ; elles deviennent plus abondantes et les cellules épithéliales sont hypertrophiées et comprimées les unes contre les autres. On trouve entre ces cellules et surtout à leur base et dans leur protoplasma, des corpuscules de 2 à 4 μ, se colorant d'une façon intense par l'hématéine et ayant l'aspect d'une petite masse homogène.

Lorsque l'évolution est un peu plus avancée, on observe des lésions de l'épithélium et du tissu conjonctif : en certains points l'épithélium est aplati ou irrégulier ; dans d'autres points il existe une couche unique de cellules allongées, déviées, très irrégulières. Certaines de ces cellules apparaissent extrêmement volumineuses dépassant les autres comme un champignon ; d'autres sont globuleuses, déformées, à noyaux multiples. Il en résulte un aspect confus et bouleversé, très remarquable.

Ces cellules renferment des corps, de taille et de forme variables, qui arrivent jusqu'à les distendre complètement et les font éclater. Les formes petites, intraprotoplasmiques, sont rondes, réfringentes, homogènes et présentent, en leur centre, un corpuscule de très petite taille également homogène qui prend rapidement la couleur, tandis que la partie périphérique est à peine teintée.

Dans les cellules voisines on note des formes de plus grande taille qui présentent le même aspect, mais dont le noyau central est plus apparent ; dans les coupes elles paraissent placées dans une vacuole, de par l'altération de leur partie périphérique. Les formes augmentent de volume et refoulent de plus en plus le protoplasma et le noyau de la cellule-hôte. Elles constituent une masse sphérique formée par une zone périphérique, réfringente, très brillante, d'aspect hyalin, renfermant au centre une masse de substance homogène mais moins brillante, portant elle-même une granulation centrale. Ces formes sont comparables aux éléments cellulaires simples que nous avons décrits dans les cellules cancéreuses chez l'homme.

Le développement de ces formes continue et l'on obtient toute la série des formes de plus en plus volumineuses, figurées dans la Planche VIII, de 6 à 21. On assiste au développement, dans la cellule-hôte, de la masse nucléaire centrale, à la formation de granulations fines dans la zone hyaline et à la série de modifications que nous avons déjà décrites dans un chapitre précédent (les coccidies, cycles évolutifs) et qui aboutissent à la formation du kyste. A ce moment la cellule est devenue énorme et fait une forte saillie dans le canal, mais son protoplasma est réduit à une mince coque et sa base d'implantation à une sorte de gros filament. Elle tombe dans la lumière du canal et le kyste est mis en liberté.

A côté de ce cycle sporulé on peut constater au niveau de l'épithélium un cycle asporulé à mérozoïtes de taille variable et Simond aurait constaté un cycle à chromatozoïtes ou microsporozoïtes.

Sous l'influence de cette invasion rapide des cellules épithéliales des canalicules par une coccidie dont l'évolution aboutit le plus souvent à une forme enkystée très volumineuse, la mort de la cellule est certaine, et l'épithélium ne tarde pas à disparaître devant l'énorme pullulation des parasites qui n'est nullement en rapport avec le nombre des cellules.

Toutefois le processus d'invasion coccidien ne s'arrête pas là; il aboutit à la formation d'une *tumeur* véritable à centre caséifié.

L'examen microscopique de cette tumeur ne révèle plus aucun vestige de canalicule biliaire ni d'épithélium. La partie tout à fait centrale, caséeuse, est formée uniquement par des milliers de coccidies enkystées, complètement libres et entourées de granulations irrégulières, prenant mal la couleur et qui sont dues à la dégénérescence granulo-graisseuse du tissu. A mesure que l'on se rapproche de la périphérie, on voit courir entre ces kystes des tractus conjonctifs grêles, très mal colorés, lâches, rompus par places, en voie de dégénérescence ; mais, un peu plus loin, en allant vers la périphérie on trouve ces mailles conjonctives de plus en plus nettes, bien colorées, moins lâches, formant un alvéole à la coccidie (Pl. IX, fig. 32, fig. 1 et Fig. 31, c), et prenant par places l'aspect de tissu embryonnaire à gros noyaux (Fig. 31, a, a).

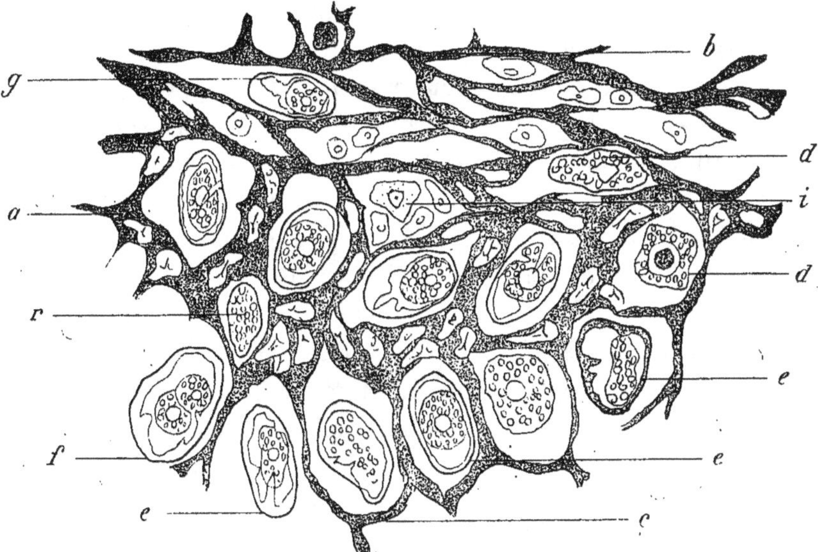

Fɪɢ. 31. — *Tumeur spontanée du foie du lapin adulte.* — a, tissu conjonctif embryonnaire entourant les coccidies ; b, tissu conjonctif fasciculé périphérique ; g, C. oviforme enkystée, dans une maille conjonctive : d, d, C. oviformes non enkystées dans des mailles conjonctives ; e, e, formes enkystées dans les mailles conjonctives dilatées en voie de dégénérescence caséeuse ; r, forme jeune de C. oviforme non enkystée.

Tout à fait à la périphérie, ces mailles s'aplatissent et finissent par constituer ainsi un véritable tissu conjonctif fasciculé à mailles allongées, pénétré par une quantité plus ou moins grande de cellules embryonnaires et qui se fond insensiblement avec le tissu conjonctif normal avoisinant (Fig. 31, b). Dans ces mailles on trouve des formes enkystées parfaites (Fig. 31, g) mais on y trouve également des *coccidies non enkystées,* formant des masses rondes ou ovales, granuleuses et à gros noyaux (Pl. IX, fig. 1 et Fig. 31, *d, d)*, où même des masses de bien plus petit volume (Pl. IX, fig. 1 et Fig. 31, *r*).

Mais en certains points de la tumeur et en particulier dans cette zone intermédiaire à la partie périphérique et à l'amas caséeux central, on note, dans des mailles conjonctives extraordinairement dilatées, des *cellules géantes* typiques (Pl. IX, fig. 1, *a, b*). Elles présentent un protoplasma granuleux, des noyaux multiples, des bords anguleux d'où partent des prolongements qui vont s'anastomoser aux fibres conjonctives avoisinantes. On les observe à tous les stades de développement depuis la simple cellule conjonctive hypertrophiée à un seul noyau (Pl. IX, fig. 1, *a*) jusqu'à la cellule géante de très grand volume. Dans le protoplasma des cellules géantes de grande taille on constate des corps volumineux, au nombre de quatre ou cinq. Ce sont des coccidies enkystées avec leur double coque dont l'interne est plus ou moins froissée ; elles renferment une masse protoplasmique granuleuse, nucléée (Pl. IX, fig. 1, *b*) qui peut être rétractée au centre en une masse sphérique à gros noyau vésiculeux, nucléolé. Il existe également dans les cellules géantes des corps signalés par Malassez, incolores, réfringents, à bords irréguliers et ressemblant à une sorte de membrane plissée. Il s'agit là ou bien de formes enkystées dont la coupe a porté en un point où la sphère granuleuse n'existe pas, ou bien de kystes vidés et dont les parois seraient repliées sur elles-mêmes (Pl. IX, fig. 1, à l'extrémité inférieure de la cellule géante *b*).

Les cellules géantes de petit volume peuvent ne contenir qu'un ou deux kystes ou bien renferment des *coccidies jeunes non enkystées* formées par une masse protoplasmique ronde à gros noyau.

Ces parasites présentent des réactions colorantes typiques : après coloration à l'hématoxyline et à l'éosine, la paroi kystique est rouge vif, la masse centrale granuleuse violet rougeâtre à granulations violacées et le noyau bleu hématéine intense.

Enfin, nous avons pu trouver à plusieurs reprises, dans le protoplasma de cellules géantes très jeunes uni-nucléées, des *corpuscules* surtout des *granulations* colorés en bleu noir par l'hématéine, homogènes et entourés d'une zone hyaline réfringente, peu abondante (Pl. IX, fig. 1, *a*). Ces granulations représentent le stade le plus jeune des coccidies, identique aux formes microbiennes et aux granulations des parasites des tumeurs humaines.

Lorsque les cellules géantes ont atteint un très grand volume leurs bords s'arrondissent, perdent leurs prolongements ; leur protoplasma et leur noyau deviennent moins facilement colorables, puis elles se désagrègent et les parasites arrivés à la forme enkystée sont mis en liberté.

Le processus s'accroît de la même façon vers la périphérie, c'est-à-dire par le passage direct de formes coccidiennes dans les mailles d'un tissu conjonctif de nouvelle formation, ou bien par la pénétration de granulations parasitaires dans une cellule conjonctive issue de la cellule embryonnaire périphérique et qui aboutit à la cellule géante. C'est en somme un processus de prolifération conjonctive dans lequel la cellule embryonnaire aboutit tantôt à une cellule géante, tantôt à la fibre conjonctive.

Les tumeurs du foie du lapin peuvent donc être considérées comme un processus d'irritation et de néoformation d'abord épithélial puis surtout conjonctif et dû *exclusivement au développement du coccidium oviforme.*

Tumeurs de la peau.

Ce sont des tumeurs primitivement développées dans le tissu cellulaire sous-cutané et qui contractent ensuite des adhérences avec la peau. Nous avons pu observer un certain nombre de ces tumeurs remarquables par la lenteur de leur évolution et leur volume qui peut atteindre celui d'une tête de fœtus. Elles sont dures, résistantes, de forme ronde : à la coupe, elles sont formées par une masse épaisse, d'aspect finement fasciculé, de résistance conjonctive et elles présentent en leur centre une cavité à bords effilochés contenant une matière caséeuse jau-

nâtre. Aux points d'adhérences avec la peau la surface extérieure
de celle-ci est devenue lisse, tendue et complètement épilée.

L'*examen microscopique* pratiqué dans les points d'adhérence
avec la peau non ulcérée montre une prolifération épithéliale
intense : la couche malpighienne est très augmentée d'épaisseur
et envoie des prolongements volumineux dans le derme ; la couche
basale de cellules cylindriques est le siège d'un processus très actif
de prolifération, mais en outre, les cellules un peu plus âgées et
qui s'élèvent dans la couche malpighienne sont fortement hypertrophiées. On trouve des *globes épidermiques* remarquables
par leur netteté, disséminés dans les parties où les cellules
présentent leur plus grand volume. Ces globes (Pl. IX, fig. 2)
sont absolument identiques à ceux que l'on trouve dans les
épithéliomas de l'homme : ils présentent au centre une masse
irrégulièrement ronde, à protoplasma finement granuleux,
dépassant le volume des cellules voisines et entourée de cellules ayant une forme en croissant comme si elles avaient été
réfoulées et écrasées excentriquement sur le reste de la masse
épithéliale. Si l'on examine une coupe bien colorée par le Biondi
on voit que les cellules malpighiennes sont d'un rose jaunâtre et
le noyau coloré en bleu verdâtre pâle ; la masse arrondie volumineuse du centre présente pour son protoplasma et son noyau
les mêmes colorations et en certains points de sa périphérie
on constate des filaments de passage indubitables, mais écrasés
et peu apparents. Il s'agit donc là d'une cellule malpighienne
hypertrophiée et globuleuse. Mais son protoplasma renferme
autre chose que le noyau dont la membrane d'enveloppe est d'ailleurs intacte : tantôt il contient un corps qui peut être tout petit
et ressemble à une granulation rose vif, entourée d'une zone
claire, tantôt la cellule globuleuse est à moitié ou presque totalement remplie par un corps qui attire immédiatement le regard. Ce
corps de 10 à 15 μ de diamètre, de forme géométriquement ronde,
est formé par une masse homogène rouge vif, portant au centre
un gros noyau d'un bleu foncé pouvant renfermer un nucléole
rouge brillant : à peu de distance du noyau existe un cercle de
fines granulations colorées en violet bleuâtre (Pl. IX, fig. 2).

Ces corps ont donc les réactions et la structure de formes que nous avons déjà remarquées dans l'évolution de C. oviforme.

L'observation de globes épidermiques tout à fait à leur début est une nouvelle preuve de l'exactitude de notre interprétation : on trouve çà et là, dans une cellule épithéliale plus volumineuse que ses voisines, une forme parasitaire au stade de granulation nucléée à zone hyaline ; les cellules voisines sont à peine refoulées mais tendent déjà à se disposer concentriquement.

En certains points, des formes parasitaires très variables peuvent être rencontrées dans le protoplasma de la cellule : *elles rappellent à la fois des formes d'un cycle évolutif asporulé de C. oviforme et des formes parasitaires du cancer de l'homme.*

La tumeur proprement dite est constituée par une prolifération conjonctive formée de fibres anastomosées limitant des mailles aplaties. Celles-ci renferment des cellules de volume variable, irrégulières, à bords arrondis et à gros noyau. En certains endroits cette prolifération cellulaire est très active et distend l'alvéole. A mesure que l'on s'approche du centre de la tumeur, les mailles conjonctives deviennent plus lâches et plus irrégulières, d'aspect vitreux, prennent mal la couleur et se désagrègent pour former la masse caséeuse centrale. Parmi les cellules intra-alvéolaires libres, certaines sont ovalaires, à contours assez réguliers, à protoplasma finement granuleux et à gros noyau nucléolé et nous ont semblé devoir être rattachées de par leur structure et leur coloration à une forme jeune du C. oviforme. Cette interprétation me paraît d'autant plus justifiée que de loin en loin on trouve dans une de ces mailles un kyste parfait de coccidie oviforme, dont la paroi est colorée en rouge par l'éosine, le protoplasma granuleux rétracté, sphérique, en violacé, et le nucléole en rouge vif.

On voit donc d'après cet exemple qu'une coccidie bien déterminée et vivant chez un animal d'une façon habituelle est capable de provoquer des lésions qui vont jusqu'à la formation d'une véritable tumeur. Dans ces néoformations on trouve en effet les

cycles évolutifs principaux du parasite, et l'on découvre d'une
façon indubitable les rapports directs qui unissent le parasite
à la lésion elle-même ; l'action primitive du parasite peut
porter tantôt sur l'épithélium tantôt sur le tissu cellulaire puis
passer de l'un à l'autre de ces tissus pour former une tumeur
mixte.

Nous avons observé les mêmes faits dans une tumeur du maxillaire à point de départ gingival et dans un épithéliome du rein,
chez des lapins infectés de coccidies oviformes. Dans cette tumeur
rénale on trouvait des formes parasitaires remarquables par leur
évolution asporulée qui, de même que leur processus histologique, tendait à les rapprocher des tumeurs humaines.

On a décrit également chez des animaux comme les *poissons*,
qui sont très souvent porteurs de sporozoaires, des tumeurs spontanées, qui, grâce à leur structure simple, montrent avec non
moins de netteté que celles du lapin l'action réellement pathogène des parasites. En suivant tous les stades de leur développement on voit qu'ils sont intimement liés aux diverses phases
d'hypertrophie, de prolifération et de nécrose des éléments cellulaires parasités.

W. Gebhardt a observé chez une *grenouille* deux tumeurs du
pylore. Ces tumeurs étaient épithéliales et renfermaient des proto-
zoaires appartenant au groupe des coccidies. Ces sporozoaires
présentaient des cycles évolutifs, aboutissant à des stades de reproduction par *spores nues* capables d'infecter ultérieurement l'hôte,
et par *spores encapsulées*. Ces sporozoaires pourraient présenter
des *mouvements très actifs*.

II. — Inoculations de tumeurs du lapin au lapin.

L'expérimentation, en ce qui concerne les maladies infec-
tieuses, demande, comme indispensable pour faire la preuve
pathogénique, non seulement la constatation du parasite dans

les tissus, mais la reproduction de la maladie par l'inoculation des tissus malades.

L'inoculation des tumeurs spontanées de lapin doit donc reproduire une tumeur identique chez un lapin normal, et ces tumeurs ainsi obtenues, inoculables *en série*, doivent renfermer les mêmes formes parasitaires.

a) *Inoculations sous-cutanées*. — Nous avons inoculé à des lapins normaux, aussi aseptiquement que possible, dans le tissu cellulaire sous-cutané, des fragments de tumeurs spontanées hépatiques et sous-cutanées . Le fragment était pris sur une tumeur dure et surtout non ulcérée à l'extérieur.

Dans un nombre considérable de nos expériences il s'est développé simplement un abcès reconnaissable à la fluctuation rapide et au pus liquide qui s'en écoulait. Il peut se faire encore que le fragment se résorbe.

Mais en dehors de ces faits nous avons vu se produire de véritables tumeurs, dont le développement très lent se faisait en quatre ou six mois. Ces tumeurs, dures, pouvaient atteindre le volume d'une mandarine et même davantage.

A la coupe, elles ressemblaient macroscopiquement aux tumeurs spontanées ; tissu fibreux, dense, d'aspect finement fasciculé avec un point caséeux au centre.

Nous avons souvent trouvé des cordons moniliformes, volumineux, pouvant atteindre parfois le volume d'une plume de poulet, et aboutissant aux glanglions durs et augmentés de volume de la région correspondante.

Ces tumeurs peuvent être transmises *en séries*, mais ces séries sont difficiles à produire ; de plus elles sont courtes car l'asepsie est difficile à réaliser chez le lapin, pour ces expériences, et on finit, après 2 ou 3 passages, par provoquer un abcès.

Histologiquement, on ne peut constater aucune différence de structure entre ces tumeurs provoquées et la tumeur spontanée qui a servi à l'inoculation. C'est la même prolifération conjonctive formée de fibres anastomosées et limitant des mailles plus ou moins aplaties, disposées concentriquement, la tumeur étant ronde

dans son ensemble. Dans les alvéoles on trouve les mêmes éléments : rares vers la périphérie de la tumeur, ils augmentent de
nombre et de volume à mesure qu'on se rapproche du centre ;
au voisinage de la partie caséifiée les mailles sont remplies
de cellules irrégulières, souvent ovalaires et volumineuses, à gros
noyau. Dans la partie intermédiaire à la zone caséeuse et à la zone
tout à fait périphérique on trouve de rares coccidies enkystées,
absolument typiques (identiques à celle de la Pl. IX, fig. 3).

Dans le cas où la tumeur est devenue très volumineuse et a
contracté des adhérences avec la peau, nous avons pu retrouver
le même processus de prolifération épithéliale avec formation de
globes épidermiques et constater l'existence de formes parasitaires nues dans les cellules.

b) Inoculations intrapleurales. — Nous avons inoculé dans la
plèvre de lapins normaux, à l'aide d'un trocart, les produits de
raclage de tumeurs spontanées hépatiques ou cutanées pris dans
les points avoisinant la zone de caséification. Les animaux ainsi
inoculés ont succombé ordinairement après 20 jours à deux
mois et la plupart ont présenté des lésions graves de la plèvre et
des poumons. On trouve dans la cavité pleurale une substance
épaisse, granuleuse, blanc jaunâtre et un liquide légèrement
hémorragique dans les parties déclives. Parfois cette substance
caséeuse est abondante, comprime le poumon dont la surface
présente des *nodosités rosées très dures*, entourées d'une zone de
congestion et qui deviennent jaunâtres à mesure qu'elles
augmentent de volume. A la coupe, elles s'enfoncent dans le
parenchyme pulmonaire.

Nous n'avons jamais rencontré, dans ces tumeurs, de bacille
de la tuberculose malgré des examens répétés. Dans un cas, il
existait de gros lymphatiques bosselés que l'on pourrait suivre
de la surface de la plèvre à un ganglion axillaire dont le centre
était légèrement caséifié.

A l'*examen histologique* de ces petites tumeurs, après avoir
écarté toute hypothèse de tuberculose, on voit que la structure
alvéolaire du poumon est détruite ; des travées de tissu con-

jonctif embryonnaire à nombreux noyaux enveloppent des vaisseaux gorgés de sang et très fortement dilatés ; dans les mailles
limitées par ces travées conjonctives on trouve de grandes cellules
irrégulières libres, à gros noyau qui, en certains points, se tassent
les unes contre les autres. On trouve dans certaines de ces cellules
des inclusions réfringentes, rondes ou légèrement ovales et à petit
noyau central.

Dans le liquide pleural et le caséum nous n'avons pas rencontré
de formes coccidiennes enkystées mais des formes cellulaires volumineuses qu'il n'est pas possible de confondre avec d'autres
éléments de par leur réfringence, leur homogénéité, leur noyau
nucléolé brillant.

c) *Inoculations intraveineuses.* — Ces injections ont été pratiquées dans la veine marginale de l'oreille de lapin, soit avec une
trituration, dans l'eau stérilisée et filtrée sur un linge, des parties de
tumeurs du foie avoisinant le caséum, soit avec les produits de
raclage de tumeurs sous-cutanées. Certains lapins sont morts
immédiatement par coagulation intravasculaire ; d'autres sont
morts en dix et douze jours sans aucune lésion à l'autopsie ;
d'autres ont vécu deux mois.

Dans un des cas les plus remarquables, chez un lapin ayant
survécu 2 mois, nous avons trouvé à l'autopsie un peu de liquide
sanguinolent dans la plèvre droite, et deux points d'adhérence
pleuropulmonaire sur l'étendue d'une pièce de deux francs. Sous
ces adhérences facilement détachées, on trouvait, à la surface
du poumon, une saillie grisâtre, à bords arrondis et entourée
d'une zone de congestion. A la palpation, il s'agissait d'une véritable tumeur qui, à la coupe, s'enfonçait profondément dans le
parenchyme et présentait le volume d'une noisette. La structure
histologique était celle des nodosités formées par injection intra-
pleurale : tractus de tissu conjonctif embryonnaire limitant des
mailles pourvues de cellules volumineuses, irrégulières ou
rondes, à gros noyau. Chez un autre animal il existait plusieurs
nodosités intrapulmonaires, une tumeur intrahépatique du volume d'un pois chiche et deux tumeurs intramusculaires du

volume d'une amande à une noix et situées dans les masses lombaires. La tumeur intra-hépatique présentait le même type conjonctif que nous avons décrit dans le cas de tumeur spontanée, à extension périphérique, mais nous n'avons pas pu trouver de grandes formes enkystées de la coccidie.

III. — Inoculations de tumeurs spontanées du lapin à des espèces animales différentes.

Nous avons inoculé des tumeurs hépatiques ou cutanées du lapin à des cobayes et à des chiens :

Chez le chien, les inoculations *sous-cutanées* répétées n'ont produit que des abcès qui se vidaient à l'extérieur et se fermaient par cicatrisation régulière.

a) *Les inoculations intrapleurales* ont produit des pleurésies à liquide franchement sanguinolent, présentant parfois une couleur chocolat. Chez un de nos chiens sacrifié au bout de deux mois, il existait un épaississement très prononcé de la plèvre, d'aspect gaufré, et en un autre point, à la base, au-dessous d'adhérences lâches, plusieurs tumeurs jaunâtres s'enfonçant dans le parenchyme.

b) *Les inoculations intraveineuses* de raclage de tumeurs hépatiques ou cutanées n'ont rien donné le plus souvent. Nous avons constaté chez un chien, sacrifié vers le trentième jour, la présence de petites nodosités jaunes, arrondies à la surface du foie, légèrement saillantes, de consistance dure, quelques granulations gris rosé à la base d'un poumon, et une rate volumineuse et noirâtre. L'examen histologique n'a pas été fait.

c) *L'inoculation intrapéritonéale* de gros fragments ne nous ayant pas donné de résultats suffisamment précis, nous avons pensé que *l'inoculation intrasplénique* serait plus efficace. La surface de la rate était amenée au-devant d'une boutonnière péritonéale et on injectait dans le tissu splénique des fragments broyés de tumeur hépatique ; l'hémorragie était arrêtée au thermocautère. Chez trois chiens sacrifiés après un à deux mois nous n'avons trouvé qu'un tissu cicatriciel épais et nacré ; chez un animal cependant trois tumeurs, dont l'une atteignait le volume d'un petit œuf de pigeon, étaient formées d'un tissu compact s'enfonçant profondément dans le parenchyme.

Le résultat général de ces inoculations a une grande importance : il nous montre que le fragment de tumeur inoculé, porteur de sporozoaires connus, ne produit pas les phénomènes inflammatoires ordinaires, mais une inflammation spéciale à type déterminé, dont on peut constater, par la présence même du parasite, les liens directs avec la tumeur spontanée.

CHAPITRE II

INOCULATIONS DE TUMEURS SPONTANÉES MALIGNES, A SPOROZOAIRES
D'ESPÈCES INDÉTERMINÉES, DÉVELOPPÉES CHEZ LES ANIMAUX

Les tumeurs développées chez le lapin sous l'influence de C.
oviforme sont capables de produire par inoculation fragmentaire
une tumeur de même type. C'est là évidemment un nouvel et
considérable argument en faveur du rôle pathogène des sporozoaires dans les tumeurs. Mais on peut objecter que les tumeurs à C.
oviforme du lapin ne présentent pas les caractères particuliers de
malignité du cancer évoluant chez l'homme.

Nous avons vu cependant que ces tumeurs pouvaient prendre
un grand développement et entraîner la mort de l'animal.

Mais en dehors du lapin, de très nombreux animaux peuvent
présenter des tumeurs d'allure maligne qui, au point de vue
macroscopique et microscopique, ont la ressemblance la plus
frappante avec les tumeurs humaines.

Nous ne voulons pas entreprendre ici, malgré le très grand intérêt qu'elle présenterait, l'étude des tumeurs réellement néoplasiques dans la série animale mais on peut dire que tous les
types des tumeurs humaines sont représentés chez les animaux.

Les *fibromes* développés dans le tissu cellulaire sous-cutané
ont été rencontrés chez le rat par Sutton, chez la vache par Virchow. Sutton signale le cas curieux d'un fibrome développé dans
l'estomac d'une morue. Sont-ce toujours des fibromes purs qui
ont été décrits comme tels? Il est permis d'en douter en raison de
la difficulté que l'on éprouve à différencier d'une façon précise les
néoformations fibreuses des néoformations sarcomateuses ou
myomateuses qui peuvent d'ailleurs coexister dans une même
tumeur.

Les *sarcomes* constituent les tumeurs néoplasiques les plus répandues chez les animaux et l'on a étudié les diverses variétés que nous connaissons chez l'homme.

On a trouvé des sarcomes dans toute la série animale, chez les animaux à sang froid, comme chez les animaux à sang chaud.

Sutton a décrit chez la carpe des sarcomes à cellules rondes, des sarcomes à éléments fusiformes et des gliomes,

Les reptiles, les oiseaux (pluvier, poule), le chien, sont susceptibles de porter des tumeurs de cette nature ; Sutton a signalé, en particulier, trois cas de gliome de l'œil développés chez le mouton, le cheval et le singe. Tout le monde connaît les sarcomes mélaniques du cheval qui débutent le plus souvent à la marge de l'anus, au pénis, et se généralisent en formant des tumeurs extrêmement volumineuses. Il est à remarquer que ces sarcomes mélaniques ne se développent que chez les chevaux de robe blanche.

Des *épithéliomas* absolument identiques à ceux de l'homme se rencontrent chez les animaux.

Chez le chien, le cheval, le chat, le cancroïde de la lèvre supérieure est assez fréquent et nous avons observé chez un chien un épithélioma de la lèvre supérieure et, chez un chat, une prolifération de même ordre qu'il n'était pas possible de distinguer macroscopiquement et histologiquement d'une tumeur humaine.

L'épithélioma se rencontre encore au niveau de la verge, de l'anus, de la vessie ; Johne en a signalé un dans le rein du cheval et la chienne présente des épithéliomas type de la mamelle. Nous rappelons la tumeur épithéliale observée par Gebhardt au niveau du pylore d'une grenouille et qui renfermait des coccidies indubitables.

Le *carcinome* a surtout été rencontré et étudié chez le chien. Les carcinomes de la mamelle chez la chienne ne sont pas rares. On en a signalé dans le corps thyroïde, le rein, la rate. Sutton a trouvé chez le cheval trois carcinomes encéphaloïdes de l'œil.

Mais on n'observe pas seulement une structure générale identique ; nous avons trouvé des formes parasitaires semblables à celles des tumeurs humaines dans les néoplasies animales,

C'est ainsi que, dans un épithélioma de la lèvre inférieure chez le chien, nous avons retrouvé la structure générale de l'épithélioma labial de l'homme et toute une série de formes parasitaires intracellulaires identiques à celles de la tumeur humaine, soit dans un écrasement, soit sur les coupes. Les globes épidermiques y étaient en particulier nombreux et bien formés. De même, dans un cas de sarcome de la muqueuse du fourreau chez un gros chien, nous avons retrouvé tous les termes d'un cycle évolutif à morula de petite taille. La forme, les réactions colorantes, la structure, ne permettaient en rien de les distinguer des formes parasitaires de certains sarcomes développés chez l'homme ; c'était exactement la structure du sarcome de la Planche VIII, figure 3. Nous venons d'observer tout récemment, chez une chienne, un volumineux sarcome sous-cutané de la peau de l'abdomen avec noyaux dans la rate et dans l'ovaire et à parasites de petite taille. Nous avons fait des observations identiques chez le chat.

Nous avons cherché vainement à nous procurer des tumeurs spontanées chez le *rat*. Mais deux auteurs, Hanau, de Zurich-Saint-Gall, et H. Morau, de Paris, ont pu observer des tumeurs spontanées chez le rat et pratiquer à d'autres rats des inoculations suivies de *résultats positifs*. Les photographies publiées par Hanau, et les dessins qu'il a donnés me paraissent convaincants : il s'est fait réellement une infection cancéreuse, non seulement locale mais généralisée. Cette infection a pu être transmise en série à des animaux de même espèce. Enfin l'examen histologique ne laisse pas de doute au sujet de la nature cancéreuse de la formation tumorale. La tumeur primitive était un épithélioma pavimenteux à globes épidermiques, développé au niveau de la vulve d'une souris. Chez les trois rats inoculés avec des fragments de cette tumeur, Hanau obtint une généralisation cancéreuse aux ganglions et au péritoine, et, à l'examen microscopique, ces tumeurs reproduisaient exactement le type de la tumeur spontanée, c'est-à-dire un épithélioma pavimenteux à globes épidermiques.

Les objections que l'on a faites aux expériences de Hanau ne me paraissent pas fondées. Les rats, a-t-on dit, auraient une prédisposition spéciale au cancer, ce qui expliquerait les résultats heureux de Hanau. Mais, en serait-il ainsi, que cette facilité de prendre le cancer ne serait en rien incompatible avec la réalité d'une inoculation de germes cancéreux. Il en est de même pour le reproche que l'on a adressé à Hanau d'avoir inoculé sa tumeur à des rats de même souche et par suite héréditairement placés dans des conditions favorables. Mais ces conditions favorables ne joueraient que le rôle de cause adjuvante et il reste toujours, en faveur de la réalité de l'inoculation, la formation d'une tumeur au point même de l'inoculation et sa généralisation survenant à partir de cette période.

Nous devons signaler encore Eiselberg qui, en 1890, a pu inoculer un fibrosarcome spontané développé chez un rat, à un autre rat.

Les expériences de Morau sont des plus remarquables. Elles résolvent d'une façon irréfutable la question de l'inoculation d'une tumeur maligne d'un individu à un individu de même espèce (*Arch. de médecine expérim.* 12 avril 1894).

Ayant rencontré chez une souris blanche une tumeur axillaire, M. Morau en fit l'ablation et l'examen histologique démontra qu'il s'agissait d'un *épithélioma cylindrique*. Les tubes épithéliaux étaient constitués par des cellules cylindriques à protoplasma granuleux, à gros noyau et dans lesquelles on constatait toutes les figures possibles de karyokinèse. Le broyage d'un fragment de la tumeur fut injecté sous la peau de dix animaux de même espèce, mais issus d'ascendants différents. Huit sur dix présentèrent des noyaux durs qui, inoculés à une autre série d'animaux, reproduisirent les mêmes nodules. Or, les tumeurs produites par inoculation reproduisirent toujours la même forme néoplasique que celle de la tumeur primitive, c'est-à-dire des tubes à cellules cylindriques, avec de nombreuses figures de karyokinèse à type asymétrique.

Au point de vue étiologique, l'hérédité jouerait un rôle considérable dans le développement de ces néoplasmes en préparant le terrain pour leur évolution. Dans la recherche des conditions qui peuvent présider à la généralisation de la tumeur, M. Morau a montré expérimentalement le rôle important du traumatisme et la valeur de la voie lymphatique.

Ces néoplasmes ne se sont pas montrés seulement inoculables à des animaux de la même famille, mais encore à des souris blanches de souche différente : sur dix, quatre devinrent néoplasiques. L'inoculation fut sans effet vis-à-vis du rat d'égout, du lapin, et du cobaye, mais sur des mérions l'inoculation fut nettement positive.

Il est donc possible d'inoculer des tumeurs cancéreuses d'un animal à un animal de même espèce et même d'une espèce différente.

Les *chiens* sont assez fréquemment atteints de cancer et nous avons observé trois cas, un d'épithélioma, et deux de sarcome. Ces trois tumeurs furent inoculées à des chiens ; malheureusement, il se produisit dans le premier cas, au point d'inoculation sous la peau, un abcès volumineux ; dans les deux autres cas (inoculation intrapéritonéale), une péritonite aiguë suivie de mort. Ces résultats s'expliquaient facilement par l'état ulcéré et l'infection microbienne des tumeurs et par le moment où les inoculations furent pratiquées, en plein été méridional. Nous ne pouvons donc tirer aucune conclusion de nos expériences sur le chien.

Des expériences de divers auteurs, il semblerait que le chien résiste aux inoculations de tumeurs d'autres chiens. Cependant, le cas de Nerinsky et celui de Wehr sont en faveur de la transmission directe du néoplasme de chien à chien. Wehr a greffé vingt fois sur des chiens dans le tissu cellulaire sous-cutané des fragments de tumeurs spontanées développées sur d'autres chiens. Dans un cas, il a obtenu un résultat remarquable : après inoculation d'un fragment de cancer encéphaloïde sous la peau de ce chien, il ne se produisit pas de suppuration, et au bout de huit semaines il existait de petites tumeurs du volume d'un haricot. A l'examen histologique ces tumeurs présentaient la structure du cancer encéphaloïde inoculé. Wehr a fait de nouvelles expériences et après inoculation de chien à chien, de cancers du prépuce et du vagin il a obtenu chez un animal une tumeur qui a progressé et enfin une *carcinose généralisée* aux glandes et aux séreuses, suivie de mort.

Klencke a obtenu l'inoculation positive d'une tumeur mélanique de cheval, à un autre cheval, la tumeur s'étant manifestée quatre mois après l'inoculation.

Ce sont là des expériences à reprendre sans se laisser rebuter par des insuccès répétés, en variant les conditions d'expérimentation et en faisant surtout une asepsie rigoureuse, ce qui est difficile, il est vrai. On se souviendra qu'un fait positif est infiniment supérieur à des milliers d'expériences négatives.

CHAPITRE III

INOCULATION DE TUMEURS MALIGNES DE L'HOMME A L'HOMME
ET AUX ANIMAUX

Les inoculations de tumeurs malignes de l'homme à des animaux d'espèces variées ont été tentées par de nombreux expérimentateurs. Nous ne connaissons que trois cas dans lesquels il a été fait des inoculations de tumeur cancéreuse d'homme à homme.

1. Inoculations de l'homme à l'homme.

Nous ne voulons pas rapporter ici les cas, si fréquemment observés de disséminations cancéreuses chez un même individu, qui ne sont pas de la généralisation à proprement parler, mais qui constituent de véritables greffes successives par transport de matière cancéreuse. Ce sont de véritables auto-inoculations : cancer de la langue inoculé à la joue correspondante, cancer de l'estomac survenant après un cancer à la langue, … etc. Waldeyer et Quincke ont publié l'observation d'une tumeur cancéreuse développée dans le trajet cutané déterminé par la ponction d'une ascite cancéreuse et Sippel un cas d'inoculation cancéreuse au niveau de chaque point de suture cutanée, après extirpation d'un kyste de l'ovaire vidé en partie dans le péritoine. Cette observation a presque la valeur d'un fait expérimental.

Mais indépendamment de ces faits il existe dans la science deux cas d'inoculation expérimentale positive de cancer humain à son porteur, et en une partie du corps complètement saine et éloignée du point malade. Le cas négatif de Senn n'a que l'importance d'un fait négatif ; il n'infirme ni ne diminue en rien les résultats

obtenus par Hahn, en Allemagne, et ceux que Cornil présentait
à l'Académie de médecine, au nom d'un chirurgien inconnu.

M. Cornil, en 1891, présentait deux observations, dont la
première, complète, est absolument probante.

Il s'agissait d'une femme ayant une volumineuse tumeur du
sein ; le chirurgien anonyme en fait l'ablation et en insère un petit
fragment sous la peau du sein du côté opposé parfaitement
normal et en prenant les précautions antiseptiques les plus minutieuses. Les premiers jours on ne remarque rien ; la cicatrisation
se fait par première intention et sans traces d'inflammation. Puis
apparaît un nodule induré qui, en deux mois, prit le volume d'une
amande.

Ce nodule fut enlevé et l'examen histologique fait par M. Cornil
démontra qu'il présentait la même structure que la tumeur primitive inoculée. Il s'agissait d'un sarcome fasciculé à longues
cellules fibroblastiques.

Le nodule présentait un grand nombre de cellules en karyokinèse. Il y avait donc greffe d'une tumeur bien définie et se
développant pour son compte, car elle était richement vascularisée
et présentait de nombreuses figures de karyokinèse. Il y avait en
outre, ainsi que le fait remarquer M. Cornil, *propagation réelle
d'une maladie cancéreuse,* car les vaisseaux et les cellules du nodule
étaient intimement reliés à ceux du tissu voisin et déterminaient
la transformation de ce dernier en tissu sarcomateux.

A l'autopsie de la malade, qui put être faite quelque temps
après, on ne trouva nulle part dans l'économie aucune néoformation sarcomateuse secondaire, ce qui ruine l'hypothèse d'un
noyau secondaire développé par hasard au point même d'inoculation.

2. Inoculation du cancer de l'homme aux animaux.

La liste des expérimentateurs est longue et notre intention
n'est nullement d'en faire le relevé complet, mais nous devons
signaler les faits qui paraissent les plus probants.

Bosc. 12

Langenbeck triture une tumeur encéphaloïde et après filtra-tration sur linge, mélange le suc cancéreux à du sang défibriné de chien et l'injecte dans la veine fémorale d'un chien normal. Il sacrifie ce dernier au bout de 6o jours et il trouve trois noyaux comme des lentilles, dans le lobe supérieur de chaque poumon (nodules sous-pleuraux), et une tumeur plus volumineuse, dure, vasculaire, dans le lobe moyen. Au microscope, la tumeur était formée de travées conjonctives renfermant des cellules cancé-reuses semblables à celles de la tumeur inoculée. Ce même résultat fut obtenu dans une seconde expérience conduite de la même façon avec une tumeur cancéreuse prise chez un autre individu, et Virchow qui examina ces tumeurs en admit la nature cancéreuse.

Follin et Lebert, observant un cancer mammaire récidivé dans un ganglion axillaire, triturent une partie du ganglion dans de l'eau et injectent le suc, après filtration, dans la veine jugulaire d'un chien. Sacrifié après quinze jours, l'animal présente de petites granulations translucides dans le poumon, le foie et même les parois du cœur. A l'examen microscopique il existait des amas de cellules cancéreuses autour des fibres pulmonaires.

Goujon a publié deux cas d'inoculation de tumeur humaine à un rat blanc et à un cobaye. Nous retenons surtout ce dernier : un fragment tout petit d'un encéphaloïde de la mamelle est inoculé sous la peau d'un cobaye qui meurt au vingt-cinquième jour. A l'autopsie, on trouve une tumeur de la grosseur d'un haricot, saillante, dure, constituée microscopiquement par des cellules épithéliales semblables à celles de la tumeur inoculée.

Le même auteur, après injection de pulpe d'une tumeur mé-lanique sous la peau d'un chien, obtint au 15e jour une plaque sarcomateuse qui indiquait nettement un accroissement de la masse.

Le cas de Cohn est identique à celui de Langenbeck. Le cas de Quinquand serait des plus intéressants si la rédaction de l'ob-servation et l'insuffisance des moyens d'investigation à l'époque où l'inoculation fut faite ne permettaient de soupçonner la tuber-culose.

Nous devons signaler plus particulièrement les expériences de Billroth à cause de l'interprétation qu'il leur donne. Ayant inoculé à des chiens, dans les veines et dans les lymphatiques, des broyages de tumeurs humaines, il aurait trouvé, chez les animaux sacrifiés au bout de 2 et 3 mois, des nodules sous-pleuraux du volume d'une tête d'épingle. A son avis ces nodules ne sont pas cancéreux mais représentent uniquement des reliquats d'infarctus pulmonaire et il interprète ainsi les résultats obtenus par Langenbeck, Follin, Lebert…, etc. Nous verrons ce que nous devons en penser d'après nos propres expériences.

Firket (de Liège) a pratiqué cinq fois des greffes sarcomateuses sur des rats. Une tumeur se serait développée au point d'inoculation et les animaux seraient morts en cinq semaines : les tumeurs produites chez ces rats reproduisaient le type de la tumeur primitive.

M. Mayet a publié en 1893 un cas d'inoculation positive de cancer encéphaloïde de l'homme chez le rat blanc à la suite d'injections successives d'extrait de fragments cancéreux triturés dans la glycérine et filtrés sur double papier. Un des rats inoculés succombait onze mois après la dernière inoculation : il présentait deux îlots de dégénérescence cancéreuse dans le rein droit. L'examen microscopique de ces îlots montra qu'il s'agissait d'un néoplasme formé de cellules épithéliales et non pas de vulgaires lésions inflammatoires, ainsi que d'ailleurs permettait de le pressentir la longue durée de l'évolution et l'aspect macroscopique de la tumeur,

Nous avons, dans notre laboratoire, fait, avec l'aide de M. Vedel, un très grand nombre d'inoculations de tumeurs malignes de l'homme à des animaux variés, en modifiant de diverses façons notre manière de procéder. Nous avons fait ces inoculations au lapin, au chien, au cobaye et au rat blanc.

A. — Inoculations aux lapins.

Le matériel considérable dont nous avons disposé nous

a permis d'inoculer des tumeurs de toute sorte à des lapins neufs soit sous la peau, soit dans le péritoine, sous forme de fragments plus ou moins volumineux, soit dans les plèvres et dans le péritoine, sous forme de trituration grossière injectée à l'aide d'un trocart stérilisé.

a) *Inoculations sous-cutanées.* — Les inoculations de fragments de tumeurs humaines sous la peau ont été le plus souvent suivies de la formation d'un abcès qui se vidait à l'extérieur, ou de vastes décollements. Dans certains cas, les fragments se sont résorbés progressivement, mais il nous est arrivé, dans plusieurs cas, de voir se développer progressivement et lentement une tumeur dure, bosselée, avec hypertrophie des ganglions voisins. Au bout de quatre à cinq mois ces tumeurs ont pu atteindre le volume d'un petit œuf de poule. Dans un cas nous avons vu se développer à cinq centimètres de la tumeur primitive une seconde tumeur qui s'est réunie à la première par de gros cordons bosselés : ces deux néoformations étaient entourées d'un véritable chapelet ganglionnaire.

A l'examen microscopique, nous avons constaté des lésions toujours de même ordre, quelle que fut la structure de la tumeur inoculée, épithélioma ou carcinome. Les tumeurs qui ont acquis un développement considérable présentent un ou plusieurs points d'adhérence à la peau. En ce point nous avons trouvé une hypertrophie et une prolifération remarquable de l'épithélium malpighien avec existence, dans l'intérieur, de certaines cellules de granulations homogènes et de corps plus volumineux, réfringents et renfermant une petite masse nucléée à un ou plusieurs noyaux. Toute la tumeur proprement dite était constituée à la périphérie par des tractus fibreux anastomosés limitant des mailles aplaties dans lesquelles on trouve de volumineuses cellules à gros noyau. À mesure qu'on s'approche du centre les mailles s'élargissent et se remplissent de cellules irrégulières à très gros noyau qui leur donnent l'aspect d'alvéoles de carcinome. Par endroits on trouve des cavités arrondies, remplies d'éléments cellulaires dissociés et formées par la désagrégation des parois alvéolaires et la chute des cellules dans la cavité. On peut encore voir courir entre les cellules de fines travées conjonctives en voie de dégénérescence.

Au centre des foyers volumineux il existe une véritable caséification.

A un très fort grossissement nous avons pu constater dans ces cellules volumineuses des alvéoles et des cavités, des inclusions intra-protoplasmiques, granulations et formes arrondies réfringentes, nucléées.

b) *Inoculations intrapéritonéales.* — A la suite de l'inoculation dans le péritoine de triturations de tumeurs humaines nous avons obtenu dans le foie et sur la paroi péritonéale des formations présentant l'allure générale des tumeurs produites par le C. oviforme mais qui n'étaient certainement pas sous la dépendance de ce dernier, car il s'agissait de lapins très sains chez lesquels on ne trouvait pas la moindre trace de coccidiose. D'ailleurs, si les tumeurs hépatiques avaient une structure conjonctive, elle se différenciaient des tumeurs à C. oviforme en ces sens qu'elles ne renfermaient aucun kyste mais seulement des cellules irrégulières et volumineuses dans l'intérieur des mailles conjonctives à disposition alvéolaire, et, dans quelques-unes, des inclusions hyalines ovales à noyau unique ou multiple.

B. — Inoculations au cobaye.

Nous avons fait chez une quinzaine de cobayes des inoculations *sous-cutanées* et *intrapéritonéales* de tumeurs humaines. Le plus souvent, les résultats ont été absolument nuls ; les animaux sacrifiés ne présentaient rien d'anormal, ou bien ils mouraient avec une péritonite aiguë mortelle.

Mais dans plusieurs cas nous avons obtenu des résultats positifs ; parmi eux, trois nous ont paru dignes d'être signalés :

Expérience 1. — A un cobaye mâle adulte on inocule, sous la peau de l'aine gauche, un fragment de sarcome mélanique et on introduit dans le péritoine un demi-centimètre cube d'une fine trituration de la même tumeur. L'animal présentait au bout de 50 jours un gros ganglion dur dans l'aine gauche. Sacrifié, nous avons trouvé au point d'inoculation sous-cutané une petite tumeur du volume d'un pois, dure, gris noirâtre et entourée de deux ganglions fortement hypertrophiés, très durs et marbrés de noir; à la coupe ces ganglions avaient l'aspect d'une tumeur mélanique. A l'ouverture de l'abdomen, il existait, disséminées à la surface du grand épiploon, une dizaine de granulations d'un gris noirâtre, dures, du volume d'une tête d'épingle à un grain de chènevis.

Les diverses tumeurs furent recueillies pour être soumises à un examen histologique, malheureusement elles se perdirent dans la grande quantité de pièces expérimentales que nous possédions à ce moment et qui étaient coupées au fur et à mesure; cependant, nous avons pu retrouver, ayant été fixées à part, plusieurs des petites granulations épiploïques.

L'examen microscopique des granulations noirâtres montre une structure absolument identique à celle du sarcome inoculé et l'on observe à la périphérie de ces petites tumeurs une large zone d'accroissement ayant la structure d'un sarcome à cellules rondes ou irrégulièrement arrondies, séparées par de minces filaments conjonctifs. Parmi ces cellules on trouve des formes parasitaires reconnaissables à leur réfringence et à leur coloration et dont certaines sont déjà entourées de granulations de pigment brun clair. Il y a donc eu certainement développement d'un processus sarcomateux identique à celui de la tumeur d'inoculation.

Expérience II. — Un cobaye adulte reçoit sous la peau de l'abdomen un petit fragment de cancer du pancréas. Au bout de trente-cinq jours il existait au point d'inoculation une tumeur du volume d'un pois chiche, dure, trois ganglions volumineux dans l'aine du côté correspondant et à cinq centimètres du point d'inoculation, une seconde tumeur du volume d'un haricot, réunie à la première par un cordon induré et bosselé.

L'examen microscopique n'a pu être fait.

Expérience III. — Un cobaye mâle du poids de 700 grammes reçoit sous la peau de la racine de la verge un demi-centimètre cube de produit de grattage d'un sarcome mélanique du maxillaire supérieur. Le produit injecté ne contenait qu'une fine poussière et pas de fragments de tissus, puisqu'il fut injecté avec une seringue de Pravaz à fine canule. Une semaine après, la petite boule sous cutanée produite par l'injection a disparu; pas d'inflammation. Un mois et demi après, on constate en ce point un nodule du volume d'un petit pois, dur, d'un noir d'encre de Chine à la coupe et qui, à l'examen histologique, montra la structure parfaite de la tumeur d'inoculation, sans signe de dégénérescence, avec des vaisseaux de nouvelle formation et une zone d'accroissement très nette. *Il y a donc eu ici indiscutablement formation et développement d'une tumeur sarcomateuse.*

C. — Inoculations au chien.

Ces inoculations nous ont fourni les résultats les plus intéressants. Nous avons fait un grand nombre d'expériences en variant les conditions d'inoculation.

a) *Inoculations sous-cutanées.* — L'inoculation de fragments cancéreux sous la peau ont toutes abouti à des abcès phlegmoneux, qui se vidaient à l'extérieur, la cicatrisation se faisait ensuite normalement. Il est vrai de dire qu'elles ont toutes été faites pendant les grandes chaleurs ; elles méritent d'être reprises.

b) *Inoculations intraveineuses.* — Elles sont difficiles à réaliser. Nous nous sommes servi en effet d'une sorte de liquide épais obtenu par fine trituration dans du bouillon stérilisé de tumeurs diverses et en particulier de cancers encéphaloïdes du sein. Si on injecte des doses trop considérables de ce liquide épais, il se produit des coagulations intravasculaires qui nous ont tué brusquement plusieurs de nos animaux. Des injections de deux à trois centimètres cubes de suc cancéreux dans la veine de l'oreille et faites à plusieurs reprises à quelques jours d'intervalle, n'ont pas paru gêner les animaux ; sacrifiés à des moments variables mais peut-être trop rapprochés de l'inoculation, les chiens n'ont rien présenté d'anormal.

c) *Inoculations intrapéritonéales.* — Il résulte de l'ensemble de nos expériences que c'est là le meilleur mode d'inoculation des tissus cancéreux si l'on se place dans des conditions expérimentales déterminées :

L'injection dans l'abdomen, même en quantité considérable (15 à 20 centimètres cubes), *de produit de raclage ou de trituration fine* de cancers de structure variable ne nous a jamais donné de résultats positifs. La résorption de la substance cancéreuse injectée se fait rapidement ; chez des chiens sacrifiés à des périodes variables nous n'avons jamais trouvé trace de cette substance et la surface péritonéale était complètement normale, de même que tous les autres tissus. L'inoculation de *petits fragments* à l'aide d'un trocart ou par une boutonnière abdominale ne nous a pas donné de meilleurs résultats : leur résorption paraît se faire très facilement.

Après un nombre très considérable de tentatives nous sommes arrivé à nous convaincre que, pour obtenir le développement de productions néoplasiques par inoculation intrapéritonéale, il fallait remplir trois conditions principales : 1° faire une asepsie complète au cours de l'opération et introduire rapidement par laparotomie une tumeur recueillie aseptiquement, quelques heures seulement après son ablation et après avoir élagué au couteau stérilisé toutes les parties (tissu adipeux, tissu cutané) qui ne constituent pas la tumeur proprement dite ; 2° introduire la totalité de la tumeur s'il s'agit d'une néoplasie de moyen volume, ou des fragments de très gros volume s'il s'agit de tumeurs très volumineuses. Dans un cas nous avons inoculé un fragment de 350 grammes pris sur un énorme cancer encéphaloïde du sein : 3° les tumeurs les plus favorables paraissent être celles qui contiennent des formes de résistance des parasites, les épithéliomas à globes épidermiques par exemple, ou celles qui contiennent une quantité énorme de parasites de petite taille comme certains carcinomes du sein.

Quelques-uns des chiens inoculés suivant ces règles sont morts en 2 à 6 jours par le fait d'une péritonite aiguë ou suraiguë ; on retrouvait le fragment inoculé réduit en bouillie dans du pus verdâtre.

Certains animaux ont été sacrifiés vers le quinzième jour ; ils présentaient en un point de la cavité péritonéale, ordinairement dans le grand épiploon, dans le mésentère au voisinage du foie ou de la rate, ou entre deux anses intestinales, une tumeur assez volumineuse, avec des nodosités dures à la périphérie et rénitente dans sa partie centrale. A la coupe cette tumeur paraissait constituée par une capsule épaisse formant poche et contenant jusqu'à 50 grammes de pus phlegmoneux dans lequel nageaient des débris sphacéliques de la tumeur inoculée. Ou bien il n'existait pas de collection purulente et le fragment plus ou moins ramolli était enfermé dans une coque fibreuse dont la surface interne était parsemée de végétations ou de granulations établissant des points d'adhérence entre la coque et la tumeur ; à l'extérieur elle se continuait par des nodosités dures, avec le tissu adipeux voisin enflammé.

Chez des chiens sacrifiés après un à deux mois nous avons observé des tumeurs plus volumineuses que le fragment inoculé, dures, inégales, bosselées, ayant contracté de solides adhérences avec les tissus avoisinants ; à la coupe, on trouvait au centre un tout petit point ramolli et le reste était formé par un tissu résistant qui, à l'examen histologique, présentait une structure non complètement caractéristique au point de vue de sa nature cancéreuse.

Enfin, chez des chiens pour lesquels nous avons pu réunir les trois conditions favorables énumérées plus haut nous avons obtenu le développement de tumeurs que l'on ne pouvait confondre ni avec des tissus inflammatoires ni avec de simples greffes persistantes de la tumeur inoculée.

Voici quelques expériences très résumées :

Expérience I. — Un chien épagneul reçoit dans la cavité péritonéale un épithélioma de la lèvre à marche rapide, bien aseptisé par ablation des parties périphériques. Le chien se remet très rapidement et *deux mois après* on fait une nouvelle laparotomie. On trouve une tumeur du volume d'une belle orange encastrée dans le grand épiploon et pénétrée par de très nombreux vaisseaux dilatés. A la coupe, la tumeur est de résistance moyenne au couteau ; la surface de section est nette, très vascularisée et présente une couleur gris rosé avec des parties plus grisâtres d'où la pression fait sortir des comédons. En aucun point il n'y a trace de suppuration. C'est une belle tumeur en plein développement ; elle est au moins deux fois et demie plus volumineuse que la tumeur inoculée.

On enlève une partie de cette tumeur, en forme de coin, on fait l'hémostase de la surface de section au thermocautère et on referme l'abdomen.

Cinq mois après on fait une troisième laparotomie : on trouve une tumeur du volume d'une orange, ayant contracté des adhérences avec la paroi abdominale antérieure et présentant une fluctuation profonde ; à la coupe, on trouve en effet un foyer purulent au centre. Cet abcès provient évidemment d'une infection au cours de la deuxième laparotomie après la section partielle de la tumeur.

Le fragment de la tumeur enlevé par la seconde laparotomie fut introduit dans le péritoine d'un chien (après prélèvement d'une toute petite partie pour l'examen) ; ce fragment ne dépassait pas deux centimètres carrés ; au bout de trois mois on sacrifie le chien et on trouve dans le grand épiploon une petite tumeur du volume d'une noisette, dure, à périphérie étoilée ; les ganglions avoisinants sont augmentés de volume.

L'examen histologique du fragment de la tumeur retiré par la seconde laparotomie a été très intéressant; il a porté sur le centre et la périphérie de la tumeur. Au niveau du centre on retrouve encore évidemment des vestiges de l'ancienne tumeur reconnaissables au développement des tractus conjonctifs, et à des vaisseaux à parois très épaisses. A la périphérie, l'examen fait à un faible grossissement montrait la disposition alvéolaire du carcinome; travées conjonctives limitant des alvéoles remplies de cellules irrégulières, tassées, à gros noyau (Fig. 32). A un fort grossissement les parois alvéolaires sont formées de fibres conjonctives jeunes renfermant des vaisseaux de nouvelle formation (Fig. 32, *a*); il existe une prolifération considérable des cellules conjonctives étoilées dont on suit la transformation en fibres conjonctives et qui sont souvent anastomosées les unes aux autres par des prolongements très grêles. Ces cellules rameuses sont surtout situées à la périphérie des alvéoles, tandis que dans la partie centrale on trouve des cellules complè-

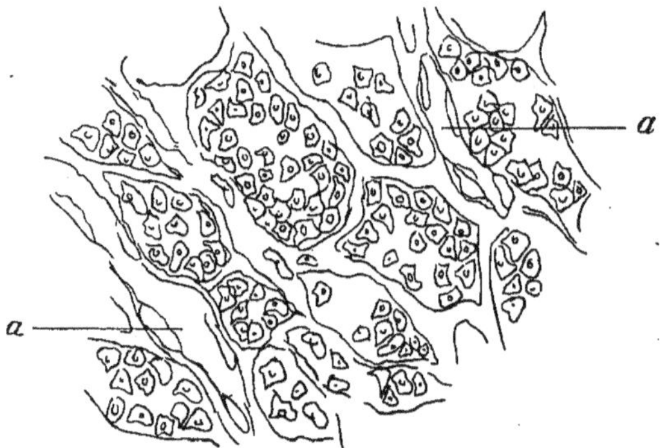

Fig. 32. — *Tumeur d'inoculation chez le chien par cancer humain.* — *a*, vaisseaux de nouvelle formation.

tement libres, irrégulières, hypertrophiées et dans lesquelles on peut trouver des noyaux proliférés ou des inclusions intraprotoplasmiques rondes, nucléées, de taille variable.

Expérience II *(série)*. — Une chienne adulte (A) reçoit dans le péritoine, par laparotomie, un cancer du sein du volume du poing (carcinome). Au bout de deux mois et demi on fait une nouvelle laparotomie et on trouve dans l'abdomen, adhérent à la fois au grand épiploon et au péritoine pariétal, une tumeur du volume d'une grosse orange. La tumeur est dure, à périphérie bosselée; à la coupe on trouve en un point à la périphérie une cavité kystique renfermant une cuillerée de liquide huileux: la surface de section est de couleur gris rosâtre. Cette tumeur est introduite telle quelle dans le péritoine d'un autre chien (B) lequel est sacrifié au bout de deux mois. On trouve dans la partie gauche de l'abdomen une tumeur du volume du poing, adhérant fortement avec le mésentère splénique et avec le bord interne de la rate. Cette tumeur est coriace avec des parties tendres, gris blanchâtre, parsemées de petits foyers hémorragiques. La rate est un peu augmentée de volume et présente dans la région qui avoisine les adhérences cinq plaques gris blanchâtre, légèrement saillantes, du volume d'une grosse lentille à une pièce de deux francs. À la coupe, ces formations s'enfoncent dans le tissu splénique, la plus volumineuse formant une véritable petite tumeur du volume d'un œuf de pigeon.

La rate est enlevée avec précaution, les tumeurs sont triturées aseptiquement et on injecte cette substance dans l'abdomen d'un troisième chien (C) à l'aide d'un trocart. Un mois et demi après on sacrifie cet animal par piqûre du bulbe. À l'ouverture de l'abdomen on est frappé par l'existence d'un semis de grosses granulations qui tapissent le grand épiploon et les mésentères, de même que le péritoine pariétal. Ces granulations varient du volume d'une tête d'épingle à un grain de chènevis et à un gros haricot ; les plus petites sont arrondies, brillantes, d'un rouge pâle ; les plus volumineuses sont ovalaires ou irrégulièrement arrondies et certaines ont un aspect lobulé, comme si elles étaient formées par la réunion de plusieurs éléments de plus petite taille. C'est sur le péritoine pariétal qu'existe la néoformation la plus volumineuse, arrondie, faisant une forte saillie et entourée d'une zone de congestion. L'ensemble rappelle l'aspect d'une éruption de carcinose aiguë. La rate a son volume normal ; le bord inférieur gauche du foie a contracté des adhérences solides avec le bord supérieur du rein ; à la coupe, on constate que ce tissu s'est développé aux dépens du foie ; à la surface du foie, deux granulations saillantes, blanc grisâtre, du volume d'une forte lentille. Ganglions mésentériques très volumineux, congestionnés. Poumon normal, sauf, tout à fait à la base, quelques petites granulations comme une tête d'épingle entourées d'une zone de congestion.

L'*examen histologique* a été fait uniquement pour les néoformations trouvées chez ce dernier chien C, les tumeurs des chiens A et B ayant été rapidement et intégralement inoculées. L'étude des granulations et des petites tumeurs péritonéales du chien C nous montre que nous sommes en présence de formations néoplasiques en progression périphérique ainsi que le montrent les infiltrations des tissus voisins par les éléments propres de la tumeur. Celle-ci est formée par un tissu conjonctif renfermant des vaisseaux de nouvelle formation et formant quelques travées un peu épaisses d'où part un réseau plus fin qui contient des cellules irrégulières à gros noyau. Si on examine ce tissu à un fort grossissement on voit que sur les bords des grosses travées, les cellules sont anguleuses et présentent des prolongements délicats en rapport avec le réseau conjonctif, mais au centre de ces sortes d'alvéoles mal limités on trouve des cellules beaucoup plus volumineuses, absolument libres, à bords irréguliers, arrondis, et à noyau très volumineux (Pl. IX, fig. 4, *a*) ou renfermant deux gros noyaux qui semblent s'être séparés par étirement (Pl. IX, fig. 4, *b*) ; on peut y trouver encore des éléments cellulaires ressemblant à des cellules géantes : ce sont des masses protoplasmiques unies, à bords arrondis irréguliers et renfermant une masse centrale à réactions nucléaires, formée de fragments ovalaires disposés en marguerite (Pl. IX, fig. 4, *c*).

On est donc en présence d'une néoformation par prolifération des cellules conjonctives dont certaines se transforment en fibres grêles, les autres en cellules à gros noyau ; cette néoplasie est parcourue par des vaisseaux jeunes et elle progresse à la périphérie en envahissant le tissu voisin par des cellules embryonnaires.

Expérience III. — Un chien reçoit dans le péritoine, par laparotomie, une partie du volume des deux poings, d'un cancer encéphaloïde du sein, énorme, à marche très rapide (développé en 4 mois). On sacrifie l'animal au bout de deux mois et demi. A l'ouverture de l'abdomen, on ne trouve aucune trace de péritonite et la masse introduite a été entièrement résorbée. Mais la rate est augmentée de volume et en plusieurs points de sa surface apparaissent plusieurs saillies du diamètre d'une forte lentille à une pièce de un franc, de couleur grisâtre et de consistance moyenne à la coupe. Elles s'enfoncent dans le parenchyme, de sorte que la plus grosse a le volume d'une noisette. Ganglions volumineux. Les poumons ne présentent aucune lésion dans leur partie supérieure et moyenne, mais ils sont congestionnés aux bases et tout à fait en bas et en arrière on trouve, des deux côtés, de petites tumeurs roulant sous le doigt et faisant une saillie blanc grisâtre sous la plèvre. A la coupe, elles pénètrent le parenchyme, sont irrégulièrement rondes et leur périphérie se continue insensiblement avec le tissu du poumon ; elles sont du volume d'une lentille à un petit pois ; on en compte une dizaine disséminées. Ganglions bronchiques augmentés de volume.

Un deuxième chien qui reçoit les tumeurs de la rate dans le péritoine, par laparotomie, meurt de péritonite.

Examen histologique. — L'étude des tumeurs pulmonaires a été particulièrement intéressante. Ces tumeurs sont développées sous la plèvre et pénètrent le parenchyme pulmonaire à une profondeur variable. Elles font une saillie à la surface de la plèvre qui leur forme une enveloppe continue. A un faible grossissement, elles apparaissent arrondies, formées par de fins tractus conjonctifs entourant des vaisseaux de nouvelle formation et augmentés de volume ; dans les mailles conjonctives, des cellules irrégulières à gros noyau. A un fort grossissement, on constate que la tumeur est parcourue par des travées délicates de tissu conjonctif jeune, limitant des sortes d'alvéoles de forme irrégulière, et enfermant des vaisseaux à paroi très mince (Pl. IX, fig. 7). De ces travées partent de très fines ramifications conjonctives qui viennent former dans l'alvéole des mailles qui enferment un groupe de 5 à 6 cellules. Celles-ci sont libres ou présentent des prolongements à peine apparents en rapport avec le fin réseau intra-alvéolaire. Dans les alvéoles les plus volumineux les cellules sont tassées les unes contre les autres. Cette infiltration cellulaire va en diminuant d'intensité à mesure que l'on s'avance vers le parenchyme pulmonaire sain. A la périphérie les formations alvéolaires sont plus petites et renferment des cellules d'un type embryonnaire plus prononcé.

Au milieu de ces cellules, dans les alvéoles, on trouve des éléments particuliers, plus volumineux, à contours géométriques ovales ou ronds, et formés par une masse colorée en rose brillant, par le Biondi, et renfermant au centre un gros noyau homogène ou bien des divisions nucléaires disposées en rosace ou en marguerite à pétales de très petite taille colorés en bleu foncé (Pl. IX, fig. 7).

Ces éléments sont identiques aux parasites intraprotoplasmiques qui existaient dans la tumeur du sein, cancer encéphaloïde, très mou et à marche extrêmement rapide et la structure générale de la tumeur peut être rapportée à ce type.

Il y a donc bien réellement inoculation cancéreuse.

Un ganglion augmenté de volume et friable pris au niveau du hile du poumon présente des points de dégénérescence cancéreuse dont on peut voir le début dans les espaces périfolliculaires.

Le tissu atteint est parcouru par un grand nombre de vaisseaux de nouvelle formation et de travées conjonctives, frêles, limitant, mais d'une façon irrégulière et peu précise, des sortes d'alvéoles remplis de grosses cellules irrégulières qui paraissent moulées les unes sur les autres et renferment un ou plusieurs noyaux hypertrophiés. Les plus volumineuses de ces cellules renferment des inclusions intraprotoplasmiques d'aspect variable : les unes sont extrêmement petites, d'autres ont l'aspect de granulations brillantes ; elles augmentent de volume et sont formées d'une petite masse nucléée entourée par une zone réfringente. Ces formes cellulaires simples peuvent encore s'accroître, dilater au maximum la cellule même fortement hypertrophiée dont elles aplatissent le noyau (Pl. IX, fig. 5).

Ces diverses formations intraprotoplasmiques se colorent par l'hématoxyline et l'éosine et par le Biondi, de la même façon que les formes intraprotoplasmiques identiques trouvées dans la tumeur humaine.

Ces expériences nous paraissent suffisamment résoudre la question de l'inoculabilité expérimentale du cancer non seulement à un sujet de même espèce mais à des sujets d'espèce différente.

Les formations néoplasiques que nous avons obtenues présentaient toutes une allure nettement progressive. Trouvées toujours assez longtemps après l'inoculation pour qu'un simple tissu inflammatoire eût regressé, l'examen histologique montrait la réalité du processus d'expansion périphérique.

On ne peut pas dire qu'il s'agisse, dans l'Expérience I, d'une simple greffe cancéreuse, car deux mois et demi, par exemple, après l'inoculation la tumeur avait fortement augmenté de volume, présentait une énergique vascularisation, l'aspect et la consistance d'un tissu jeune et l'examen de la périphérie par rapport au centre nous affermissait dans cette opinion.

D'ailleurs, l'argument de la greffe cancéreuse tombe devant l'expérience III où malgré l'inoculation dans le péritoine d'une tumeur très volumineuse, tout paraît s'être résorbé, mais on trouve des noyaux cancéreux dans la rate et *dans les poumons. Pour que ces derniers aient été atteints il faut incriminer le transport des parasites à travers le diaphragme par le système lymphatique.*

On pourrait, au sujet de ces tumeurs sous-pleurales, renouveler l'interprétation imaginée par Billroth au sujet des expériences de Langenbeck, de Follin, de Lebert et des siennes propres, à savoir que les nodules sous-pleuraux ne représentent que des résidus d'infarctus pulmonaire. Notre observation montre que cette interprétation n'est pas applicable à tous les cas et que le nodule sous-pleural peut représenter réellement une formation néoplasique. Chez notre chien le siège sous-pleural est en rapport avec le passage des germes du péritoine dans la plèvre, à travers le diaphragme, par voie lymphatique; il ne s'agit pas seulement de petits nodules mais de véritables tumeurs n'ayant en rien l'aspect d'un infarctus ancien, mais les caractères d'un tissu néoplasique et l'examen histologique est venu nous montrer que nous avons affaire à une tumeur définie dont la structure se rapprochait beaucoup de celle du cancer inoculé.

Il est un caractère que l'on a voulu imposer comme absolument indispensable pour démontrer la réalité de l'inoculation : il faudrait que la *tumeur d'inoculation reproduisît le même type histologique que la tumeur spontanée inoculée.*

Nous ne pouvons admettre cette manière de voir ; elle ne peut d'ailleurs pas se soutenir de cette façon absolue, si l'on admet l'origine parasitaire des tumeurs malignes, ainsi que nous le verrons dans l'Histogénèse du cancer. Pour que ce caractère fût réalisable il faudrait que les éléments cellulaires de la tumeur inoculée continuassent à pulluler et à envahir les tissus ; dans cette hypothèse, après l'introduction dans le péritoine d'un épithélioma de la lèvre, ce n'est plus le tissu péritonéal qui réagirait sous l'influence du parasite mais bien les cellules épidermiques prises sur l'homme, qui continueraient dans le péritoine du chien leur mouvement de prolifération.

Ce fait serait en dehors des règles de la biologie générale. Les greffes de parties transplantées sur un point différent du même organisme peuvent se développer et fonctionner. On connaît les expériences de P. Bert avec la queue des rats. En 1873, Zielonko a greffé, dans la cavité du sac lymphatique sous-cutané d'une grenouille, la cornée d'une autre grenouille et il a obtenu un kyste dont la surface interne était revêtue par l'épithélium cornéen proliféré. Des diverses expériences qui ont été faites par de nombreux auteurs il résulte que, si certains tissus adultes d'un individu sont transportables sur une autre partie de ce même individu, le tissu embryonnaire seul peut subir *dans un organisme étranger* un certain degré de développement, mais toutes les néoformations produites par inoculation de tissu sain finissent par se résorber et *ne produisent jamais de tumeurs malignes*. S'il est donc possible de voir un fragment de tissu déterminé se greffer et continuer pendant quelque temps son développement dans un point du même organisme, la chose paraît peu certaine, pour ne pas dire impossible, en ce qui regarde des animaux d'espèce différente. Un épithélioma pavimenteux d'un rat pourra donner une tumeur de même structure lorsqu'on l'inoculera à ce même rat ou même à un autre rat de même espèce. Un carcinome pris sur un sein cancéreux de femme et inoculé dans le sein opposé pourra donner un carcinome identique. Mais si l'on transporte un carcinome du sein ou un épithélioma de la lèvre dans le péritoine d'un chien il va se produire deux choses : 1° une dégénérescence des cellules épithéliales et leur disparition progressive ; 2° la mise en liberté des parasites qui vivaient dans ces cellules. Ces parasites peuvent mourir rapidement dans ce milieu nouveau ou bien, si cette mise en liberté des parasites est lente, ceux-ci continuent à vivre et à se développer dans la masse de la tumeur non encore résorbée ; les premiers parasites mis en liberté pourront être phagocytés ou tués, mais les autres auront peut-être le temps de s'adapter à ce nouvel organisme et pourront arriver à pénétrer dans les tissus voisins. C'est pour ce motif que nous disions plus haut que certaines tumeurs remplissent de meilleures conditions que d'autres pour l'inoculation : ce sont les cancers qui renferment des kystes sporulés, c'est-à-dire des formes de résistance et par suite d'adaptation plus facile ou ceux qui sont volumineux et renferment un très grand nombre de parasites virulents de petite taille.

En somme, il y a deux choses à considérer au point de vue de l'inoculation d'une tumeur cancéreuse : *le parasite* et son substratum, *la cellule cancéreuse*. Sans vouloir empiéter sur notre chapitre réservé à l'Histogénèse, nous pouvons dire que cette dernière n'est qu'une cellule hypertrophiée de nos tissus et qu'elle est destinée à mourir lorsqu'elle sort de son milieu favorable ; le parasite, s'il peut s'acclimater, se greffe en un point quelconque du sujet inoculé et *y produit une tumeur en rapport avec les éléments cellulaires qu'il envahit*.

La morphologie de la tumeur dépend donc du tissu qui va entrer en prolifération sous l'influence du parasite. C'est ce que prouve l'évolution de ces tumeurs spontanées du lapin et l'étude des tumeurs produites par inoculation.

Le critérium de l'inoculation cancéreuse, non plus que celui de la nature cancéreuse d'une tumeur spontanée, ne réside donc pas seulement dans l'aspect structural de la néoformation. Un critérium de plus grande valeur *est la présence d'un parasite*. Ce dernier devrait se retrouver dans la tumeur d'inoculation avec les mêmes formes que dans la tumeur primitive ; mais, même en ce qui regarde ce dernier point, on doit faire les plus formelles réserves, au sujet d'une interprétation trop rigoureuse, si l'on se souvient du dimorphisme évolutif si remarquable du sporozoaire vivant dans une même tumeur et qui lui permet d'avoir des formes évolutives absolument dissemblables (formes enkystées, formes à morula, formes microbiennes à division directe).

CHAPITRE IV

INOCULATION, A L'ÉTAT DE PURETÉ, DE SPOROZOAIRES DÉTERMINÉS
A DES ANIMAUX DE MÊME ESPÈCE OU D'ESPÈCE DIFFÉRENTE

Nous avons déterminé la présence et la forme de sporozoaires dans les tumeurs malignes, nous avons montré que ces tumeurs sont inoculables et nous avons même réussi, dans une certaine mesure, à isoler et à voir se reproduire dans des cultures en milieux artificiels les formes parasitaires d'une tumeur donnée. Comme preuve ultime et scientifiquement indispensable, il faudrait reproduire cette tumeur par l'inoculation de cultures pures du parasite qu'elle contient.

Malheureusement nous avons vu que l'on ne parvient pas à réensemencer les cultures.

Il est cependant possible de tourner la difficulté.

Les sporozoaires vivent à l'état saprophytique chez de nombreux animaux et ils peuvent être renfermés en quantité réellement énorme dans un point de leur organisme, sous leur forme enkystée. C'est ce qui a lieu pour *C. oviforme* du foie du lapin : le centre des petites tumeurs hépatiques, d'apparence caséeuse, est formé par l'amas de milliers de formes enkystées de C. oviforme absolument pures ainsi que le montre l'examen microscopique. Chez certains de ces animaux les amas de kystes sont enfermés dans un véritable sac conjonctif résistant et complètement fermé : on peut donc l'ouvrir aseptiquement et recueillir de même une grande quantité de kystes.

Dans certaines variétés d'*Helix* (Helix hortensis, en particulier) l'organe de Bojanus contient des coccidies polysporées (klossia) : il est facile d'isoler aseptiquement cet organe, d'en faire l'ablation d'un coup de ciseaux stérilisés, grâce à sa situation superficielle et de l'injecter après broiement dans une petite quantité de bouillon.

Les testicules du *lombric* contiennent très souvent des kystes d'une grégarine monocystidée renfermant des quantités énormes de spores. Ces kystes sont parfois agglomérés et forment de petits grains d'un jaune crème, ovalaire, du volume d'un grain de semoule et qui se différencient facilement. Ils siègent dans le testicule ou dans la cavité générale. On peut, en agissant avec précaution, les isoler d'une façon à peu près aseptique.

Une fois ces parasites dissociés dans un peu de bouillon, on possède, en somme, un mélange qui correspond à une véritable culture.

L'injection de ces parasites dans les tissus d'un animal constitue donc une inoculation identique à l'inoculation de cultures pures, avec cet avantage que l'on inocule des formes de résistance.

I. Inoculations de coccidies oviformes.

A. Inoculations de kystes de C. oviforme au lapin normal.

Une partie du caséum formée uniquement de kystes de C. oviforme et grosse comme une tête d'épingle, est diluée dans un demi-centimètre cube de bouillon stérilisé ou de sang incoagulable et injectée dans le tissu cellulaire d'un lapin bien portant. Cette inoculation est répétée sur un nombre considérable de lapins.

Dans la plupart des cas nous n'avons rien vu se produire ; dans des cas assez nombreux une tuméfaction molle a pris naissance qui s'est ouverte à l'extérieur et constituait un simple abcès. Mais, dans trois cas, l'inoculation a été positive : nous avons vu se développer très lentement de belles tumeurs sous-cutanées qui ont abouti à l'adhérence des téguments et à l'hypertrophie ganglionnaire.

Voici une expérience typique.

Expérience. — Un lapin de 2,500 grammes, très vigoureux, reçoit sous la peau de l'abdomen un mélange de kystes de C. oviforme et de sang rendu incoagulable par l'extrait de sangsue. Pendant le premier mois on n'observe rien de particulier, mais au bout de 50 jours on trouve au point d'inoculation une tumeur arrondie, très dure, du volume d'une noix. La tumeur augmente progressivement de volume, atteint les dimensions d'une mandarine. La peau est mobile sur la tumeur et l'état général bon. Six mois après l'inoculation, le lapin présentait au niveau de l'abdomen une masse du volume des deux poings, formée par l'accolement de quatre tumeurs ayant chacune le volume d'une petite pomme. La plus volumineuse est très fortement adhérente à la peau. Ganglions de l'aine volumineux.

Le lapin est sacrifié. A l'autopsie, la peau est adhérente à la surface de la tumeur la plus volumineuse ; après dissection, l'ensemble de la masse est formé par la réunion de quatre tumeurs parfaitement rondes, ressemblant à des boules de billard qui se seraient pénétrées réciproquement sur une partie de leur circonférence. Elles sont blanches, légèrement jaunâtres, d'une consistance ligneuse. A la coupe, le couteau éprouve une résistance assez grande ; la surface de section apparaît d'une couleur jaunâtre, formée par un feutrage dense. Le centre de la tumeur est ramolli, effiloché sur un diamètre de un centimètre et demi environ, le diamètre total de chacune de ces quatre tumeurs accolées étant de 6 à 7 centimètres.

Les ganglions de l'aine hypertrophiés et durs sont réunis à la périphérie de la tumeur par des cordons indurés.

L'examen histologique de grandes coupes très minces comprenant tout le rayon de la tumeur montre qu'on est en présence d'un tissu formé de fibres conjonctives jeunes anastomosées et délimitant des mailles allongées. A la périphérie ces mailles sont à peu près vides et ne contiennent que quelques éléments cellulaires volumineux. A mesure que l'on se rapproche du centre les mailles deviennent plus volumineuses, renferment un plus grand nombre d'éléments cellulaires irréguliers à gros noyau, les tractus conjonctifs prennent ensuite moins bien la couleur, ont un aspect plus réfringent, les cellules deviennent en partie granuleuses et forment le caséum central. Par une recherche attentive on trouve dans les mailles conjonctives des kystes de C. oviforme d'une très grande netteté, emplissant complètement l'alvéole. On pourrait penser qu'il s'agit là des kystes injectés et conservés dans les tissus ; il n'en est rien cependant, car on peut surprendre dans leur intérieur un processus de division que je n'ai pas observé ailleurs. Ainsi le contenu du kyste peut se diviser en deux masses homogènes présentant chacune leur noyau nucléolé (Pl. IX, fig. 3), ce qui indique non pas un état stationnaire du kyste au même titre qu'un corps étranger mais un élément en activité de reproduction. On trouve d'ailleurs dans les mailles qui se rapprochent du centre des éléments cellulaires volumineux à protoplasma homogène qui sont identiques à ceux que nous avons décrits dans les tumeurs spontanées et que nous avons déjà interprété comme des formes parasitaires. La partie cutanée adhérente présente une prolifération épithéliale très prononcée et l'on trouve dans les cellules des formes identiques à celles des tumeurs spontanées, c'est-à-dire des formes parasitaires nues.

Il y a donc une ressemblance absolue entre ces tumeurs, résultant de l'inoculation sous la peau du lapin de kystes de C. oviforme à l'état de pureté, et les tumeurs développées spontanément chez le même animal porteur d'une infection coccidienne spontanée. C'est donc bien le C. oviforme évoluant chez l'animal, dans le cas de tumeur spontanée et injecté, dans le cas de tumeurs expérimentales qui est la cause pathogène unique de ces néoformations.

Ces tumeurs sont elles-mêmes inoculables et *transmissibles en séries* au même titre que les tumeurs spontanées.

B. Inoculation de C. oviforme du lapin aux animaux d'espèce différente.

Les inoculations faites sur *des cobayes* n'ont pas donné de résultats positifs.

Chez le chien, des inoculations de kystes ont été faites dans le *péritoine* et dans la *rate*. Nous avons fait des injections intrapéritonéales de grandes quantités de kystes dilués dans du bouillon stérilisé. Dans un cas seulement sur une dizaine nous avons noté au niveau de la rate une formation surélevée, du diamètre d'une pièce de un franc et s'enfonçant dans le tissu splénique sur un diamètre de un centimètre environ. Le tissu de cette tumeur était de couleur grisâtre, dur, plus dense que le tissu splénique et d'apparence légèrement granuleuse.

A *l'examen histologique*, il existait des tractus fibreux assez épais limitant des espaces irréguliers remplis de cellules spléniques hypertrophiées. Le reticulum adénoïdien est moins visible que dans la normale et au centre des alvéoles les cellules sont complètement libres et à bords plus arrondis que dans le tissu sain. Par places, des hémorragies dissocient le tissu. En un point nous avons noté un alvéole rempli de cellules volumineuses, irrégulières et donnant l'impression d'un alvéole carcinomateux de la tumeur inoculée.

Pour arriver à des résultats plus précis nous avons pensé qu'il serait utile de recourir à l'inoculation directe de kystes dans un parenchyme splénique. Après avoir fait une boutonnière péritonéale et attiré la rate au-devant nous avons fait des *inoculations intrasplé-niques* de kystes avec une fine canule et l'hémorragie a été arrêtée rapidement au thermocautère. Chez plusieurs chiens il s'est développé en ce point un tissu épais de cicatrice. Chez un animal sacrifié un mois après l'inoculation il existait quatre petites tumeurs du volume d'un pois chiche à une noisette formées par un tissu compact, rose jaunâtre, faisant une légère saillie à la surface de la rate.

A l'examen histologique, les tumeurs étaient composées d'un tissu formé de tractus conjonctifs irréguliers, d'un réticulum plus épais que normalement et renfermant un nombre bien moins considérable de cellules. Mais en dehors de ce processus de sclérose, on trouvait des points où, au contraire, ces cellules étaient plus nombreuses, serrées, plus arrondies que normalement comme dans un tissu inflammatoire en voie de progression. Nous n'avons pas trouvé là d'éléments parasitaires caractéristiques.

II. Inoculations de klossia de l'escargot.

Dans l'organe de Bojanus de l'Hélix hortensis et de diverses espèces d'hélix existent des formes parasitaires nombreuses développées dans les cellules. A côté des formes cellulaires de grand volume qui distendent la cellule au maximum, il en est de toute petite taille, ressemblant à des granulations ; enfin, il existe des formes enkystées renfermant un très grand nombre de spores. Souvent il se forme autour de ces kystes des concrétions crétacées qui leur font comme une coque mamelonnée.

On peut faire aseptiquement l'ablation de l'organe de Bojanus sur une grande quantité d'escargots. Après examen microscopique préalable, on les broie dans un mortier stérilisé avec un peu de bouillon stérile. Ce broiement est très facile et réduit les reins à une pulpe extrêmement fine ; on retire, par passage à travers un fin tamis, les fragments d'enveloppe de l'organe et on a ainsi une sorte de bouillie grisâtre que l'on peut inoculer avec la seringue à divers animaux.

A. Inoculations au lapin.

a) Les inoculations *sous-cutanées* ont produit dans plusieurs
cas des tumeurs très dures à évolution progressive, mais extrêmement lente, sans aucun phénomène inflammatoire aigu ; l'extension se faisait à la périphérie par des nodules durs et sous forme
de cordons très indurés sur le trajet desquels se développaient des
nodosités. Dans un cas en particulier nous avons vu se produire
successivement six petites tumeurs disséminées sur un espace
grand comme la paume de la main, très dures, du volume d'une
noisette à une petite noix et réunies par un cordon dur cylindrique
du volume d'une plume d'oie. A la coupe, ces tumeurs, d'aspect
gris jaunâtre, présentaient un point central légèrement ramolli
et une surface granuleuse ; la partie centrale ramollie était
en communication avec le centre du cordon également ramolli
contenant une substance jaunâtre et qui mettait en communication
plusieurs tumeurs.

A l'examen microscopique, chaque tumeur est comme lobulée
et formée de tractus conjonctifs épais limitant de larges alvéoles
remplis de cellules volumineuses à gros noyaux, libres au centre,
anastomosées les unes avec les autres dans les parties périphériques. Cette tumeur présente dans son intérieur des vaisseaux de
nouvelle formation, et des amas volumineux disséminés de cellules embryonnaires.

b) *Les inoculations intrapéritonéales* ont donné des résultats
particulièrement intéressants. Les animaux sacrifiés à diverses
périodes de 15 jours à 2 mois après l'inoculation de 2 à 5 centimètres cubes de liquide ont présenté de petites tumeurs de volume variable, depuis un grain de chènevis jusqu'à un gros grain
de blé et à un petit pois, dures, légèrement bosselées, de couleur
grisâtre marbrée de brun ou de noir. Il en existait parfois un nombre assez grand, de 10 à 12, disséminées sur la surface du péritoine
pariétal ou viscéral, au point même d'inoculation, à côté ou à une

grande distance. Il existait en certains points un groupe de ces
tumeurs très voisines ou cohérentes, les plus petites étant disposées à la périphérie. A la surface du foie nous avons constaté, à
plusieurs reprises, de petites tumeurs très saillantes, rondes, brillantes, opalines, très dures, absolument différentes de celles
qui sont produites par le C. oviforme. Sur la face inférieure du
diaphragme, nous avons trouvé des agglomérations de petites tumeurs à bords irréguliers, parfois cohérentes, grisâtres et translucides. La rate est ordinairement augmentée de volume, plus
noirâtre, et dans deux cas nous avons constaté à sa surface des
tumeurs très brillantes, rondes, d'un blanc nacré, du volume d'un
grain de chènevis.

L'étude histologique de ces tumeurs est d'un haut intérêt :
elle nous a montré en effet le développement d'un tissu d'apparence sarcomateuse renfermant des parasites à des degrés variables
de leur développement.

La tumeur est en effet composée d'une trame très délicate, formée par des cellules conjonctives fusiformes jeunes, à gros noyau
allongé, anastomosées les unes avec les autres, et traversée par de
nombreux vaisseaux néoformés. Dans les mailles limitées par la
trame conjonctive se trouvent des cellules irrégulières volumineuses renfermant un gros noyau et en certains endroits des
grains de *pigment* brunâtre en assez grande quantité pour cacher en
grande partie leur protoplasma et pour donner à la coupe l'apparence très exacte d'un sarcome mélanique. Par places, ces cellules
diminuent de volume, se tassent davantage, formant des amas de
cellules embryonnaires au centre desquels on trouve de grosses
cellules d'aspect épithélioïde ou parfois une cellule géante multi-
nucléée. Dans les grandes cellules on peut trouver à côté du noyau
une forme incluse arrondie et contenant une petite masse centrale
fortement colorée. Avec le Biondi, le noyau est verdâtre, la cellule
rose jaunâtre et le parasite inclus est rose vif avec un noyau
bleu et une zone hyaline réfringente à peu près incolore.
Mais en dehors de ces éléments on trouve, dans les fines mailles
conjonctives distendues, des corps très volumineux (de 15 à 30 μ
de diamètre) formés par une coque épaisse à double contour

renfermant une masse arrondie et légèrement granuleuse qui laisse entre ses bords et la coque un espace vide et réfringent (Pl. X, fig. 4, *a*). Cette forme parfaitement ronde, nettement enkystée et encore augmentée de volume, peut être complètement remplie par un protoplasma homogène portant dans sa partie centrale un grand nombre de divisions nucléaires (Pl. X, fig. 5, *a*). Par le Biondi, la paroi kystique de ces éléments est colorée en jaune verdâtre, le protoplasma en rouge vif homogène et réfringent et les granulations centrales en bleu violacé foncé. Ces grandes formes dilatent et remplissent toute une grande maille conjonctive dont la trame s'est épaissie et refoule les noyaux cellulaires.

Entre ces gros éléments enkystés et les toutes petites formes incluses dans les cellules, on trouve des formes intermédiaires : les unes d'aussi grande taille que les grands kystes, mais dépourvues de parois kystiques et formées par une large masse protoplasmique parfaitement ronde et contenant dans son intérieur de grosses divisions nucléaires ; d'autres sont formées par une masse protoplasmique plus petite (de 12 à 15 μ de diamètre) colorée en rose vif par le Biondi et portant un noyau bleu avec un nucléole rouge vif (Pl. X, fig. 4, *b*) ; ou bien par un corps géométriquement rond formé d'une double enveloppe rigide, et d'une masse centrale nucléée et qui m'a paru représenter une *spore*.

B. Inoculations au cobaye.

Les inoculations ont été faites au cobaye de la même façon que pour les lapins et surtout dans la cavité intrapéritonéale. Nous avons obtenu la formation de granulations et de petites tumeurs absolument semblables au point de vue macroscopique, et peut-être proportionnellement plus développées que chez le lapin. La structure des grosses granulations était identique à celle que nous venons de décrire pour le lapin ; il nous paraît inutile d'y revenir.

Mais nous avons obtenu encore de petites tumeurs de la surface de la rate et du foie, nacrées, dures. *L'examen histologique* de ces

tumeurs nous a montré qu'elles étaient formées par un tissu à
cellules conjonctives allongées à noyau très volumineux et limitant des sortes d'alvéoles contenant des cellules irrégulières à très
volumineux noyau irrégulièrement arrondi. Cette disposition
appelait absolument la structure d'un sarcome fibroblastique.
Un certain nombre de ces grandes cellules contenaient dans leur
protoplasma des inclusions caractéristiques (Fig. 33, *a, e)* formées

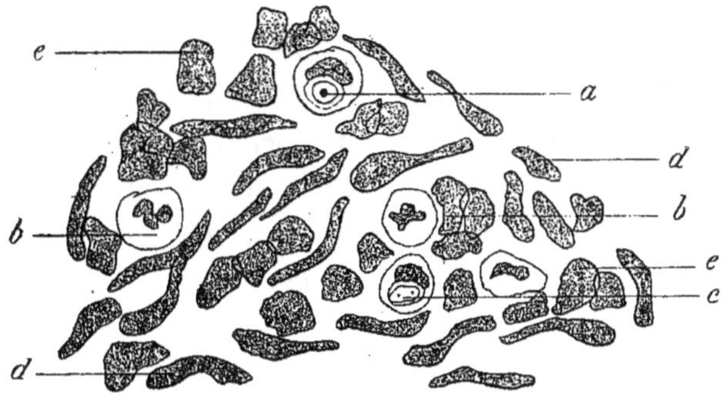

Fig. 33. — *Tumeur d'inoculation produite dans la rate d'un cobaye.* — *a,* inclusion cellulaire (parasite) ; *b, b,* cellules hypertrophiées ; *c,* inclusion parasitaire avec divisions nucléaires.

par une zone hyaline fortement colorée en rouge par le Biondi et
l'éosine, et renfermant un ou quatre corpuscules prenant fortement
l'hématéine.

C. Inoculations au chien.

Les inoculations *sous-cutanées* n'ont rien donné, pas plus que
les inoculations *intraveineuses*.

Les inoculations *intrapéritonéales,* au contraire, ont donné des
résultats encore plus manifestes que ceux du lapin et du cobaye.
Chez plusieurs chiens sacrifiés de un mois à 40 jours après l'injection, dans le péritoine, de 5 à 8ᶜᶜ de trituration tamisée de reins
d'hélix, nous avons constaté des néoformations du volume d'un
grain de blé à un haricot sur le péritoine pariétal, le grand épiploon,
le mésentère, la surface inférieure du diaphragme. Chez un chien
sacrifié au trentième jour, nous avons compté dix-huit de ces
petites tumeurs d'un gris noirâtre par endroits, très dures et légèrement bosselées.

Leur étude histologique sur des coupes nous a montré, pour les plus volumineuses, la structure type d'un sarcome alvéolaire (Pl. X, fig. 6). La tumeur est formée en effet de travées conjonctives constituées par des cellules fibroplastiques séparées ou anastomosées par leurs extrémités ; de ces travées partent d'autres plus minces, formées seulement d'un à deux rangs de cellules fibroplastiques plus jeunes et formant des subdivisions. Dans les alvéoles se trouvent des cellules qui présentent des formes et un volume très variables. Elles sont complèment libres et entre elles passent quelques fibroplastes tout à fait jeunes, avec lesquels elles présentent parfois de fines anastomoses. Ces cellules colorées par le Biondi renferment un noyau volumineux coloré en bleu verdâtre et dans le protoplasma coloré en rouge un élément de petit volume ou assez volumineux pour distendre la cellule ou refouler le noyau. Les plus petits de ces éléments sont formés par une granulation rouge vif entourée d'une zone réfringente peu colorée ; la granulation augmente de volume, est parfaitement ronde, homogène et peut présenter dans son intérieur un noyau coloré en bleu ou plusieurs fragments nucléaires de même teinte. La zone périphérique peut devenir très volumineuse et la masse centrale présenter une division en nombreux corpuscules. (Pl. X, fig. 6) Enfin, dans la plupart de ces cellules parasitées, il existe des granulations d'un *pigment jaune brunâtre*, qui sont parfois très abondantes. *En certains points de la tumeur, comme chez le lapin, ces granulations pigmentaires sont tellement abondantes et foncées que l'on se croirait en présence d'un sarcome mélanique.*

Mais l'étude d'une de ces tumeurs développée, chez un chien, au niveau du mésentère nous a fourni des figures remarquables qui nous ont permis d'étudier les diverses formes prises par le parasite et le développement des cellules.

La tumeur était formée par des fibroblastes anastomosés entourant des cellules volumineuses irrégulières ou même limitant des alvéoles remplis par des cellules et arrivées à un très haut degré d'hypertrophie et moulées les unes sur les autres sans être séparées par aucune fibre conjonctive (Pl. X, fig. 1 et 2).

Dans ces grandes cellules irrégulières à protoplasma finement granuleux et à très gros noyau, nous avons trouvé des formes parasitaires de taille variée, depuis les formes microbiennes (Pl. X, fig. 1, *a*) jusqu'aux formes dépassant 30 *μ* de diamètre (Pl. X, fig. 2, *m*).

Si l'on examine des coupes colorées par le Biondi, les formes microbiennes apparaissent colorées en rouge vif homogène, entourées d'une zone réfringente à peine rosée sur les bords (zone hyaline) ; à côté de ces formes extrêmement petites on trouve des formes un peu plus grandes formées par une masse rose vif homogène de 2 à 7 *μ* de diamètre parfaitement ronde et entourée d'une zone hyaline qui l'isole du protoplasma cellulaire (Pl. X, fig. 1, *b*, *b*) ; cette granulation peut s'étirer et subir une division directe dans l'intérieur de la zone hyaline (Pl. X, fig. 1, *d*).

La masse rouge vif du parasite atteint un diamètre de 8 à 10 *μ* : elle est entourée d'une zone hyaline bien plus large et contient en son centre un noyau coloré en bleu intense (Pl. X, fig. 1, *e*) ou des divisions nucléaires de volume et de nombre très variable (*r*, *r*). Cette division se fait par un processus de karyokinèse (Pl. X, fig. 1, *l*). Ces formes arrivent à un degré bien plus grand de développement et prennent, y compris la zone hyaline, un diamètre dépassant 40 *μ* : la zone hyaline est très large, réfringente, et entoure une grande masse homogène, colorée en rouge vif et renfermant, disposées en rosace à partir du centre, un nombre considérable de divisions nucléaires arrondies ou allongées et colorées en bleu intense (Pl. X, fig. 2, *m*).

Nous devons signaler encore, dans une autre préparation colorée par l'hématoxyline et l'orange, l'existence, entre les fibroblastes repoussés pour former un alvéole, de corps arrondis ou un peu ovalaires très volumineux et formés par une masse jaune orange vif, homogène et renfermant un nombre très grand de noyaux ronds, de taille variable, colorés fortement par l'hématéine. Le Biondi colore la masse protoplasmique en rose et les fragments nucléaires en bleu (Pl. X, fig. 3). On peut interpréter ces corps comme une morula ou peut-être comme une étape vers la formation enkystée.

II. Inoculations de kystes de Lombric.

Les kystes de grégarines monocystidées qui se trouvent dans les testicules et la cavité générale de Lombric ont été inoculés à des animaux divers, en particulier à la grenouille, au rat blanc et au cobaye. Ces expériences sont de date récente et nous les poursuivons encore. Toutefois elles ont donné des résultats remarquables que nous ne ferons que signaler ici rapidement.

A. Inoculations à la grenouille.

Il était naturel de songer à inoculer les kystes de grégarines développés sur un animal à sang froid à un animal également à sang froid. Nous avons choisi la grenouille et l'injection des kystes a été faite dans le sac lymphatique du dos et dans la cavité péritonéale.

Chez une rainette ainsi injectée nous avons vu se développer au bout d'un mois sur le côté droit, vers la partie médiane du corps, une petite tumeur du volume d'une tête d'épingle qui trois mois après l'inoculation, avait atteint le volume d'un gros grain de blé. Nous pratiquâmes l'ablation de cette tumeur d'aspect grisâtre et adhérente à la peau qui la recouvrait.

L'examen histologique nous a montré un processus de néoformation reproduisant un type de sarcome à cellules rondes, progressant nettement vers la périphérie par la transformation progressive des cellules conjonctives, et renfermant des vaisseaux de nouvelle formation.

L'examen à un fort grossissement a été du plus haut intérêt. On trouve dans la tumeur un nombre considérable de spores nettement reconnaissables, à parois colorées en rose vif et renfermant des sporozoïtes colorés en rouge avec un noyau d'un bleu pur éclatant. Ces spores sont enfermées dans une cellule conjonctive hypertrophiée. Dans certaines d'entre elles, les sporozoïtes sont devenus volumineux et le kyste est distendu, comme prêt à éclater. On trouve en effet des kystes vidés à parois non colorées et dans leur voisinage et en des points variables de la néoformation, on observe des inclusions cellulaires typiques et constituées par une masse protoplasmique réfringente, rose vif, renfermant un ou plusieurs noyaux d'un bleu pur éclatant. Ces corps ronds inclus ont la même coloration et la même structure que les corps en croissants contenus dans les spores. Ils peuvent présenter une taille variable ; ils se développent dans la cellule, repoussent le noyau en conservant leur homogénéité, leur réfringence et s'entourent d'une zone hyaline. D'autre part, nous avons pu constater leur pénétration dans l'intérieur des cellules de l'épiderme adhérant à la tumeur, laquelle était sous-cutanée.

On peut donc saisir ici avec la plus grande netteté le développement du corps en croissant dans la spore, sa sortie de la spore et sa pénétration dans la cellule déjà irritée par la présence des kystes dans le tissu conjonctif. Le corps en croissant prend alors une forme ronde et, devenue endogène, se développe au même titre et sous le même aspect que klossia chez le chien et que les parasites intracellulaires des tumeurs humaines.

B. Inoculations au rat.

Des kystes de grégarines de Lombric dilués dans un peu d'eau ont été inoculés avec une seringue de Pravaz dans les testicules de rats blancs. Nous avons obtenu des résultats intéressants mais leur étude n'est pas encore suffisamment avancée pour être rapportée ici.

Si l'on jette un coup d'œil sur l'ensemble des recherches succinctement rapportées dans toute cette partie expérimentale, nous voyons que certains animaux porteurs d'une espèce de sporozoaires connue peuvent présenter des tumeurs dans lesquelles on retrouve ces mêmes formes parasitaires. Ces tumeurs spontanées sont en outre inoculables et les tumeurs d'inoculation ont la même structure et présentent les mêmes parasites que les tumeurs primitives.

Ces considérations s'appliquent aux tumeurs malignes des animaux et de l'homme à parasitisme indéterminé (comme espèce) et qui peuvent être inoculées non seulement à l'homme mais à divers animaux ; on peut retrouver dans leur intérieur des éléments parasitaires identiques à ceux de la tumeur humaine.

Pour démontrer la réalité absolue du rôle pathogène des sporozoaires contenus dans ces tumeurs il aurait fallu pouvoir les cultiver et reproduire la tumeur par inoculation des cultures.

Mais nous avons remplacé les cultures par les inoculations de sporozoaires isolés à l'état de pureté (coccidie oviforme, klossia, kystes du Lombric), et ces inoculations dans le tissu conjonctif ont été suivies du développement de tumeurs d'aspect sarcomateux à cellules hypertrophiées ou même d'aspect carcinomateux, renfermant les stades les plus variés des sporozoaires, donnant la représentation structurale et parasitaire des tumeurs humaines avec ce fait, d'une énorme importance, que l'on peut suivre d'une façon précise la transformation des sporozoïtes en des inclusions cellulaires de forme variable suivant la période de leur développement. Ces inoculations nous montrent en outre, ainsi que nous l'avions déjà énoncé, que la structure de la tumeur est en rapport avec la structure même du tissu dans lequel est ensemencé le sporozoaire et qu'elle peut devenir mixte par sa progression aux tissus voisins.

La structure de la tumeur n'a donc aucune valeur générale au point de vue pathogénique ; le parasite est tout et son étude nous permet de comprendre le développement, sous son influence, des productions néoplasiques.

Mais si nous avons acquis des notions précises sur la morphologie, la structure, l'évolution du parasite, nous sommes complètement ignorant au sujet du degré de son action pathogène, c'est-à-dire de sa *virulence* et des conditions qui la favorisent. Nous avons déjà cependant fait remarquer qu'il existe un rapport non douteux entre la forme évolutive revêtue par le parasite dans la tumeur et l'évolution plus ou moins maligne de cette dernière.

Plus le cycle évolutif favorise la pullulation des parasites et leur vie endocellulaire et plus la malignité est considérable. C'est ce qui se produit pour les tumeurs où les formes parasitaires se développent suivant des cycles asporulé de très petite taille et, par suite, se multiplient avec intensité et où une seule cellule peut renfermer jusqu'à 6 et 8 de ces parasites.

Il est vrai que la nature du cycle n'implique pas une question de virulence, et le développement plus rapide des parasites, l'énorme *augmentation de leur nombre* pourraient expliquer la marche plus aiguë du néoplasme,

La question de virulence ne peut, à l'heure actuelle, être résolue directement: mais, d'après l'évolution même des parasites dans les cellules, nous avons des indications qui nous permettent de penser que les sporozoaires n'agissent pas sur les tissus absolument de la même façon que les microbes pathogènes. Ainsi que nous le verrons plus loin, ce sont de véritables parasites qui se développent aux dépens des éléments de nos tissus, mais lentement et sans les léser d'emblée dans leur vitalité.

TROISIÈME PARTIE

HISTOGÉNÈSE

L'étude que nous avons faite des parasites des tumeurs humaines et de leurs rapports avec les tissus, mais surtout les recherches que nous avons exposées dans notre deuxième partie, nous amènent tout naturellement à *l'Histogénèse des tumeurs malignes*.

Une conclusion se dégage de nos recherches morphologiques : les tumeurs malignes de l'homme, cancers et sarcomes, sont dues à la présence et à la pullulation dans les tissus d'un parasite de l'ordre des sporozoaires.

Dans quels tissus se fait le développement de ce parasite ? Comment agit-il sur ces derniers pour produire ces structures si spéciales qui caractérisent les tumeurs malignes ? C'est ce que nous devons examiner.

Pour atteindre plus sûrement notre but il est nécessaire d'aller du simple au composé. Les conditions d'étude les plus simples se trouvent réalisées dans les tumeurs spontanées produites par certains sporozoaires bien connus.

La coccidie oviforme du lapin peut provoquer des tumeurs dans le foie et sous la peau. Pour ce qui regarde les tumeurs du foie nous avons étudié longuement leur processus et nous avons vu que, primitivement épithélial, il devenait ensuite conjonctif. Le parasite à l'état de granulations provoque l'irritation du canalicule et sa prolifération papillomateuse ; après qu'il a pénétré dans les cellules augmentées en nombre, il s'accroît, et, à mesure, les cellules s'hypertrophient, deviennent monstrueuses jusqu'à ce qu'elles dégénèrent ou éclatent lorsque le parasite s'est développé au point de réduire leur protoplasma à une pellicule et le noyau à un mince croissant.

La prolifération ne marche bientôt plus de pair avec l'hypertrophie car, envahies presque toutes à la fois par le parasite, les cellules succombent en même temps ou bien celles qui sont restées saines sont étouffées par l'énorme développement des cellules parasitées. Une fois l'épithélium détruit, les kystes demeurent au centre du canal réduit à une cavité conjonctive. Mais des formes jeunes envahissent les cellules conjonctives, provoquent leur multiplication et leur hypertrophie et aboutissent à ces cellules géantes renfermant toutes les formes évolutives de C. oviforme depuis les fines granulations jusqu'au kyste le mieux formé. Ces cellules géantes ne jouent pas le rôle de corps phagocytaire mais de terrain de développement pour le parasite ; elles représentent un mode de réaction de la cellule conjonctive aboutissant sous l'influence du parasite au summum de l'hypertrophie. Elles se désagrègent, les kystes tombent dans les mailles conjonctives qui finissent par dégénérer et il se forme une masse centrale caséiforme remplie de kystes libres. En dehors de ces cellules géantes, des formes jeunes parasitaires se développent entre deux fibres conjonctives, les distendent, et arrivent à la forme enkystée jusqu'au moment où leur prison fibreuse dégénère et où elles rejoignent la masse centrale. Et de plus en plus vers la périphérie, les cellules conjonctives embryonnaires sont irritées par l'infiltration parasitaire et se transforment soit en cellules épithéloïdes et plus tard en cellules géantes, soit en fibroblastes et plus tard en réseau conjonctif.

Cette tumeur qui est d'abord un épithéliome devient donc une tumeur purement conjonctive.

L'inverse se produit dans les tumeurs sous-cutanées où la tumeur conjonctive primitive se complique d'une lésion épithéliale qui ne se distingue des tumeurs épithéliales humaines que par la plus grande rareté des formes parasitaires. Lorsque la tumeur conjonctive qui contient les coccidies enkystées atteint la zone épidermique, les cellules prolifèrent au niveau de la couche des cellules cylindriques et en même temps les cellules malpighiennes de nouvelle formation s'hypertrophient. Dans certaines de ces cellules, les plus volumineuses, et dans la zone où l'hypertrophie cellulaire est plus considérable et plus générale, on trouve des dispositions cellulaires qui aboutissent à la formation d'un globe épidermique. Or, nous avons vu qu'au centre de ce globe, dans la cellule centrale, existent des formes variables de coccidie oviforme (Pl. IX, fig. 2). Le parasite, d'abord de très petit volume, distend peu à peu la cellule dont on reconnaît le noyau, et cette cellule globuleuse fortement hypertrophiée repousse à son tour excentriquement les cellules avoisinantes, les déprime en forme de croissant à la façon dont procède le parasite vis-à-vis du noyau de la cellule-hôte.

Nous voyons donc chez un même animal des formes parasitaires identiques produire, en divers points, des tumeurs de structure diverse, mais cette diversité s'explique simplement par la structure du tissu dans lequel s'est développé ce parasite. D'autre part, dans une même tumeur, la stucture peut être variable, suivant les points, parce que le parasite peut pénétrer d'un tissu dans l'autre, de l'épithélium dans le tissu conjonctif.

Mais, quel que soit ce tissu, conjonctif ou épithélial, ses éléments subissent pour former la tumeur un processus de prolifération et d'hypertrophie et, si ces éléments peuvent prendre des formes variables, *ces formes sont toujours en rapport avec l'évolution morbide ordinaire du tissu.* C'est ainsi que la cellule conjonctive peut devenir par irritation de voisinage, soit un fibroblaste, soit une cellule pseudo-épithéliale (épithélioïde), soit une cellule géante par irritation directe du parasite inclus, tout aussi bien que dans un processus irritatif produit par l'actinomycose, la tuberculose, etc. Ce processus morbide de l'élément cellulaire a un terme qui se marque par sa destruction et la formation de points de dégénérescence où la désagrégation cellulaire aboutissant à la formation de cavités remplies de matière caséeuse.

Les *tumeurs d'inoculation* nous montrent les mêmes faits mais en se rapprochant davantage de la structure des tumeurs malignes de l'homme. Sous l'influence du développement du parasite suivant un cycle évolutif plus rapide et le plus souvent asporulé il se produit des phénomènes de prolifération et d'hypertrophie qui aboutissent à la formation d'une tumeur dont on peut suivre tous les chaînons du développement. On voit que tous les éléments des tumeurs développées après inoculation dans le tissu conjonctif, dérivent uniquement des cellules conjonctives irritées par le parasite.

Dans les stades de début les cellules parasitées hypertrophiées sont réunies les unes aux autres par de fins filaments anastomosés et reliées à des fibroblastes, à des cellules conjonctives non parasitées, et qui poursuivent leurs transformations normales en fibres conjonctives. Sous l'influence du développement du parasite dans les cellules, celles-ci perdent leurs prolongements, leurs bords s'arrondissent et on a ainsi des cellules libres, irrégulières, volumineuses, se moulant les unes sur les autres et renfermant une ou plusieurs formes parasitaires plus ou moins développées (Pl. X, fig. 1 et 2). C'est le type parfait d'un processus sarcomateux qui peut être très voisin du carcinome. La progression se fait constamment du tissu sarcomateux au tissu conjonctif sain au fur et à mesure que les parasites se reproduisent et envahissent le tissu normal.

La cellule cancéreuse peut avoir cependant dans ces tumeurs l'aspect de la cellule dite épithéliale typique, c'est-à-dire de la cellule irrégulière à gros noyau, à protoplasma finement granuleux et renfermant des inclusions de forme et de volume variables (Pl. X, fig. 1 et 2).

La tumeur cancéreuse n'est donc qu'un simple processus d'irritation d'un ou de plusieurs tissus sous l'influence du développement de parasites sporozoaires.

C'est dire que *les éléments qui composent la tumeur ne diffèrent en rien des éléments des tissus chroniquement enflammés sous l'influence d'une cause qui n'est pas le virus cancéreux.*

Sous l'influence des parasites du cancer les éléments cellu-

laires ne subissent d'autres transformations que celles qui sont en
rapport avec leur évolution morbide ordinaire et l'aspect n'en
est rendu différent qne parce que la cause de l'inflammation
poursuit son développement dans l'intérieur des éléments eux-
mêmes et peut y atteindre un volume considérable qui les déforme. Mais cette différence n'est pas essentielle puisque, si l'on
fait abstraction des formes parasitaires, il n'est plus possible de la
découvrir.

D'Arcy Power avait déjà fait des recherches très intéressantes
dans cette voie.

Provoquant des irritations chroniques simples de surfaces
épithéliales et établissant une comparaison entre ces tissus chroniquement enflammés et l'épithélioma, il ne constate *aucune
différence au point de vue de l'hypertrophie et de la prolifération
cellulaires*. Les tissus simplement enflammés ne diffèrent des
tissus cancéreux que par l'absence des corps inclus.

Quoique non convaincu de la nature parasitaire de ces inclusions, d'Arcy Power se demande cependant si elles ne joueraient
pas le rôle de cause irritante. Mettant en contact un épithélium
légèrement enflammé avec une tumeur cancéreuse (dans le vagin
d'une chienne) il trouve, à la coupe de l'épithélium du vagin,
dans les cellules hypertrophiées et proliférées, des corps inclus
identiques à ceux de la tumeur.

Voyons si ces notions sont applicables aux *tumeurs malignes
de l'homme*.

Pour cela nous devons examiner successivement les trois
grands types de tumeurs malignes : *épithéliome, carcinome,
sarcome*.

I. Épithéliome.

Si nous prenons comme type un *épithéliome de la peau*, par
exemple, nous allons retrouver la structure que nous avons
décrite pour la tumeur cutanée du lapin et constituée par la

prolifération, l'hypertrophie et la dégénérescence de la cellule malpighienne en rapport avec le développement des parasites dans son intérieur ou dans son voisinage. Il est à remarquer combien les *sporozoaires aiment les cellules épithéliales;* celles-ci constituent leur habitat de prédilection qu'il s'agisse de la peau ou surtout des muqueuses ou des glandes.

La prolifération se fait au niveau des cellules cylindriques qui reposent sur le derme; elles ne forment plus une couche régulière mais sont tassées les unes contre les autres en plusieurs rangs irréguliers, et présentent de nombreuses figures de karyokinèse. Elles subissent une transformation rapide en cellule malpighienne de petit volume, puis l'hypertrophie survient rapidement. La cellule qui a été pénétrée par un parasite jeune se distingue bientôt des autres par son hypertrophie, mais elle conserve toujours son type précis de cellule malpighienne. Elle subit, semble-t-il d'abord, une surexcitation de sa nutrition qui augmente fortement son volume et lui donne une apparence globuleuse. Mais la cellule épidermique est résistante, coriace; elle ne cède que lentement devant l'action irritante du parasite, quoique le processus de prolifération exagérée la rende plus vulnérable.

Ce fait nous explique, en partie, pourquoi les épithéliomas de la peau présentent une évolution relativement lente : il peut s'écouler longtemps avant que le parasite, mal nourri, ait distendu au maximum la cellule épidermique hypertrophiée : à ce moment ce qui reste de celle-ci, refoulé à la périphérie, fait au parasite une gaine chitineuse qui l'isole complètement. Mais déjà, dès le début du processus hypertrophique, la cellule-hôte avait repoussé et comprimé sur l'ensemble de l'épithélium les cellules qui l'entouraient, de façon à leur donner une forme en croissant, un aspect de plus en plus dense et homogène, qui les fait ressembler à des cellules en desquamation. C'est là le *globe épidermique.*

On peut suivre sur des coupes histologiques toutes les étapes de formation de ces globes. Au début le parasite apparaît sous sa forme microbienne ou de granulation dans une cellule qui s'hypertrophie ; les cellules voisines sont à peine un peu aplaties et tendent à former une sorte de cercle autour de la cellule-hôte augmentée de volume. Le parasite s'accroît et la cellule s'hypertrophie au maximum sous la double influence de l'augmentation de volume du parasite et de l'irritation nutritive qu'il provoque : et comme le parasite a une forme ronde, la cellule est elle-même *ronde,* globuleuse, ses filaments de passage s'aplatissent et disparaissent même complètement en certaines parties. Les cellules voisines sont comprimées et déformées en croissant par suite de la *pression régulièrement excentrique* de la cellule parasitée et cette déformation s'accroît tant que se fait l'évolution du parasite jusqu'au moment où ces cellules sont complètement aplaties et chitinisées au même titre qu'une cellule cornée (Pl. XI, fig. 14, 15). Il peut se développer deux parasites dans la même cellule qui prend dès lors une forme allongée et donne cette configuration à l'ensemble du glode épidermique (Pl. XI, fig. 16). Lorsque le parasite a atteint son maximum de développement, la cellule-hôte dégénère et le parasite se trouve en liberté au centre des cellules en croissant qui forment une sorte de coque. Si l'on a affaire à un parasite qui possède un grand développement de sa zone hyaline, celle-ci remplit tout l'intérieur de cette coque et sur des coupes colorées au picrocarmin, elle apparaît en jaune vif présentant au centre les parties protoplasmiques et nucléaires colorées en rouge.

Il existe des globes épidermiques d'apparence très compliquée mais leur formation peut être suivie et interprétée avec la même netteté que pour les globes épidermiques simples. Ils sont dus au développement d'un parasite dans plusieurs cellules contiguës ou voisines : un globe épidermique se développe pour le compte de chacune d'elles mais, par pression réciproque, leur coque s'aplatit et paraît commune, pour une part, à tous les deux.

Le parasite fait donc un long séjour dans la cellule épithéliale. En outre, comme obstacle à la propagation du cancer, les formes jeunes de reproduction, sorties par exemple des globes épidermiques, trouvent toujours devant elles une *barrière énergique formée par la zone de prolifération profonde.* Aussi la tumeur pourra-t-elle avoir pendant longtemps une évolution strictement épithéliale, quoique devant la poussée des cellules il se forme des boyaux épithéliaux qui s'enfoncent profondément dans le derme.

L'invasion du tissu dermique pourra toutefois se produire avec rapidité sous l'influence par exemple d'un parasite à reproduction intense ou dont la virulence amène la dégénération rapide de la cellule ; ce parasite arrive ainsi à pouvoir dominer le processus de prolifération.

L'invasion du tissu conjonctif dermique se fait surtout par les pointes épithéliales étranglées qui pénètrent profondément dans le derme ; ce sont là de véritables colonies de cellules malpighiennes dépourvues de cette barrière basale efficace grâce à sa prolifération énergique. Les cellules épithéliales adultes y sont en contact direct avec le tissu conjonctif et *on observe même une pénétration réciproque de ces deux tissus.*

Les parasites développés dans plusieurs des cellules-limite les vacuolisent, les détruisent ; ils se trouvent en contact, par leurs formes jeunes, avec le tissu conjonctif, et l'on peut assister à la pénétration du parasite du tissu épithélial dans le tissu conjonctif (de même qu'en certains points on peut observer l'inverse), sous forme d'une granulation ou d'une masse amiboïde qui refoule d'abord la cellule épithéliale puis la pénètre.

La cellule conjonctive réagit alors de la même façon que dans les tumeurs du foie du lapin. Partie de la cellule embryonnaire, elle évolue vers deux types adultes : la cellules parasitée aboutit à la cellule épithéloïde ou à la cellule géante, les cellules avoisinantes non parasitées aboutissent au fibroblaste et au tractus conjonctif. Les cellules géantes peuvent devenir très fréquentes et atteindre un très grand volume, présenter 10, 20, 30 noyaux dans leur intérieur ; dans leur protoplasma on trouve des formes parasitaires variables, formes cellulaires, formes enkystées, spores (voir Pl. VIII, fig. 5 ; voir Fig. 4 ; Fig. 5).

L'épithéliome est donc constitué par la prolifération et l'hypertrophie des cellules épithéliales, sous l'influence d'un parasite.

Mais la zone d'action du parasite n'est pas fatalement limitée à l'épithélium ; elle peut s'étendre au tissu conjonctif. Ce dernier, comme l'épithélium, réagit devant le parasite comme dans d'autres processus inflammatoires non cancéreux.

L'épithéliome est donc une tumeur qui peut être purement épithéliale ou mixte et qui ne présente rien autre de spécifique que le parasite qu'elle contient.

II. Cancer glandulaire et carcinome.

La cellule glandulaire est bien différente de la cellule malpighienne au point de vue de sa constitution et de son activité fonctionnelle et par suite nutritive. Les cellules qui constituent l'épithélium des glandes sont formées d'un gros noyau riche en chromatine et d'un protoplasma mou, succulent, fortement granuleux, facile à pénétrer et à léser. Autant le milieu épidermique est relativement peu favorable au développement rapide du parasite, autant la cellule glandulaire offre à ce dernier un milieu où sa nutrition sera abondante et sa reproduction excitée. Aussi avons-nous vu que c'est dans les cancers glandulaires que l'on trouve les parasites en plus grand nombre et les cycles évolutifs particulièrement rapides (formes micrococciques, granulations, cycles asporulés à mérozoïtes...).

La prolifération cellulaire va donc se faire dans l'épithélium glandulaire avec une grande activité, mais nous ne trouvons plus ici, ou tout au moins au même degré, cette matrice basale qui servait au niveau de l'épiderme de ligne énergique de défense. La membrane basale glandulaire ne peut pas opposer de résistance sérieuse à la pénétration, dans le tissu conjonctif, de parasites et de cellules la prolifération désordonnée.

Il en résulte la production de cette forme de cancer désignée sous le nom de *carcinome.*

Le carcinome est constitué en effet par l'existence d'alvéoles remplis de cellules irrégulières et limités par des tractus conjonctifs d'épaisseur extrêmement variable ; ceux-ci diminuent dans le carcinome encéphaloïde, à un tel point que la distinction d'avec le sarcome peut devenir quasi impossible.

La démonstration de la transformation de l'alvéole épithéliomateux primitif en alvéole carcinomateux, c'est-à-dire le *début épithélial du carcinome*, ne fait plus aucun doute, en particulier depuis les recherches précises de Malassez. Mais la cellule carcinomateuse est-elle demeurée un descendant épithélial ou bien ne peut-elle résulter de l'irritation de la cellule conjonctive ? Tel est le point qui est aujourd'hui en discussion et dont la solution permettra de résoudre la question de la nature et de la provenance unique ou multiple de la *cellule cancéreuse,* dite *cellule épithéliale.*

Pour cela, il est indispensable d'étudier le carcinome dans sa partie périphérique, c'est-à-dire dans sa *zone de progression.*

En ces points, l'alvéole jeune est composé de cellules irrégulières de volume très variable à gros noyau et d'une enveloppe formée d'éléments conjonctifs également variables dans leur volume et dans leur forme (Figure 34).

Les cellules du centre de l'alvéole sont les plus volumineuses ; elles ont leurs contours irréguliers mais arrondis et renferment les formes parasitaires les plus volumineuses (Figure 34, *m)*; quelques-unes même ont pu aboutir à une dégénérescence complète. A mesure que l'on se rapproche de la périphérie de l'alvéole, les cellules sont moins volumineuses et moins claires, les granulations protoplasmiques sont plus abondantes, et les formes parasitaires sont de petite taille (surtout les formes microbiennes et des granulations). Enfin tout à fait à la périphérie (Figure 34, *c),* les cellules sont plus serrées, tassées les unes contre les autres, de petite taille, et les figures de karyokinèse sont plus abondantes.

La prolifération cellulaire se fait donc au niveau de la périphérie de l'alvéole.

Mais, ce qui doit nous arrêter surtout, ce sont les rapports de ces cellules avec le tissu conjonctif. Les cellules reposent directement sur une fibre conjonctive jeune, et, si on étudie les coupes à un fort grossissement, on voit qu'entre les cellules cancéreuses pénètrent des figures cellulaires étoilées anastomosées entre elles

(Figure 34, *d, d*) et arrivant jusque vers le centre de l'alvéole.
Ces cellules étoilées sont en relations anastomotiques avec les
fibres conjonctives de la paroi alvéolaire ; elles représentent donc
des cellules conjonctives jeunes. Mais elles ne présentent pas
seulement des rapports avec les fibres conjonctives : lorsqu'on
examine des points de la périphérie de l'alvéole où les cellules
cancéreuses sont peu tassées, on voit que ces dernières présentent

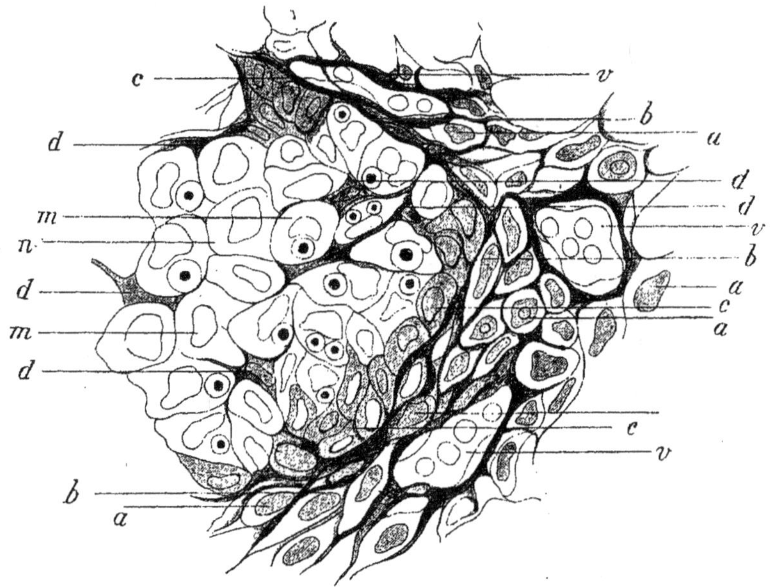

Fig. 34. — *Structure de l'alvéole de la périphérie d'un carcinome du sein.* — *a, a,* cellules
conjonctives jeunes ; *b,* fibres conjonctives fasciculées mais encore en partie fibroblastiques ;
c, c, cellules jeunes de la périphérie de l'alvéole, petites, tassées ; *d, d,* cellules étoilées ;
m, cellules hypertrophiées du centre de l'alvéole ; *v, v,* vaisseaux de nouvelle formation.

des bords irréguliers d'où partent de fins prolongements fibrillaires qui vont s'unir aux cellules conjonctives étoilées intermédiaires. Par des recherches attentives, on arrive à trouver tous
les stades entre la cellule conjonctive étoilée non parasitée, la
cellule cancéreuse périphérique qui contient un parasite jeune
et à prolongements fibrillaires, et, enfin, la cellule cancéreuse hypertrophiée et libre.

Le carcinome a donc pu avoir un début épithélial, mais
une fois le carcinome constitué, la cellule dite épithéliale des nouveaux alvéoles du carcinome est d'origine conjonctive.

Voilà pourquoi le processus de prolifération des cellules de l'alvéole carcinomateux se fait toujours à la périphérie de l'alvéole, et c'est en raison de cette prolifération qu'il faut interpréter l'aspect que présente le tissu conjonctif à la périphérie de la tumeur. En allant en effet de la paroi alvéolaire vers les tissus sains on rencontre la cellule cancéreuse ayant encore quelques anastomoses conjonctives, les cellules étoilées anastomosées, les fibroblastes réunis par des fibrilles, et formant par places des tractus épais, des fibres conjonctives adultes à mailles laches et enfin une *zone de cellules embryonnaires* qui forment une véritable couronne à la périphérie de la tumeur, ou s'y disposent en amas.

Ces cellules embryonnaires sont les éléments conjonctifs non différenciés qui marquent le début du processus irritatif; parmi ces cellules les unes vont suivre leur évolution en fibroblastes ou en tissu conjonctif adulte, les autres, envahies par un parasite jeune vont suivre leur évolution en cellules conjonctives de plus en plus volumineuses et en cellules cancéreuses proprement dites, qui ne sont en somme qu'une cellule épithélioïde, pour aboutir à la dégénérescence et à l'effritement dans la cavité centrale de l'alvéole.

Ces faits sont de la plus grande netteté dans les alvéoles tout à fait au début de leur formation. L'alvéole du carcinome se forme en effet au niveau des petits amas de cellules embryonnaires: les cellules centrales augmentent de volume et se parasitent de sorte que l'on pourrait comparer très exactement cette figure au follicule tuberculeux à son début. Ce follicule s'agrandit par la transformation progressive des cellules embryonnaires périphériques et constitue ainsi l'alvéole du carcinome. Le processus de dégénérescence centrale permet de continuer le rapprochement entre le carcinome et le tubercule.

Les parasites peuvent être trouvés *libres dans les lacunes du tissu conjonctif* entourant les alvéoles et ce sont surtout les formes de très petite taille et en particulier les granulations. Ils peuvent même y achever leur évolution, et ce fait que nous avons constaté dans plusieurs carcinomes nous ramène à ces tumeurs du foie du lapin où nous avons vu les parasites se développer à la fois dans les cellules conjonctives et dans les mailles du tissu conjonctif.

Si nous admettons cette formation des cellules cancéreuses types aux dépens des éléments conjonctifs embryonnaires, nous pouvons penser *à priori* qu'il peut exister des tumeurs primitivement et uniquement conjonctives, c'est-à-dire dans lesquelles *l'action du parasite a porté dès le début sur les éléments conjonctifs*. Nous sommes ainsi amené à étudier les *sarcomes*.

III. Sarcome.

Dans notre première partie nous sommes arrivé, au point de vue du parasitisme des tumeurs malignes, à cette conclusion, que les parasites des sarcomes sont absolument identiques aux parasites du cancer. La seule différence qui sépare ces deux groupes de néoplasmes, c'est que dans le sarcome les parasites présentent surtout des cycles évolutifs rapides aboutissant à la production abondante de formes de petite taille.

De même qu'on distingue plusieurs sortes de carcinomes, suivant l'abondance et l'épaisseur des cloisons fibreuses, de même on distingue plusieurs sortes de sarcomes, d'après leur structure. Les uns ressemblent de très près au cancer encéphaloïde : ils sont formés de grandes ou de petites cellules enfermées dans des tractus de tissu conjonctif embryonnaire très minces limitant des alvéoles. D'autres sont formés par des cellules rondes à gros noyaux enfermés dans une trame conjonctive très fine. Certains sont constitués presque uniquement de cellules conjonctives allongées, appelées fibroblastes. Enfin le type de sarcome à myéloplaxe est dû à l'existence d'énormes masses protoplasmiques dans un tissu conjonctif embryonnaire.

Le type des *sarcomes à grandes cellules irrégulières* renferme des parasites de très petite taille dans les interstices des tissus, mais ces parasites envahissent également le protoplasma des cellules conjonctives hypertrophiées qui perdent leurs prolongements et deviennent libres dans l'alvéole (Pl. VII, fig. 2 et 3). Cette prolifération parasitaire intracellulaire est absolument identique à celle que nous avons étudiée pour le carcinome encéphaloïde et les parasites peuvent prendre un grand développement dans les cellules jusqu'à les faire dégénérer. La progression de la tumeur se fait encore de la même façon et par l'intermédiaire des cellules embryonnaires qui entourent le sarcome et qui font ressembler cette zone à un tissu banal d'inflammation. Sous l'influence de l'action directe ou du voisinage des parasites, ces cellules se transforment, les unes en fibroblastes, les autres en cellule sarcomateuse *qui peut être complètement identifiée à la cellule cancéreuse du carcinome* lorsqu'elle a atteint son complet développement. Nous en avons un exemple expérimental dans les tumeurs péritonéales produites après injection de klossia dans l'abdomen du chien : sarcome à grandes cellules renfermant des parasites à tous les stades évolutifs (Pl. X, fig. 1).

Le deuxième type de sarcome formé par des *cellules rondes* ou légèrement irrégulières est en rapport avec un intense développement parasitaire dans le tissu conjonctif sans pénétration, le plus souvent, des parasites dans les cellules. Ce sont uniquement des formes microbiennes et des granulations qui se multiplient par division directe dans les mailles conjonctives, et dont l'évolution est tellement rapide que les cellules demeurent presque à l'état embryonnaire mais sont unies en réalité par de fines anastomoses ; celles-ci également les unissent aux fibres conjonctives plus épaisses périvasculaires (voir Pl. VII, fig. 10 et Pl. X, fig. 6).

Le sarcome représenté dans les figures 2 et 3 de la Planche VII peut être considéré comme un type intermédiaire entre ces deux sortes de sarcome ; on trouve, en effet, une prolifération intense des parasites en dehors des cellules à très gros noyau réunies par de fins tractus. Mais le parasite se développe fréquemment avec des formes volumineuses dans le protoplasma de la cellule qui s'hypertrophie et prend même l'aspect d'une cellule géante (Pl. VII, fig. 3, *m*). A la périphérie on ne trouve qu'un tissu formé de cellules embryonnaires parcouru par quelques fibres conjonctives ou des cellules étoilées ayant l'aspect d'un tissu banal d'inflammation.

Les sarcomes fibroblastiques ou fusocellulaires sont formés par des fibroblastes, c'est-à-dire par des cellules conjonctives subissant leur évolution normale vers la fibre conjonctive adulte. Ces fibroblastes disposés dans le même sens forment des faisceaux plus ou moins épais : entre eux on trouve des parasites libres, qui peuvent atteindre un assez grand volume et dont la zone hyaline, considérable, a pris un aspect amiboïde (Pl. VIII, fig. 1, *m, n, r*). Mais toute la tumeur n'est pas formée de faisceaux fibroblastiques. En certaines places, l'extrémité des fibroblastes puis tout le fibroblaste lui-même se divise en fibrilles qui forment une trame conjonctive très fine dans laquelle existent des noyaux extraordinairement hypertrophiés (Pl. VIII, fig. 1, 6). En ces points les formes parasitaires sont plus abondantes, de petite taille et se reproduisent par division dans une même zone hyaline : dans les parties où cette prolifération parasitaire est très active, le tissu fibreux disparaît à peu près complètement et il n'en reste qu'une trame très fine à mailles larges dans lesquelles se trouvent les parasites (Pl. VIII, fig. I).

Un autre type remarquable de sarcome est celui qui est représenté dans les figures 11 et 12 de la Planche VII. Les parasites jeunes isolés sont très petits. Mais à leur dernier stade de reproduction ils forment des éléments assez volumineux à forme géométrique qui renferment un très grand nombre de corpuscules du volume d'un gros micrococque réunis en forme de couronne (Pl. VII, fig. 11, *a, b*). Aussi sous l'influence de la production considérable de ces petits éléments il se fait une prolifération du tissu conjonctif qui aboutit dans les points où elle est le plus active à un tissu à fin réseau, et dans les points où les parasites arrivent à l'état adulte à un tissu fibroblastique. Mais si un certain nombre des parasites accomplit son évolution dans les interstices conjonctifs, le plus grand nombre pénètre les cellules conjonctives et entraîne la formation de *cellules géantes* nombreuses dont on peut suivre exactement tous les stades (Pl. VII, fig. 11).

Nous devons dire un mot à part des vrais *sarcomes à myéloplaxes*, c'est-à-dire des sarcomes qui renferment des masses protoplasmiques très volumineuses à bords irréguliers, pseudopodiques et qui renferment des corps qui ont la structure et le développement de *spores*. Ces myéloplaxes, qu'il ne faut pas confondre avec les cellules géantes, ont la plus grande partie de leur masse homogène, réfringente (ils sont remarquablement développés dans la Figure 8) et leur partie centrale granuleuse. Dans l'étude morphologique, nous sommes arrivé à cette conclusion qu'il faut les considérer comme des masses parasitaires sporulées qu'il est possible de rapprocher des myxosporidies. Il est à remarquer, en effet, qu'on ne trouve pas dans ces grandes formations irrégulières les noyaux multiples identiques à ceux des cellules ordinaires avec leur filaments de chromatine et leur enveloppe membraneuse, mais des éléments particuliers, ronds ou en croissant, de petite taille, nuclées et des spores à structure complexe et précise, avec tous les intermédiaires entre ces deux stades ultimes. En outre, on ne trouve pas, comme pour les cellules géantes, les prolongements périphériques qui les anastomosent au tissu conjonctif voisin : leur bord irrégulièrement arrondis sont libres dans une sorte de cavité alvéolaire limitée par un tissu conjonctif embryonnaire (Figure 8). Enfin à la périphérie de ces gros éléments on trouve des *granulations pigmentaires* d'un jaune verdâtre plus ou moins abondantes.

Le sarcome est donc une prolifération du tissu conjonctif pouvant renfermer toutes les modifications pathologiques dont ses éléments sont capables mais non différente de celles qui se produisent dans tout processus inflammatoire : forme embryonnaire ronde, fibroblastes, fibre conjonctive, cellule conjonctive étoilée, cellule épithéloïde, cellule géante. Chacun de ces éléments peut prédominer dans un sarcome donné mais presque toujours on trouve, si on étudie des points variables de la tumeur, une structure formée par un mélange de ces divers types.

Le prédominance de tel ou tel tissu nous a paru être en rapport avec le cycle évolutif du parasite, suivant que ce parasite aboutit à de grandes formes ou que la reproduction se fait uniquement par division directe en formes microbiennes, avec son évolution intra ou extracellulaire et avec aussi sans doute sa virulence.

Le processus de progression périphérique se fait de la même façon que pour le carcinome, c'est-à-dire par prolifération de cellules embryonnaires et la modification de celles-ci par l'action du parasite, jusqu'à la cellule étoilée et à la cellule sarcomateuse parasitée *qui ne peut être différenciée en aucune façon de la cellule cancéreuse dite épithéliale du carcinome.*

Ce qui d'ailleurs démontre l'identité entre le sarcome et le carcinome c'est que plus les formes parasitaires sont petites et abondantes dans le carcinome, plus la prolifération est active et plus ce carcinome dit encéphaloïde se rapproche du sarcome. Nous avons vu en effet que ce qui caractérise le carcinome à marche aiguë et le sarcome, au point de vue parasitaire, c'est l'abondance des parasites et la rapidité de leurs cycles évolutifs.

Nous arrivons donc en dernière analyse à cette conclusion que *le seul élément spécifique, dans les tumeurs malignes, c'est le parasite.*

Ce parasite peut évoluer dans le tissu épithélial (épithéliome pur) ou dans le tissu conjonctif exclusivement (sarcome pur), mais il peut passer de l'un de ces tissus dans l'autre et former des tumeurs mixtes à la fois conjonctives et épithéliales et même après avoir eu un point de départ épithélial, le processus de la tumeur peut devenir exclusivement conjonctif (carcinome).

La forme et le cycle évolutif du parasite, son évolution intra-cellulaire ou dans les mailles conjonctives et probablement sa virulence, sont les conditions principales qui font varier la structure des tumeurs alors même que le point de départ est identique. La cellule cancéreuse n'a par elle-même aucune signification.

La tumeur maligne est donc réduite à un processus d'inflammation qui ne diffère pas, dans sa modalité générale, des inflammations chroniques de nature non cancéreuse.

La ressemblance avec le processus d'inflammation de nature tuberculeuse, par exemple, y compris la caséification est remarquable de par sa marche et de par le développement structural de la lésion.

Des causes qui expliquent l'aspect particulier des lésions dans le cancer.

Il est certain toutefois que, si la structure du cancer est en général celle des inflammations chroniques, elle a des caractères particuliers qui n'existent pas ailleurs, ou tout au moins au même degré :

— La prolifération cellulaire régulière aboutissant à une hypertrophie énorme des éléments ;

— La durée de résistance de la cellule hypertrophiée ;

— La tendance aux formations alvéolaires ;

— La préférence pour les épithéliums et la limitation possible du processus à leur niveau ;

— La formation de figures spéciales, telles que les globes épidermiques et les inclusions cellulaires ;

— Les dégénérescences kystiques et les amas colloïdes ou mucoïdes.

Tous ces caractères, qui permettent le plus souvent de distinguer l'inflammation de nature cancéreuse des autres espèces d'inflammation, sont expliqués complètement par la biologie du parasite.

Nous avons vu que c'est un organisme qui a surtout une *vie intracellulaire*. A l'état microbien, il pénètre le protoplasma cellulaire avec lequel il est en contact par sa zone hyaline : il ne paraît provoquer à ce stade qu'un phénomène d'irritation simple, car la cellule s'hypertrophie à un haut degré comme une cellule suractive dans sa nutrition. Ce n'est qu'à mesure que le parasite augmente de volume que la cellule est réellement atteinte dans sa vitalité, à la fois par la nutrition plus active du parasite qui se fait à ses dépens et par la compression du noyau et du protoplasma.

Le parasite ne tue donc la cellule qu'en l'épuisant progressive-ment dans sa nutrition et plus tardivement encore par compression.

Il ne doit certainement pas sécréter une toxine virulente capable de produire de dégénération rapide, et c'est sans doute pour ces motifs que la cellule hypertrophiée résiste longtemps.

Mais encore cette rapidité d'action du parasite sur la cellule est-elle en rapport avec le *degré de résistance et d'activité nutritive de la cellule* (cellule épithéliale ou cellule glandulaire), avec le *cycle évolutif*, la *rapidité de reproduction* et avec la *virulence* du parasite lui-même. Nous avons assez insisté sur ces points pour ne pas y revenir.

Les figures spéciales, les globes épidermiques, les inclusions bizarres, au premier abord, s'expliquent facilement par notre étude du développement des parasites dans les cellules.

Quant à la tendance aux formations alvéolaires nous pensons avoir suffisamment élucidé ce point de structure à propos du carcinome.

Pour ce qui regarde la *dégénérescence* des cellules nous avons vu qu'elle se fait dans les cellules les plus anciennement para-sitées et, par suite dans le carcinome, comme dans le sarcome, au niveau des alvéoles du centre, c'est-à-dire de plus ancienne formation, et, pour chaque alvéole, au niveau des cellules cen-trales.

Il est facile d'expliquer cette localisation du processus dégé-nératif au centre des alvéoles puisque nous savons que la régéné-ration cellulaire se fait à leur périphérie et que, par suite, les cellules les plus anciennement parasitées se trouvent au centre, c'est-à-dire au point d'origine du follicule cancéreux.

Les cellules centrales dégénèrent sous l'influence du parasite ayant atteint un grand développement et il se forme ainsi une cavité remplie d'un magma granuleux d'éléments parasitaires et de débris des cellules. A cette dégénérescence correspondent les points jaunâtres qui parsèment la surface de section des cancers et d'où sortent à la pression les comédons et les vermicelles. C'est là un phénomène qui peut s'étendre, envahir un grand nombre d'alvéoles et former des *masses caséeuses* de même ordre que celles qui existent dans le processus tuberculeux et dont la fréquence est presque aussi grande dans le cancer que dans la tuberculose.

Nous avons, dans notre étude morphologique, étudié la formation de zones de *substance colloïde*. Nous avons vu, qu'en ces points la dégénérescence de la cellule se faisait toujours par le même processus de désintégration granuleuse, mais sous l'influence de parasites à zone hyaline extrêmement épaisse et réunis en si grand nombre dans un même point qu'il en résulte l'apparence d'une masse mucoïde ou hyaline. Comme parfois la zone hyaline est légèrement citrine ou même verdâtre ou a l'aspect de la matière dite colloïde.

A mesure que nous connaîtrons mieux les variétés morphologiques des parasites nous pourrons expliquer avec une précision de plus en plus grande des particularités secondaires de cet ordre.

Bénignité et malignité des tumeurs.

Pour terminer il ne nous reste qu'à dire un mot de la *malignité ou de la bénignité relative des tumeurs cancéreuses*.

Les sarcomes, d'une façon générale, présentent un degré de malignité plus considérable que les cancers proprement dits : leur marche est plus rapide, la prolifération des tissus portée à son degré le plus intense. Or nous savons que, dans les sarcomes, les formes parasitaires qui dominent, sont les formes microbiennes et les granulations, et que le cycle évolutif des formes plus considérables est celui qui aboutit à une pullulation intense de formes très petites (micromérozoïtes, division directe). Ces formes donc ont une puissance très grande de diffusion dans les tissus sains, de sorte que leur transformation sarcomateuse se propage avec une grande énergie.

Il faut certainement faire intervenir encore la *virulence* du parasite que nous ne pouvons pas apprécier actuellement mais qui existe certainement si l'on tient compte de la rapidité variable d'évolution de sarcomes dont les formes parasitaires sont à peu près identiques.

Parmi les cancers proprement dits et les carcinomes en particulier il en est dont la *malignité* est égale à celle des sarcomes. Ce sont les *cancers encéphaloïdes.* Or nous avons vu que la structure de ces carcinomes se rapproche à un tel point de celle des sarcomes qu'il est parfois impossible d'en faire la distinction : et d'autre part ce sont de tous les cancers ceux qui contiennent des parasites en plus grand nombre (au point que chaque cellule est piquée, qu'une même cellule peut en contenir jusqu'à 10) et sous leurs formes évolutives les plus rapides. C'est donc le parasite qui est le grand facteur de la *malignité* et, à ce point de vue, en dehors de sa virulence inconnue, il faut tenir grand compte du cycle évolutif et de la quantité.

Mais la *constitution de la cellule-hôte* entre également pour une partie dans le degré de malignité. Plus la cellule est succulente, nourrie, facile à pénétrer, et plus le milieu sera favorable au parasite. C'est pour ce motif que les cancers glandulaires sont plus malins que les cancers limités à l'épithélium et non encore propagés aux ganglions. Nous devons faire encore entrer en ligne, dans l'épithélioma, des surfaces de revêtement comme la peau, la défense du derme par la zone de prolifération des cellules cylindriques.

Ces faits nous amènent à parler des *tumeurs dites bénignes.* Nous prendrons pour exemple un polype volumineux du nez dont l'étude nous a très vivement frappé. Ce polype, enlevé par le professeur Forgue, était formé macroscopiquement par une masse mûriforme violacée, de consistance plutôt molle. A l'examen histologique il était constitué : 1° par des papilles conjonctives, les unes très allongées et aplaties, les autres longues et épaisses, présentant des ramifications et formées par un tissu conjonctif lâche renfermant de nombreux vaisseaux embryonnaires extrêmement dilatés et des cellules embryonnaires ; 2° par un revêtement d'une très grande épaisseur de cellules malpighiennes ayant atteint un degré extrême d'hypertrophie. La couche de cellules cylindriques était en prolifération intense et ces cellules s'intriquaient sur une épaisseur de plusieurs rangs ; au-dessus, on trouvait 3 à 4 rangs de cellules malpighiennes de très petite taille et on arrivait ainsi à une zone de cellules épidermiques extrêmement volumineuses et claires.

Dans les parties moyennes et superficielles de l'épithélium correspondant aux grandes cellules malpighiennes on trouvait des globes épidermiques disséminés. Ces globes étaient remarquables par la netteté de leur formation et par la présence de tous les stades évolutifs. C'est dans ce papillome que nous nous sommes rendu compte avec le plus de précision de leur mode de formation. La cellule centrale globuleuse y était nettement dessinée et l'on trouvait dans son intérieur et pour chaque globe, un ou plusieurs parasites à divers stades de leur évolution. A côté de ces globes bien formés existaient des ébauches de globes constitués par une grosse cellule globuleuse parasitée au centre de cellules volumineuses tendant à se déformer en croissant et à prendre une disposition concentrique vis-à-vis de la cellule centrale. Enfin il était possible de trouver le terme le plus simple : l'existence du parasite de petite forme dans le protoplasma d'une cellule malpighienne, commençant son processus d'hypertrophie.

Ce polype présentait donc la structure d'un épithéliome pur à globes épidermiques et renfermait des parasites identiques à ceux du cancer, cependant c'était une tumeur rangée parmi les tumeurs bénignes par les cliniciens et les anatomopathologistes !

. Tous nos examens de tumeurs bénignes et en particulier certains papillomes de la verge nous ont conduit de plus en plus à admettre que ces tumeurs sont dues, tout comme les tumeurs malignes, à l'évolution de formes parasitaires.

Quel sera donc le critérium de bénignité ou de malignité d'une tumeur ?

Le critérium symptomatique est insuffisant : une tumeur qui a évolué pendant longtemps comme une tumeur bénigne pourra évoluer spontanément ou après intervention comme une tumeur maligne. Ces faits sont bien connus.

Il n'y a pas non plus de *critérium histologique*, car la structure générale des tumeurs bénignes peut être celle des tumeurs malignes.

Il n'y a pas de *critérium pathogénique* parce que dans ces deux cas on trouve les mêmes formes parasitaires et que nous ne savons pas constater leur virulence.

C'est donc qu'en réalité il n'existe pas de différence essentielle entre ces tumeurs et que la *malignité et la bénignité constituent un fait contingent qui est sous la dépendance absolue du nombre et des qualités du parasite.*

Dans ce polype du nez que nous avons pris comme exemple les parasites étaient en nombre très peu considérable, s'enkystaient rapidement dans un globe épidermique et le processus de prolifération basal était tellement intense qu'il empêchait d'une part la pénétration des formes jeunes dans le tissu conjonctif et de l'autre éliminait rapidement les globes par démasquation superficielle avant que la plupart des parasites aient pu arriver à leur stade de reproduction. Enfin il est probable que la virulence de ces parasites était peu considérable et qu'ils vivaient là en *saprophytes.*

Comment expliquer la transformation de ces tumeurs bénignes en tumeurs malignes?

L'acte opératoire peut avoir deux influences : produire une inflammation surajoutée qui va exciter la prolifération du parasite; ensemencer ce parasite dans la plaie et lui ouvrir la voie conjonctive qui lui était fermée par la continuité de la couche des cellules cylindriques.

Cette double considération peut s'appliquer également à l'accroissement de malignité des cancers après une intervention sanglante. On peut invoquer également l'apparition dans la tumeur, sous des influences encore inconnues, d'un *cycle évolutif nouveau;* c'est ainsi que dans une tumeur cancéreuse du cou qui avait évolué lentement survint tout à coup une poussée très violente. Or l'examen du cancer montra que nous étions en présence d'un carcinome-type à développement de formes parasitaires ordinaires, mais je pus découvrir deux ou trois formes de chromatozoïtes qui expliquaient cette poussée. (Obs. XIII, Fig. 3, *a).*

Propagation et généralisation du cancer.

La propagation des tumeurs malignes peut se faire de différentes manières qui sont toutes en rapport avec l'interprétation parasitaire.

La propagation peut se faire par *contact,* de la lèvre inférieure à un point symétrique de la lèvre supérieure, d'un point viscéral d'une séreuse à un point symétrique pariétal.

Le mode de propagation le plus fréquent dans les tumeurs malignes se fait par *contiguïté* et par *continuité.*

C'est ainsi que dans notre observation I, nous avons pu suivre le début de l'invasion parasitaire, d'une petite ulcération du mamelon aux canaux galactophores porteurs de petites granulations épithéliomateuses et enfin aux alvéoles glandulaires où s'est développée la tumeur proprement dite.

Ordinairement les tissus malades *envahissent* de proche en proche les tissus sains et transforment leurs éléments normaux en éléments cancéreux.

C'est ainsi que peut se faire la propagation vers les ganglions de la région où s'est développée la tumeur. On peut trouver, en effet, une traînée non interrompue de tissu néoplasique entre la tumeur primitive et la tumeur ganglionnaire.

Au début, toutefois, il n'en est pas ainsi, car l'on peut trouver des ganglions gros et indurés avec un intervalle considérable de tissu sain entre eux et la tumeur. De même on peut trouver autour d'une masse néoplasique des noyaux cancéreux qui paraissent complètement isolés.

Il faut admettre, pour expliquer ces cas, que la propagation s'est faite par des voies préexistantes de communication. Certains auteurs ont dénié tout rôle aux lymphatiques dans un pareil processus d'extension. D'après eux, les lymphatiques seraient étranglés autour du néoplasme et ne pourraient pas servir au transport du virus.

Si l'on étudie attentivement l'état des lymphatiques à la périphérie des tumeurs du sein par exemple, on voit qu'ils y sont fortement dilatés, atteignent parfois le volume d'une plume d'oie et courent dans le tissu adipeux sous-cutané, ramifiés, tortueux ; l'on peut suivre parfois leur progression jusqu'au niveau de la néoplasie secondaire et aux ganglions. Ces gros lymphatiques contiennent une lymphe grisâtre, parfois pigmentée en brun clair. A l'examen microscopique nous avons pu déceler dans leur intérieur des formes parasitaires de petit volume. Nepveu avait déjà trouvé des cellules kystiques parasitées fixées aux parois des vaisseaux lymphatiques.

La voie lymphatique permet d'expliquer la propagation du péritoine à la plèvre par exemple : notre expérience, dans laquelle l'inoculation d'un cancer encéphaloïde dans le péritoine d'un chien entraîna des noyaux cancéreux dans la rate et des nodosités sous-pleurales dans la partie de la base des poumons en rapport avec le diaphragme, nous oblige à penser que la propagation s'est faite par les vaisseaux lymphatiques à travers le diaphragme.

La voie lymphatique peut servir encore à la *généralisation* du cancer.

Cependant il semble que dans ce cas la *voie veineuse* ait un rôle prépondérant, dans certains cas tout au moins. *On peut trouver des parasites dans le sang* : plusieurs auteurs et Nepveu en particulier ont trouvé dans le sang pris au voisinage des tumeurs des cellules cancéreuses qui, ainsi que le dit Nepveu, doivent avoir, au même titre que les cellules endothéliales, la faculté de maintenir le sang liquide. Il existerait en outre de *petits parasites* dans le sang de la circulation générale et Nepveu en aurait trouvé dans le sang provenant d'une piqûre du doigt.

Nous avons fait nous-même plusieurs examens de sang recueilli aseptiquement dans la veine du pli du coude, avec une seringue stérilisée. Chez deux malades en cachexie cancéreuse, nous avons constaté la présence de *petits éléments de 2 à 3 μ de diamètre, réfringents, à bord net, de forme lancéolée et doués de mouvements.* Nous avons même trouvé des éléments de cet ordre *dans l'intérieur des globules rouges.*

Mais nos examens ne sont pas suffisamment nombreux pour qu'il nous soit permis de conclure. Toutefois l'importance de pareilles constatations nous paraît extrêmement considérable car elle donnerait une explication de la cachexie cancéreuse chez des individus porteurs d'un néoplasme limité sans généralisation.

La transmission du cancer par la voie veineuse s'explique encore par la propagation du cancer à la paroi veineuse, à l'ulcération de cette dernière et à la formation d'un tissu cancéreux dans le vaisseau lui-même avec transport de cellules cancéreuses détachées.

Il peut se former ainsi au loin des *thromboses* par les tissus cancéreux et une colonisation véritable.

Une objection qui est souvent faite à la théorie parasitaire du cancer est *la persistance du type cancéreux primitif dans les déterminations secondaires.*

Nous ferons remarquer tout d'abord que la tumeur primitive est ordinairement loin de présenter un type pur mais qu'elle est le plus souvent une tumeur mixte dans laquelle plusieurs sortes de tissus peuvent entrer en prolifération désordonnée. Tous les tissus que rencontre le parasite peuvent être stimulés par lui et les myxo-chondro-ostéo-sarcomes, les myosarcomes, les épithéliomes à cellules géantes, viennent nous montrer ce qu'a d'excessif *a priori* la règle qu'on a voulu établir.

Si on examine en outre et dès le début des néoformations ganglionnaires secondaires, par propagation à distance, le type de cette dernière ne sera pas toujours et fatalement celui de la tumeur primitive.

Pourra-t-on soutenir que dans tout épithéliome de la lèvre, le ganglion au début de sa transformation cancéreuse contient dans ses points néoplasiques des cellules à type malpighien ?

Ces transmissions de structures identiques se voient surtout dans les propagations par continuité ou à la suite d'embolies veineuses ou lymphatiques. En un mot, pour qu'il y ait des formations du même type, il faut qu'il y ait à la fois transport de cellules et du parasite.

Dans ce dernier cas, il n'est plus difficile de comprendre

pourquoi la propagation se fait ou plutôt peut se faire suivant un type nettement défini.

Nous tombons en effet dans la règle de biologie qui régit les greffes d'un tissu sur des parties diverses d'un même animal. La greffe peut proliférer, s'accroître et ici il s'agira d'une greffe d'autant plus active qu'elle porte avec elle un élément d'excitation, le parasite, et que, d'autre part, le carcinome, qui est la forme la plus fréquente du cancer, trouve partout dans l'économie des éléments conjonctifs susceptibles de se transformer insensiblement et d'arriver à une forme identique à celle des cellules cancéreuses qui les ont pénétrés.

QUATRIÈME PARTIE

ÉTIOLOGIE ET PROPHYLAXIE

La prophylaxie d'une maladie virulente repose principalement sur la connaissance précise de l'agent pathogène et sur les conditions qui permettent à ce dernier de s'introduire dans l'organisme et d'y provoquer la maladie.

Pour ce qui regarde le cancer nous sommes arrivé, en nous basant sur des preuves nombreuses, à montrer que le cancer est une maladie causée par des organismes cellulaires que l'on range dans la classe des *sporozoaires*.

Les sporozoaires sont très répandus dans la nature. On en trouve, pour ainsi dire, chez la plupart des êtres vivants, surtout chez ceux qui sont le plus en contact avec le sol. Ils y vivent et s'y multiplient à l'état de saprophytes, de parasites en général inoffensifs, mais qui cependant peuvent *devenir virulents* même pour leur hôte habituel et entraîner la mort.

C'est ce qui arrive par exemple pour C. oviforme. Chez le lapin adulte cette coccidie peut pulluler dans l'intestin et le foie sans altérer sérieusement la santé de l'animal. Mais elle peut provoquer des lésions graves comme la formation de tumeurs volumineuses du foie, des reins, de l'intestin, de la peau. Elle peut même entraîner des coccidioses épidémiques. C'est surtout chez le lapin très jeune que l'infection générale aiguë se réalise avec intensité. L'ingestion (par un très jeune lapin) de C. oviforme produit une telle pullulation de coccidies dans l'intestin et dans le foie qu'il en résulte une cachexie rapide et la mort. Dans ces cas d'infection aiguë mortelle il faut faire intervenir non seulement le nombre des parasites mais encore le cycle évolutif, cycles asporulés à micromérozoïtes et chromatozoïtes, au lieu du simple développement kystique qui s'observe dans les lésions ordinaires du lapin adulte. *Le sporozoaire saprophyte peut donc devenir virulent.*

Ceci étant admis, si on réduit l'étude de la répartition des sporozoaires aux faits qui paraissent le plus intéressants dans leur application à la prophylaxie, on voit que les sporozoaires habitent de préférence dans le corps de certaines classes d'animaux.

Parmi les vertébrés, le chien, le rat, les gallinacées, les poissons, les batraciens... présentent des espèces variables de sporozoaires.

Le lapin est un des animaux qui en contient le plus. Dans les campagnes, dans les maisons où on fait un élevage de cet animal, le sol peut être largement souillé de formes résistantes de coccidies (kystes, spores) évacuées par l'intestin et de formes qui font partie d'un cycle de reproduction particulièrement rapide provenant de l'intestin ou de tumeurs caséeuses vidées au dehors. Ces parasites transportés par l'air peuvent devenir une cause de contamination. Mais le lapin peut devenir surtout dangereux dans l'*alimentation*. Les sporozoaires ont en effet un siège d'élection dans le foie et l'on trouve presque toujours dans cet organe des tumeurs qui peuvent atteindre le volume d'un petit pois et dont le centre est formé par une agglomération dense de kystes coccidiens. Dans certains pays le foie du lapin est écrasé cru et sert à la confection de sauces qui sont à peine passées au feu. Or, c'est presque toujours à l'état de kystes que la coccidie oviforme habite le foie, c'est-à-dire sous une forme résistante réellement dangereuse pour les voies digestives et en particulier pour l'estomac où ces kystes sont maintenus longtemps et malaxés.

Nous n'avons pas d'exemple personnel de transmission spontanée de coccidie oviforme à un autre animal ; nous n'avons pas davantage observé de tumeur de l'homme dans laquelle les renseignements étiologiques permettent d'établir une relation entre elle et les coccidies du lapin. Dans les observations consignées dans notre étude analytique, les parasites décrits ne correspondent pas d'une façon absolument exacte à C. oviforme.

Cependant on remarquera que, dans plusieurs, les formes parasitaires sont bien voisines de ce sporozoaire : coccidie enkystée de forme ovale, tétrasporée, à deux sporozoïtes dans la spore. Plusieurs observations sont dans ce cas. Dans l'observation III, en particulier, on trouve des figures de formes enkystées qui ne diffèrent en rien du kyste de C. oviforme (Pl. I, fig. 19 à 23, comparée à Pl. VIII, fig. 6 à 21). La spore, cependant, quoique à deux sporozoïtes, diffère un peu de celle de C. oviforme par son volume et la forme des corps en croissants (comparer fig. 23, Pl. I à Pl. VIII. fig. 17).

Mais plusieurs auteurs ont rapporté des observations de néoplasies dans lesquelles la forme parasitaire devait être rapportée à C. oviforme.

Quoique un peu douteuse au point de vue de la détermination de l'espèce du parasite, nous croyons qu'on peut faire entrer dans ces tumeurs à C. oviforme le cas célèbre de Gubler. Un ouvrier de 45 ans présente des troubles digestifs, une anémie profonde et un foie très hypertrophié avec tumeur douloureuse à la palpation. A l'autopsie on trouva une vingtaine de tumeurs dans le foie, du volume d'une noix à une tête de fœtus et remplies d'une substance puriforme qui renfermait un nombre immense de coccidies enkystées.

Sattler, de Vienne, a trouvé des coccidies de ce type au niveau de l'épithélium activement proliféré des canaux biliaires distendus.

L'observation de Silcock est beaucoup plus précise. Une femme de 53 ans meurt d'une maladie d'allure typhique et on trouve à l'autopsie un foie hypertrophié renfermant un grand nombre de tumeurs, caséeuses au centre, répandues dans sa substance et entourées d'un cercle inflammatoire et même hémorragique. Des tumeurs de même nature existaient dans la rate et au niveau de la muqueuse de l'iléon on trouva 6 élévations papuleuses entourées d'une zone inflammatoire. A l'examen microscopique Silcock constata des coccidies enkystées ressemblant exactement à C. oviforme (Leuckhart) et ayant envahi les cellules hépatiques et les canaux biliaires.

Nous devons rapprocher de ces cas ceux qui ont été signalés par Eimer (cas de coccidiose intestinale humaine) et par Rivolta et Grassi (coccidiose intestinale chez un enfant).

Hadden a trouvé des coccidies de cet ordre dans un cas de sarcome disséminé.

Enfin Bland Sutton (*Lancet,* 1889) a présenté des pièces anatomiques se rapportant à un rein et à un uretère portant des tumeurs kystiques ; les coupes histologiques montrèrent qu'elles étaient remplies de coccidies encapsulées absolument identiques à C. oviforme.

Les poissons, surtout les poissons d'eau douce, sont très fréquemment infestés de sporozoaires, myxosporidies ou coccidies. Le barbeau, la tanche, le brochet peuvent avoir le foie et les reins absolument remplis de formes kystiques à spores résistantes, ainsi que Thélohan l'a démontré. On en trouve également dans les muscles.

Les petits poissons, comme le goujon (Laveran), en contiennent également, de même que les poissons marins.

Les gros poissons sont cuits rapidement et leur partie centrale n'atteint pas une température élevée ; d'autre part les petits poissons sont souvent mangés sans qu'on les ait vidés au préalable.

Un fait d'un extrême intérêt au point de vue prophylactique nous a démontré combien le poisson peut, dans des circonstances déterminées, devenir dangereux et produire une néoformation cancéreuse maligne.

Un homme encore jeune sent, en mangeant une truite, une arête pénétrer dans sa langue. Il en retire un petit fragment aussitôt ; quelques jours après, il sent un peu de gêne au point piqué et au quinzième jour il extrait du point demeuré vaguement douloureux, un gros fragment d'arête.

A partir de ce moment la petite plaie s'agrandit, s'indure légèrement : elle demeure pendant quelques mois dans le même état, puis elle s'élargit, se creuse et on est en présence d'un épithélioma de la langue à détermination ganglionnaire précoce et dont la marche rapide entraîna la mort du malade une dizaine de mois après le début de la maladie (Obs. II). L'examen histologique démontra l'existence d'un épithéliome typique (voir Observation II pour plus de détails) et nous trouvâmes dans ce cancer, à l'état frais, des formes coccidiennes particulières.

Or, la truite, comme les autres poissons, peut contenir des sporozoaires et nous savons que le rein et le foie sont les organes qui en renferment le plus. Ces organes sont fortement accolés aux arêtes de sorte que des parties y demeurent adhérentes, après qu'on a vidé l'animal. Comme d'autre part les muscles du poisson renferment des coccidies, on comprend que l'arête enfoncée dans la langue ait pu y introduire avec elle, et d'une façon aseptique, des formes résistantes de sporozoaires.

Les petits poissons que l'on mange après cuisson rapide, *sans les vider* et sans enlever les arêtes, constituent un danger de contamination pour l'estomac et pour tout le tube digestif en général.

Nous devons signaler encore le chien, le rat, qui vivent dans l'intimité de l'homme et dont l'intestin renferme, surtout chez ce dernier, des coccidies.

L'intestin de la souris renferme *Eimeria falciformis* très voisine de l'*Eimaria hominis* (Blanchard) si elle n'est identique. C'est probablement ce parasite qui a été trouvé dans le cas de pleurésie à coccidies de Kunstler et Pitres et dans les observations de tumeurs publiées par Virchow et Severi.

Virchow, en 1860, trouva, chez une vieille femme, une tumeur du foie large de un centimètre environ, entourée de tissu conjonctif condensé et constituée par un amas de kystes ovales, à double membrane et renfermant de nombreux corpuscules arrondis représentant des sporoblastes ou des microspores.

En 1892, Severi a trouvé, chez un enfant, dans le parenchyme pulmonaire augmenté de volume, des corpuscules ovales, à membrane fine et dont certains étaient enfermés dans les cellules épithéliales.

En dehors des vertébrés, il est des animaux qui, comme l'escargot, peuvent être des agents de transmission. Dans beaucoup de localités du Midi on mange, à jeun, d'énormes quantités d'escargots à peine ébouillantés. Il existe même une pratique qui a beaucoup de réputation dans le peuple, au point de vue dépuratif, et qui consiste à manger tous les matins à jeun une quantité croissante d'escargots crus.

Nous avons vu que le rein de la plupart des espèces d'hélix renferme des kystes et des formes évolutives d'une coccidie polysporée, et en même temps des concrétions isolées ou périkystiques résistantes et anguleuses. Ce sont là des conditions favorables pour permettre la pénétration des kystes et des spores de klossia au niveau de l'estomac.

On sera frappé de la similitude que l'on peut établir entre les figures 13, 14, 15, Planche V et les figures de kystes polysporés de klossia (Fig. 23). D'autre part, au cours d'une enquête sur l'étiologie du cancer, nous avons vu que *le cancer de l'estomac était extrêmement fréquent dans des villages où les habitants avaient l'habitude de faire à jeun une grande consommation d'escargots crus*.

J'ai pu recueillir quelques renseignements très intéressants à ce point de vue, en ce qui concerne l'épidémie de cancer qui a été observée à Cormeilles, par le Dr Arnaudet. Ce médecin attribua cette sorte d'épidémie, le mot est peut-être un peu gros, aux eaux qui alimentaient les maisons habitées par les cancéreux. Il est possible qu'il en soit ainsi, mais il est à remarquer que le village de Cormeilles est renommé pour ses escargots et qu'il s'y en mange de grandes quantités.

Si l'on étudie les *insectes* du midi de la France et les animaux qui vivent dans le sol, comme les *vers* et les *larves*, on voit que tous renferment dans leur intestin ou dans la cavité générale des masses parfois énormes de kystes sporifères de grégarine à des degrés variables de développement.

Chez les Pimélia par exemple, les spores allongées, à bouts effilés, sont très nombreuses dans un seul kyste, et dans un kyste de grégarine du Lombric, il en existe des milliers. Or chez cet animal les agglomérations de kystes forment des masses visibles à l'œil nu d'un volume d'un grain de semoule.

Ces énormes quantités de kystes qui sont mis en liberté soit par l'intestin, soit par la mort de l'insecte ou du ver, nous permettent de comprendre que le sol, les herbes, les eaux croupissantes soient contaminés.

Si l'on songe que c'est surtout à la campagne que le cancer est fréquent ; que là les insectes et les animaux inférieurs sont présents partout, sur les vêtements, sur la peau, sur les objets qui viennent à notre contact, on pensera qu'il peut y avoir une relation de cause à effet entre les insectes et les cancers extérieurs. Ces rapports seront encore aggravés par les habitudes de malpropreté des habitants de la campagne. Chez une femme, par exemple, qui allaite, le sein nu, le mamelon excorié, un seul insecte écrasé sur la peau, dans les environs immédiats de cette porte d'entrée, représente la mise en liberté de milliers de spores, c'est-à-dire de formes résistantes, aptes à se plier à des conditions nouvelles de milieu. Les doigts contaminés par l'écrasement du ver ou de l'insecte pourront servir au transport du parasite. Dans plusieurs cas, mais en particulier dans l'Observation I, nous avons vu que le point de pénétration du sporozoaire avait été une petite ulcération du mamelon et que la propagation aux culs-de-sac glandulaires s'était faite par les canaux galactophores, dont la surface interne était parsemée de petites granulations.

Les corps des insectes morts dans les eaux croupissantes peuvent être introduits dans l'estomac.

Or, au point de vue des formes parasitaires, on sera frappé par la similitude qui existe entre les formes (kystes polysporés) trouvées dans le cancer du pancréas et du foie de l'Observation XI et les kystes de la grégarine de Pimelia (Fig. 29).

Le sol, l'air et l'eau peuvent donc être infectés de formes coccidiennes résistantes sur tous les animaux à sporozoaires, de même que les légumes, nos aliments en général, et les objets qui nous sont familiers grâce aux animaux porteurs de sporozoaires qui vivent dans notre intimité (lapins, rats, chiens, poules, etc.).

Mais notre connaissance plus exacte des animaux qui sont surtout porteurs de sporozoaires nous permet de comprendre la topographie un peu particulière du cancer et certaines particularités de son étiologie.

On a remarqué que les cancers, dans une étendue de pays donnée, étaient échelonnés le long des cours d'eaux, mais qu'ils se rencontraient surtout dans les maisons isolées au voisinage de bois et de forêts.

Quelques auteurs, ayant remarqué que dans certaines forêts les arbres pouvaient présenter, sous formes de taches disséminées, des lésions qu'on a appelées des tumeurs malignes ou *cancer des arbres,* se sont demandés s'il ne fallait pas établir une relation entre ces cancers végétaux et les cancers humains.

C'est peut-être aller loin dans l'interprétation de faits vrais par eux-mêmes, d'autant que les tumeurs des arbres me paraissent devoir être rapportées surtout à des champignons. Mais il n'est pas dans notre dessein de chercher à éclaircir cette question attendu que nous ne possédons aucune expérience personnelle sur ce sujet.

Peut-être l'*eau* des ruisseaux elle-même doit-elle être incriminée ainsi que le veulent plusieurs observateurs qui auraient vu des cancers de l'estomac se développer chez des personnes habitant des maisons situées sur leurs rives. Mais ce qui me paraît beaucoup plus certain, c'est l'influence que présente un tel milieu naturel sur le développement des parasites. L'humidité, l'humus, le grand nombre des animaux qui pullulent sur ce sol, sont autant de conditions extrêmement favorables pour l'évolution des sporozoaires et surtout pour leur persistance. Il est probable en effet que beaucoup de coccidies ou de grégarines ont des habitats multiples et qu'il est nécessaire qu'elles fassent un passage chez un animal déterminé pour arriver au stade adulte ou pour aboutir à une forme particulière de reproduction, comme les formes enkystées. Les expériences de Balbiani nous ont montré d'autre part que l'humidité était indispensable au développement des formes de résistance et il est probable que la chaleur développée par la fermentation de l'humus constitue également une circonstance favorable.

On comprend dès lors que le cancer soit plus fréquent chez les habitants de la campagne que chez ceux des villes, puisqu'ils habitent dans les endroits où se trouvent réunies les meilleures conditions de développement pour les sporozoaires, où existent en abondance des animaux porteurs en nombre infini de ces parasites, où l'homme est en contact continuel avec le sol et avec les animaux qui vivent à sa surface et où les règles de l'hygiène de la peau, et même la simple propreté, sont complètement négligées.

On comprendra que, même des piqûres faites par un éclat de bois, une piqûre de ronces, puissent être le point de départ d'un cancer (Fiessinger, Mathieu, d'Hauteville).

Les faits que nous venons de rapporter constituent le début d'une enquête précise qu'il reste à faire sur la dissémination des sporozoaires. Et peut-être, ainsi que semblent le démontrer certains faits, *portons-nous dans nos cavités naturelles des sporozoaires saprophytes* qui, au même titre que les microbes, n'attendent que le moment favorable pour pénétrer dans nos tissus. La bouche, le nez, l'intestin, le vagin mériteraient d'être explorés systématiquement à ce point de vue.

Les sporozoaires sont donc disséminés partout avec une abondance presque égale à celle des microbes, et dans des conditions de vie particulières qui nous expliquent les conditions étiologiques spéciales des cancers développés sous leur influence.

Mais le cancer provient-il toujours d'un sporozoaire sorti de l'animal et ne peut-il pas venir directement des germes qui existent dans les tumeurs elles-mêmes?

En un mot *le cancer n'est-il pas contagieux?*

Tant que la tumeur n'est pas ulcérée il ne peut être question de contagion, mais, du moment où les parasites peuvent être éliminés au dehors, la possibilité de la transmission accidentelle apparaît. On peut déjà penser *a priori* que cette transmission sera le plus souvent difficile à réaliser à cause de la vie intracellulaire des parasites et de la fragilité de ces derniers sous l'influence de la reproduction endogène.

Cependant les inoculations positives expérimentales d'animal à animal, d'homme à homme et d'homme à animal sont un premier et important argument en faveur de l'existence possible de la contagion.

On connaît en outre, à l'heure actuelle, des faits de contagion qu'il serait puéril de nier.

Les uns ont trait à la *contamination de l'homme par des animaux* :

Kühn a cité le cas d'une femme qui prend un encéphaloïde du doigt en pansant un bœuf cancéreux; J. Hatt, en 1885, rapporte le cas de Meissner, relatif à une inoculation de sarcome mélanique à l'homme par le cheval; Gross (de Philadelphie) a vu deux cas de transmission à l'homme d'un sarcome ulcéré du bœuf et d'un carcinome du même animal.

Jürgens s'étant fait à lui-même une inoculation accidentelle d'épithélioma contagieux de la poule au pouce droit, vit se développer une tumeur qui ne guérit qu'au bout de huit semaines après une cautérisation énergique au sublimé fort. L'examen microscopique de la tumeur montra une invasion de grégarines émigrant dans toutes les cellules.

La *contagion de l'homme à l'animal* a été également observée;

Dans un cas, rapporté par Budd, un chien favori qui léchait souvent la lèvre de son maître présentant un cancer inopérable, mourait avant son maître d'un cancer de la langue.

Une poule et un chien qui vivaient dans un laboratoire où étaient portées de nombreuses tumeurs cancéreuses fraîches furent atteints de cancer.

Les cas de *contagion d'homme à homme* sont nombreux et ils le deviennent de plus en plus à mesure que les médecins observent ces faits avec plus d'attention. Zacutus Lusitanus cite le cas de trois garçons qui présentèrent un cancer du sein pour avoir couché longtemps avec leur mère atteinte de cancer au sein.

Peyrilhe a vu un cancer de la gencive chez un homme qui avait sucé la mamelle cancéreuse de sa femme pour la soulager.

Smith cite le cas d'un chirurgien de Saint-Thoma's hospital qui eut un cancer de la langue après avoir goûté la sanie d'une mamelle cancéreuse.

Un nombre considérable de chirurgiens ont publié le cas de cancers de la verge chez les maris de femmes ayant un cancer de l'utérus et des observations récentes nous confirment dans la possibilité de ce moyen de contagion. Guéniot en signale 28 cas.

Dève signale deux cas de contagion par la pipe et on a rapporté le cas d'une garde-malade qui s'infecta en lavant le linge de sa maîtresse atteinte de cancer (*Médical Record*, 1887). Morau cite le cas d'un pharmacien qui contracta un épithélioma du nez après avoir fait longtemps des pansements journaliers d'un épithélioma ulcéré que sa belle-mère portait à la face.

Les exemples de *contamination professionnelle* sont assez fréquents : Budd cite cinq chirurgiens de l'hôpital des cancéreux morts de cancer ; Emson meurt de cancer 8 mois après s'être coupé en opérant un cancéreux. Guermonprez, en 1896, rapporte l'observation d'un médecin qui vit une ulcération cancéreuse se développer, après grattage, dans un point où existait une pustule d'acné, ce médecin pansant à ce moment des femmes atteintes de cancer utérin. Guermonprez lui-même, opérant un épithélioma de la face et son ongle s'étant retourné par suite d'un mouvement de l'opéré, constata dans la suite, sous l'ongle, le développement d'un papillome qui résista 19 mois à toutes les cautérisations.

Mais il est des faits très curieux qui expliquent la production de certains cancers et constituent des cas particuliers de contagion. Il s'agit *du transport des parasites d'une tumeur chez un individu sain par l'intermédiaire d'un animal*. Morau a montré, par d'ingénieuses expériences, la possibilité de *contamination par les punaises*. Isolant des cages de souris saines, ces souris restent en parfaite santé, mais s'il s'introduit dans certaines de ces cages des punaises prises sur des souris cancéreuses, il observe qu'au bout de quelques mois, presque toutes les souris de ces cages sont atteintes de cancer. Ce même moyen de contamination peut donc être possible chez l'homme et on peut penser que les tumeurs malignes ulcérées de l'homme vivant, les tumeurs enlevées et laissées exposées, les animaux vivants ou morts porteurs d'un néoplasme ulcéré représentent autant de foyers où des animaux vivants pourront se contaminer et devenir des agents de dissémination cancéreuse. Les mouches peuvent servir ainsi de propagateurs du virus cancéreux. Un fait qui plaide dans ce sens nous a été relaté par le Pr Forgue. Une personne, capable d'observation, piquée à la joue par une grosse mouche, d'un brusque mouvement de main écrase l'animal sur le point piqué. Or, c'est très exactement en ce point que se développa, peu de temps après, un épithélioma à marche rapide.

Nous savons encore que le cancer peut revêtir l'allure d'une *maladie infectieuse* et nous avons vu des cas de carcinose aiguë qui ressemblaient exactement, comme évolution et comme aspect d'ensemble des lésions, à une tuberculose aiguë.

Dans ces dernières années on a signalé des *épidémies de cancer*, de divers côtés. Nous devons avouer qu'aucune des relations ne correspond absolument à l'idée qu'on se fait d'une épidémie véritable et le mot est un peu gros pour les circonstances auxquelles on l'a appliqué. Il est cependant juste dans le fond et nous montre que des circonstances favorables peuvent se trouver réunies sur un même point et permettre l'apparition d'un cancer chez plusieurs individus. Il peut donc se former de petits foyers de maison ou de localité mais ils ne dépassent pas en importance générale la connaissance que nous avons de la plus grande fréquence du cancer à la campagne et dans certains endroits humides et à végétation abondante, c'est-à-dire dans les points les plus favorables à la pullulation des sporozoaires.

Mais pour le cancer, comme pour toute maladie infectieuse, il ne suffit pas que le germe menace notre organisme, il faut encore qu'il trouve des conditions qui lui permettent de s'y introduire et de s'y développer. Parmi ces conditions favorisantes, la plus importante est la *porte d'entrée*.

Nous avons vu comment le sporozoaire pouvait être introduit dans la langue par une arête de poisson, sous la peau par une piqûre de punaise ou de mouche. Mais les conditions favorisantes peuvent exister déjà chez l'homme et fournir un chemin tout préparé au parasite.

C'est ainsi que l'on arrive à comprendre, sans avoir à rechercher des données embryologiques, pourquoi la *peau* et les *orifices* sont atteints de prédilection par le cancer. C'est parce qu'ils sont plus exposés que les autres parties du corps au traumatisme et présentent avec une plus grande fréquence une porte ouverte à l'invasion des parasites. Les lèvres, les gencives, la langue, le pylore, l'anus, le vagin, l'orifice utérin, le nez, le prépuce sont très souvent le siège d'irritations chroniques. Le cancer de la lèvre est fréquent chez les fumeurs et d'après la statistique de Tillmann sur 77 cas de cancer de la lèvre, 7 se rapportaient seulement à des femmes et trois d'entre elles fumaient : l'irritation de la lèvre ou de la langue par un chicot détermine souvent le cancer chez le vieillard. Le pylore est le point de l'estomac le plus soumis, de par sa fonction, aux traumatismes et les irritations de la muqueuse stomacale doivent certainement avoir une grande importance. Le cancer de l'utérus est surtout fréquent chez les femmes qui ont eu de nombreux accouchements.

Nous avons vu le rôle des ulcérations du mamelon dans la production du cancer du sein (voir notre Obs. I). D'après Spengel 3o pour 100 des femmes atteintes de cancer du sein avaient eu de la mammite, et 21 pour 100 d'après Winiwarter avaient eu un nombre considérable de grossesses et avaient allaité.

Le cancer des ramoneurs, des goudronniers se développe sur des surfaces exposées à une inflammation chronique, et en effet depuis que les ramoneurs ne grimpent plus dans les cheminées le cancer des ramoneurs n'existe plus. On a vu des cancers se développer sur des parties eczémateuses ou sur des plaques de psoriasis.

Ces lésions ne constituent évidemment qu'une cause adjuvante, elles ouvrent l'économie au parasite. Toutes ces surfaces excoriées sont exposées à la contamination des sporozoaires par l'air, par les aliments et l'eau, par le contact des animaux ou d'objets porteurs de sporozoaires soit à l'état saprophytique, soit développés déjà dans une tumeur maligne.

A côté du rôle prépondérant de la porte d'entrée il existe d'autres conditions favorisantes dont les plus importantes sont l'âge et l'hérédité ; au point de vue de *l'âge,* le cancer est certainement beaucoup plus fréquent après 40 ans. Il y a deux raisons à ce fait : d'abord plus un individu est âgé et plus il a eu de chances d'infection; ensuite plus un individu est âgé et plus sa nutrition s'affaiblit, puis ses forces de défense s'atténuent. Mais l'âge n'est pas une condition essentielle, car le sarcome et le cancer peuvent se développer avec intensité chez les jeunes.

L'*hérédité* cancéreuse est très manifeste dans la mélanose du cheval. Gohier a vu en effet la maladie se manifester chez des poulains jeunes, ce qui n'a pas lieu dans la mélanose acquise. Leblanc a signalé chez le chien des cas d'hérédité de cancer mammaire. Chez l'homme on a signalé des cas où l'hérédité paraît bien réelle. Il faut toutefois être prudent et ne pas mettre en jeu l'hérédité chaque fois que des tumeurs malignes surviennent chez les individus d'une même famille. C'est qu'en effet on peut expliquer ces cas en invoquant l'exposition de tous les membres de cette famille aux mêmes causes de contamination. D'autre part il ne semble pas exister de cas probant d'hérédité de virus mais il existerait surtout, comme pour la tuberculose, une *hérédité de terrain*. Les souris de Morau, issues d'une mère cancéreuse, prenaient le cancer inoculé avec une bien plus grande facilité.

Ce n'est là que l'ébauche d'une étude étiologique du cancer, basée sur la connaissance des parasites qui le produisent et qu'il renferme. Mais il est facile de se convaincre que les sporozoaires sont aussi fréquents et nous menacent avec autant d'imminence que les bactéries ; qu'ils peuvent être transportés sur les téguments et les muqueuses extérieures, dans les voies respiratoires, par *l'air*, par *l'eau*, ou *directement* par les animaux ordinairement porteurs de ces parasites comme les insectes, par nos doigts, par les objets ou les animaux contaminés comme les mouches. Nous les ingérons avec les eaux croupissantes, avec les aliments porteurs de formes de résistance.

De là découlent si nettement tout une série de *règles prophylactiques* qu'il est à peine nécessaire d'énumérer après ce que nous venons de dire. Elles peuvent se résumer en ceci :

Eloigner de l'homme toutes les agglomérations d'animaux domestiques porteurs de coccidies capables de souiller le sol et l'air, améliorer l'hygiène de l'habitation en ce qui concerne sa situation surtout dans les endroits humides et boisés, rejeter de l'alimentation tous les animaux porteurs de sporozoaires ou tout au moins les soumettre à une cuisson suffisante ; surveiller avec une grande attention le lavage des légumes mangés crus et les eaux potables ; répandre, surtout dans les campagnes, les règles d'une hygiène minutieuse de la peau et des vêtements en indiquant les insectes et les animaux inférieurs comme capables de provoquer la maladie ; considérer les cancers ulcérés comme dangereux pour ceux qui les pansent et d'une façon générale comme contagieux ; prendre à ce titre toutes les mesures édictées pour les maladies contagieuses en général, et, en particulier, défendre les contacts prolongés, faire désinfecter les linges des cancéreux et désinfecter, après leur mort, l'appartement de ces derniers et les objets qui leur ont servi. Le chirurgien devra y trouver des raisons pour être prudent : 1° vis-à-vis de lui-même dans les opérations de cancer ; 2° vis-à-vis de son opéré en faisant l'ablation *totale* du néoplasme, s'il est possible, et en évitant de faire des ensemencements dans les tissus sains sectionnés.

Tous les sporozoaires sont-ils aptes à reproduire le cancer ? Il est absolument impossible de répondre actuellement.

Nous ne connaissons pas davantage quelles sont les conditions qui favorisent la pullulation des germes dans nos tissus.

Toutefois nos études nous ont démontré les faits suivants :

Les parasites doivent être, sans doute, introduits dans l'organisme sous une forme de résistance telle que la spore (spore ordinaire ou microspore) ;

Il faut que la pénétration se fasse d'une manière aseptique :

A mesure que le parasite se développe dans nos tissus et avance dans la vie endogène il prend des formes évolutives plus rapides, cycles asporulés, à mérézoïtes à chromatozoïtes, divisions directes. Or, il est probable qu'il peut se transmettre sous une de ces formes, dans des conditions particulièrement favorables. Cela expliquerait la virulence plus grande de certaines tumeurs dès le début.

Nous ignorons encore si, à côté de la pullulation, il existe une virulence réelle.

TABLE DES MATIÈRES

DEUXIÈME PARTIE

PATHOGÉNIE
(Étude expérimentale).

TROISIÈME PARTIE

HISTOGÉNÈSE

QUATRIÈME PARTIE

ÉTIOLOGIE ET PROPHYLAXIE

TABLE DES PLANCHES

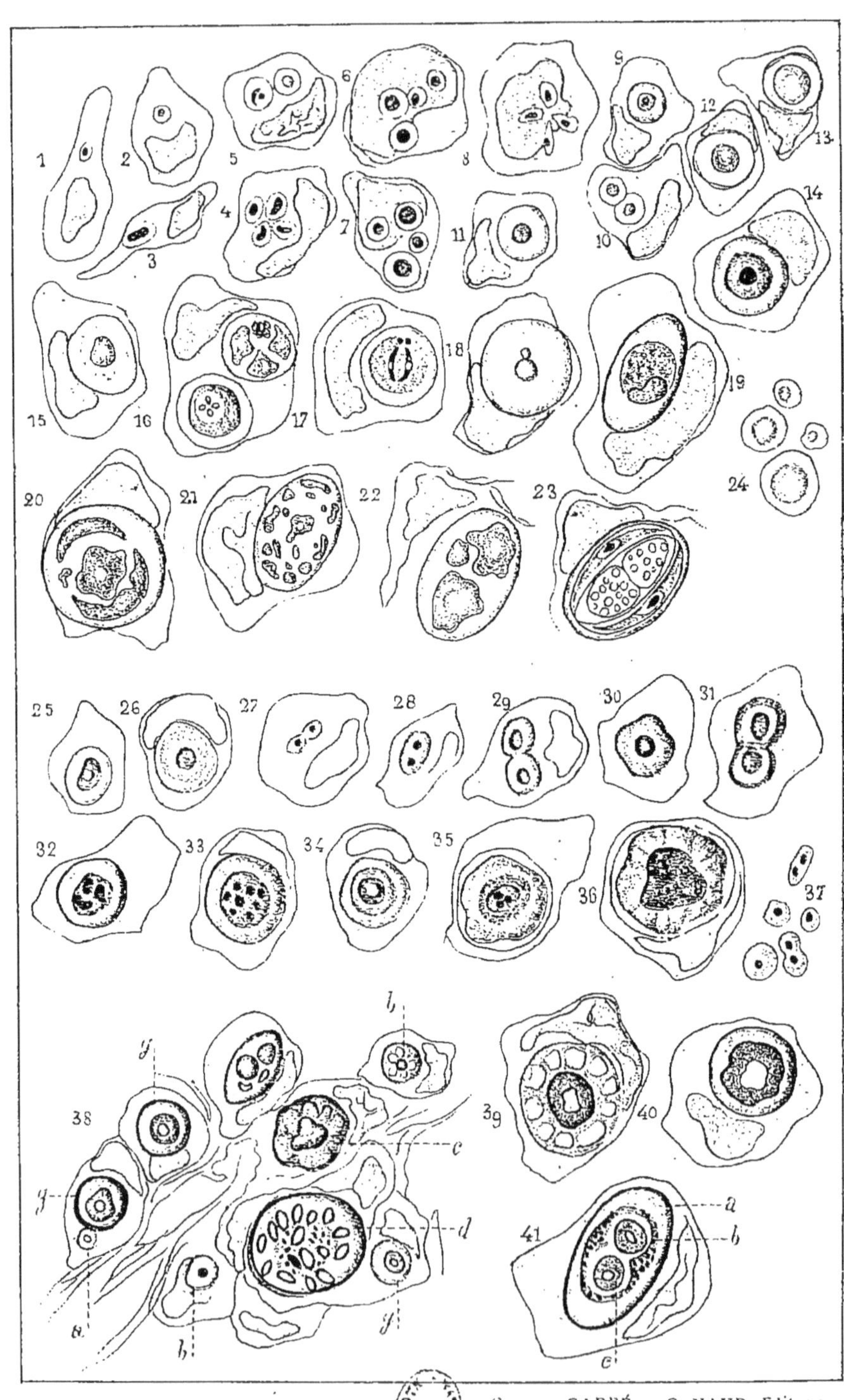

EXPLICATION DES PLANCHES

(Planches I à XI.)

PLANCHE I

Figures 1 à 24. — Éléments parasitaires intracellulaires ou intranucléaires trouvés dans le cancer du sein de l'Observation III. (Coloration à l'Ehrlich du suc cancéreux frais.)

Fig. 1 à 3. — Formes microbiennes.

Fig. 4. — Granulations assemblées par quatre.

Fig. 5. — Granulations dont l'une renferme, à côté du corpuscule central, un autr corpuscule en croissant.

Fig. 6, 7, 8. — Granulations intranucléaires.

Fig. 9, 10, 11. — Granulations volumineuses à large zone hyaline.

Fig. 12, 13. — Granulations renfermant une partie centrale très réfringente : sans doute début de formation du noyau.

Fig. 14. — Forme cellulaire type.

Fig. 16. — Forme cellulaire avec division du noyau.

Fig. 17. — Forme cellulaire avec deux corpuscules en croissant nucléés et deux petits corps périphériques qui paraissent correspondre à des centrosomes.

Fig. 18. — Forme cellulaire avec division directe du noyau.

Fig. 19, 20, 21, 22. — Formes enkystées en voie de formation ; fig. 19) kyste parfait.

Fig. 23. — Spore à deux sporozoïtes nucléés et une double masse de reliquat.

Fig. 24. — Parasites chassés de leur cavité cellulaire.

Figures 25 à 37. — Examens du cancer du sein de l'Observation III. Écrasement de raclage de tissu cancéreux coloré au bleu de Roux.

Fig. 27, 28. — Formes microbiennes, diplococciques.

Fig. 29. — Granulation en division directe dans sa totalité.

Fig. 25, 30. — Formes cellulaires simples.

Fig. 32, 33. — Forme cellulaire avec division du noyau.

Fig. 34, 35. — Formes cellulaires complexes.

Fig. 36. — Forme cellulaire à zone hyaline très volumineuse plissée.

Fig. 37. — Formes microbiennes en liberté.

Figures 38 à 41. — *Idem*. Coupes histologiques (Flemming) colorées à la fuchsine acide et au bleu de Roux.

PLANCHE II

Les figures de la Planche II se rapportent toutes à des coupes fines de fragments de la tumeur de l'Observation III, fixées au Flemming et colorées par l'hématéine, la fuchsine acide et l'orange successivement, de façon à obtenir une triple coloration.

Figure 1. — Alvéole carcinomateux dans lequel presque toutes les cellules périphériques renferment un ou plusieurs éléments parasitaires dont les plus petits sont surtout situés à la périphérie et les plus volumineux dans les cellules du centre.

> *m, m.* — Formes micrococciques ; *md.* — Formes microbiennes, en diplocoque encapsulé.
>
> *g, g.* — Granulations ; *gd.* — Granulations volumineuses en division directe.
>
> *d, d.* — Formes cellulaires de petite taille (grosses granulations nucléées).
>
> *gr.* — Formes cellulaires un peu plus compliquées, avec une zone finement granuleuse.
>
> *c.* — Forme cellulaire à grosses granulations périphériques.
>
> *a, b.* — Formes cellulaires au stade le plus complet de leur développement avec leur noyau nucléolé, leurs zones protoplasmiques concentriques et la condensation de la zone hyaline en grosses granulations qui vont servir à la formation de la paroi du kyste.
>
> *e, h.* — Stade d'évolution asporulée aboutissant à la morula (*h*) et aux mérozoïtes.

Figure 2. — Alvéole à grandes cellules renfermant :

> *m.* — Formes microbiennes.
>
> *x.* — Des granulations en groupe de quatre.
>
> *b, c.* — Des kystes complets avec double paroi, sphère granuleuse à gros noyau nucléolé.
>
> *a.* — Formation des microspores.
>
> *d.* — Microspores disséminées dans le kyste.

Figure 3. — Alvéole carcinomateux dont les cellules hypertrophiées renferment des granulations groupées par quatre (*x, x*) ; des formes cellulaires à développement avancé (*a*) et diverses étapes du développement des formes enkystées (*b, c*).

Figure 4.

> *m* et *g.* — Formes microbiennes et granulations.
>
> *h.* — Forme cellulaire jeune altérée et ayant pris une forme étoilée.
>
> *b.* — Formation du kyste.
>
> *a.* — Forme cellulaire complexe à zone granuleuse épaisse et à beau noyau nucléolé.
>
> *mor.* — Morula formée par l'agglomération de petites sphères qui formeront les mérozoïtes.

Figure 5. — Belle forme parasitaire intraprotoplasmique remarquable par l'électivité de la coloration.

Figure 6. — Forme parasitaire de très grand volume portant en deux points symétriques ces sortes de gros corps en croissant réunis par leurs extrémités et qui paraissent dus à une accumulation de substance hyaline.

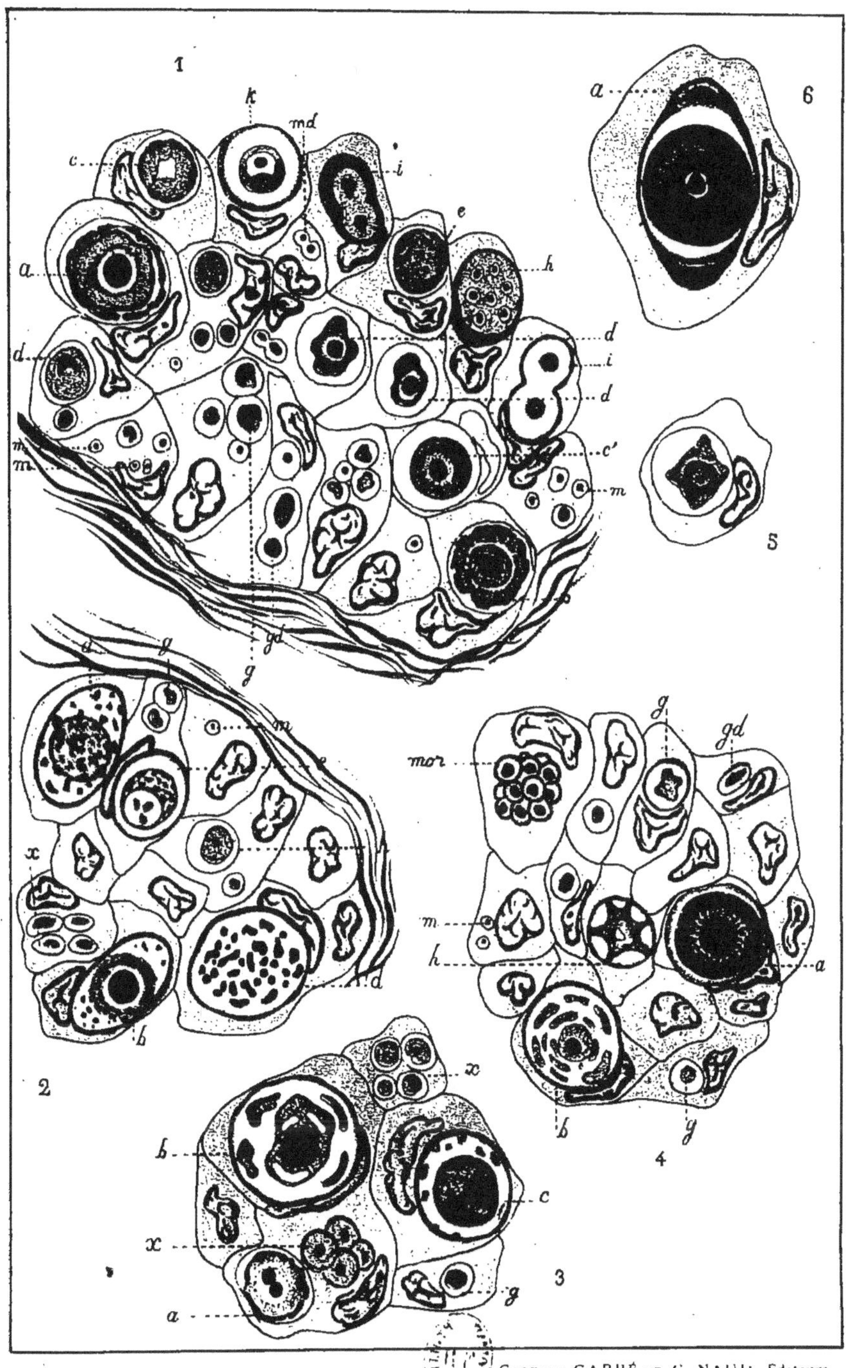

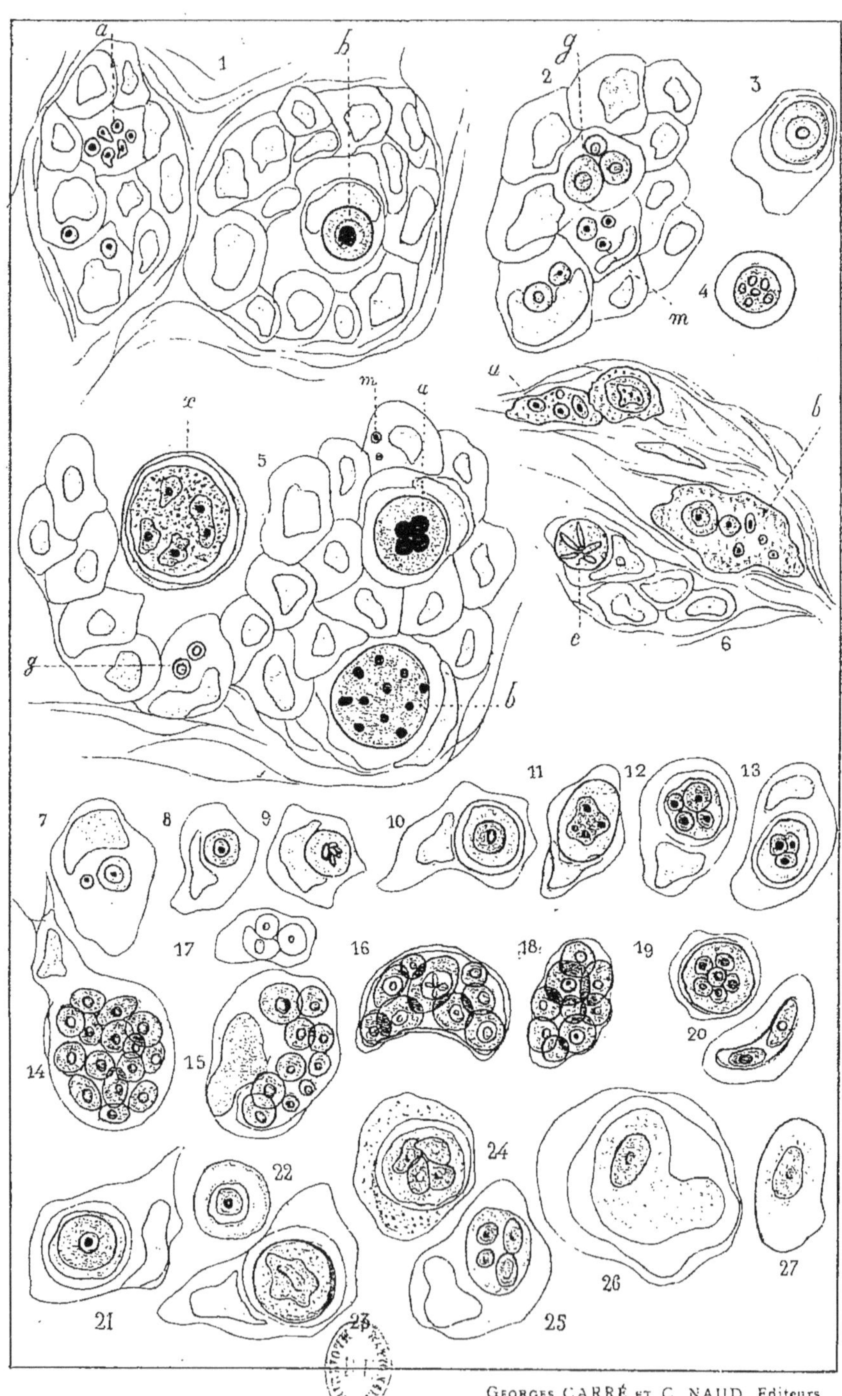

PLANCHE III.

Figure 1. — Carcinome du sein (Observ. IX). Coloration au Biondi.

    a. — Petit amas de formes microbiennes rondes ou en petit croissant nucléé, au centre d'une cellule hypertrophiée.

    b. — Forme parasitaire plus volumineuse.

Figure 2 *(Idem).*

    m. — Formes microbiennes.

    g. — Granulations.

Figure 3 *(Idem).* — Forme parasitaire intraprotoplasmique, à plusieurs zones concentriques.

Figure 4 *(Idem).* — Exemple de division nucléaire dans la masse centrale protoplasmique.

Figure 5 *(Idem).*

    m. — Formes microbiennes.

    g. — Granulations.

    a. — Forme cellulaire volumineuse à divisions nucléaires.

    b. — Grande forme à nombreuses divisions nucléaires, précédant la morula.

    x. — Forme enkystée à double paroi, à protoplasma granuleux renfermant quatre petites masses sporoblastiques nucléées.

Figure 6 *(Idem).*

    a, b. — Sorte de forme sarcodique contenant des éléments parasitaires de taille variable.

    c. — Forme cellulaire avec cinq corpuscules allongés disposés en rosace.

Figures 7 à 20. — Divers stades évolutifs intracellulaires ou libres du parasite d'une tumeur du pancréas et du foie (Observation XI). Coloration à l'Ehrlich de tissus frais dissociés.

    7, 8, 9. — Formes microbiennes et granulations.

    10. — Forme cellulaire à gros noyau nucléé et à masse protoplasmique.

    11. — Division du noyau.

    12, 13. — Concentration du protoplasma autour des fragments nucléaires.

    14, 15. — Formation d'une morula.

    16, 18. — Kystes renfermant un grand nombre de spores.

Figures 21 à 27. — Epithélioma de la lèvre inférieure ; écrasement de tissu cancéreux frais et coloration au Biondi.

    21, 23, 24, 25. — Formes cellulaires à des moments divers de développement.

    26. — Forme amiboïde dans une grosse cellule vacuolisée.

    27. — Kystes dont la paroi extérieure commence à se boursoufler.

PLANCHE IV

Figures 1 à 18. — Écrasement des tissus frais d'un épithélioma de la langue. Coloration au Biondi (Observ. II).

> 1 et 2. — Formes microbiennes et cellulaires.
> 3. — Division du noyau.
> 5. — Divisions nombreuses du noyau.
> 6, 7 — Formes cellulaires complexes.
> 8, 9. — Formation de la cellule enkystée.
> 10. — Kyste fragile à double contour, à masse protoplasmique finement granuleuse et à masse nucléée.
> 11. — Corps en croissant.
> 13, 14. — Formes pseudopodiques.
> 15, 16, 17, 18. — Formes enkystées de diverses sortes; 15) kyste à 4 spores.

Figures 19 à 25. — Écrasement de tissus frais d'un épithélioma de la lèvre inférieure. Coloration au Biondi (Observ. VII).

> 19, 20, 21. — Formes cellulaires complexes.
> 25. — Kyste à nombreuses divisions nucléaires.
> 24. — Kyste à spores volumineuses.
> 22. — Spore à double contour renfermant un corps nucléé rond et 2 corpuscules appendus à une extrémité.

Figure 26 à 29. — Écrasement de tissu frais dans la liqueur triacide d'Ehrlich.

> 26. — Forme microbienne, granulation.
> 27. — Forme en rosace, en *marguerite*.
> 28. — Morula à petites sphères nucléées.
> 29. — Sphère à mérozoïtes de grande taille.

Figures 30 à 37. — Carcinome du sein (Observ. V). Coloration de suc cancéreux à la safranine.

> 31. — Formes microbiennes au nombre de 4 dans une cellule.
> 30, 32. — Granulations à grande zone hyaline à peu près incolore.
> 33, 34. — Formation du kyste et des fragments nucléés qu'il contient.
> 36. — Kyste avec 4 sporoblastes.
> 37. — Kyste à grandes spores.

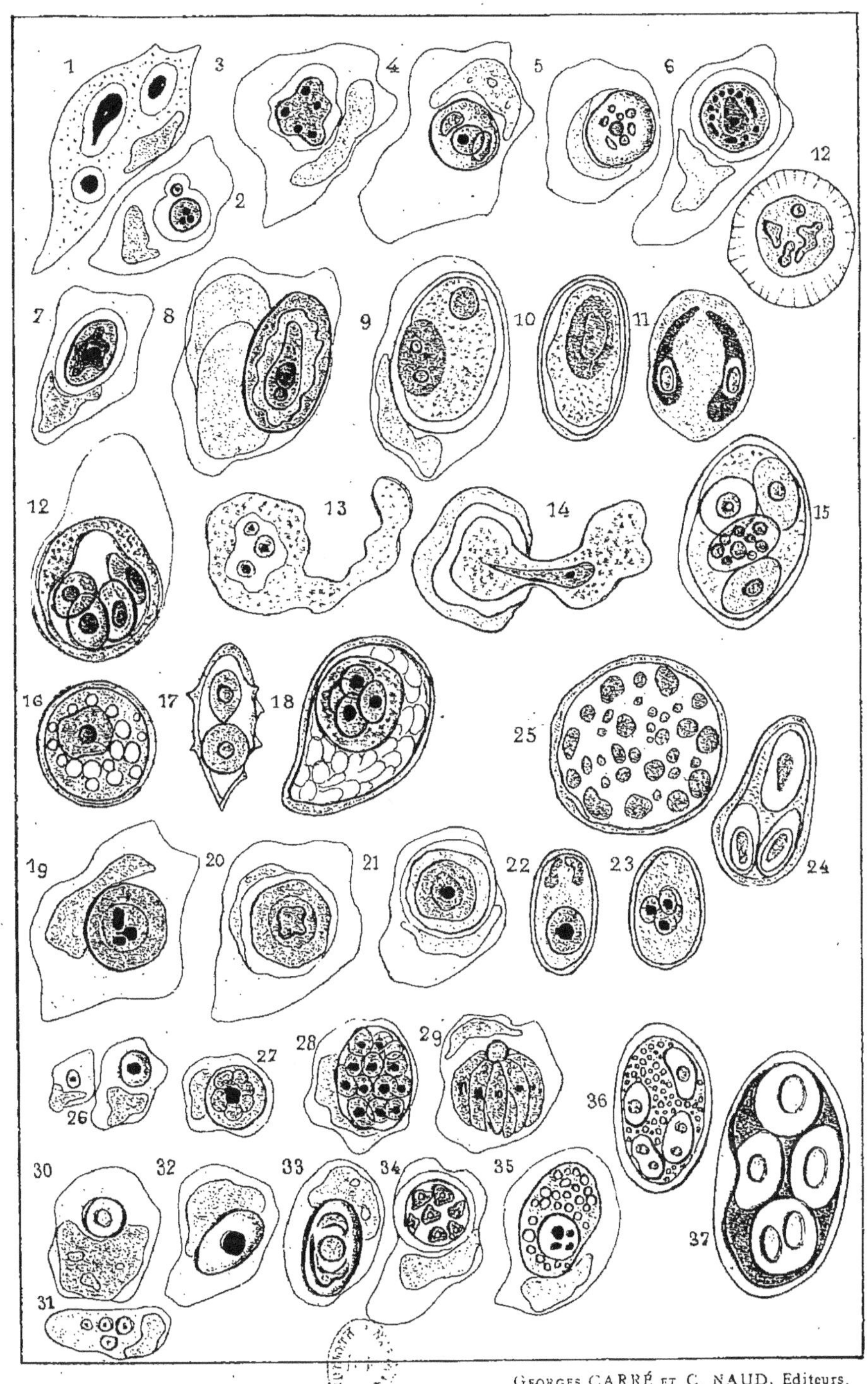

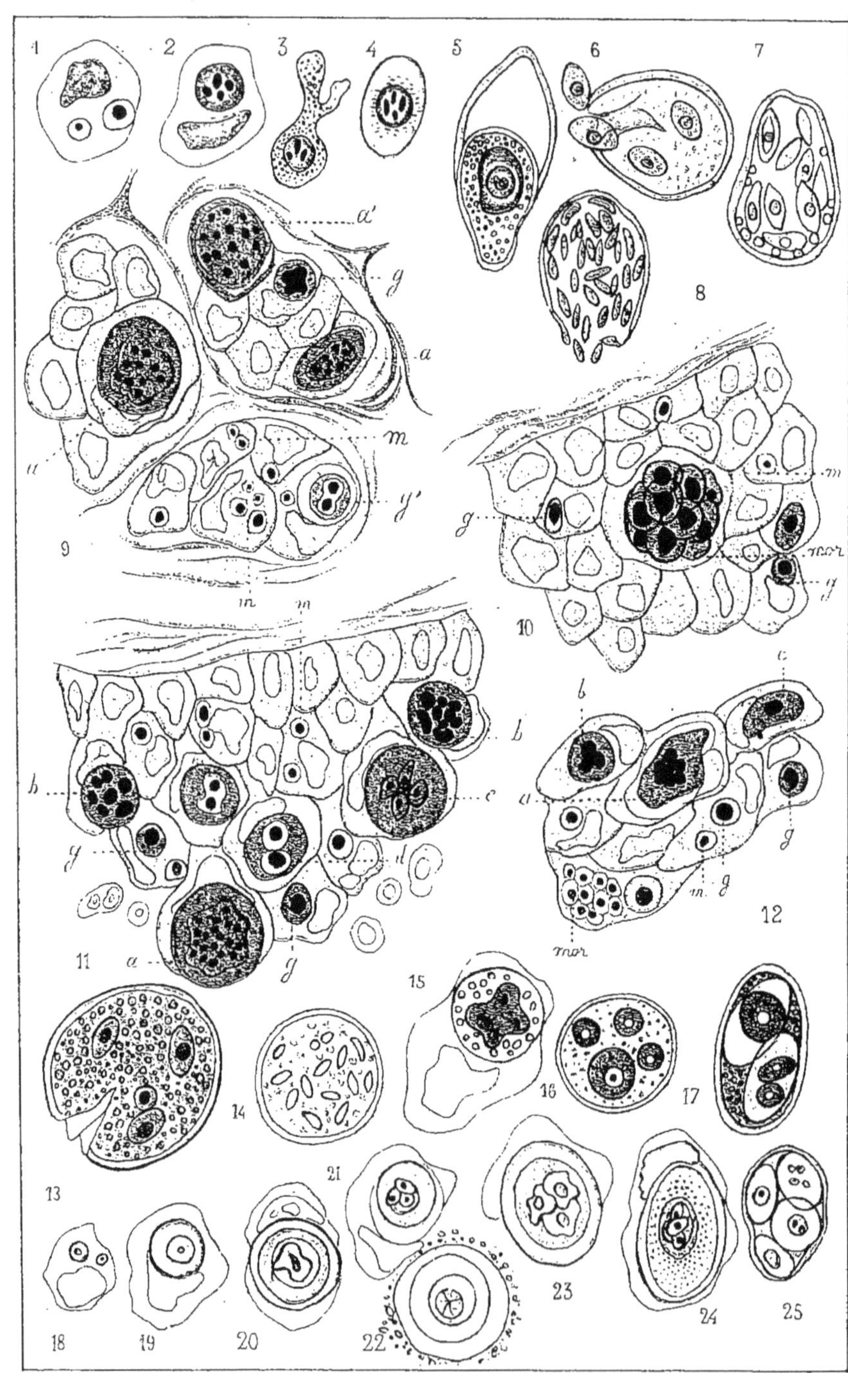

PLANCHE V

Figures 1 *à* 8. — Cancer du sein (Observ. I). Suc cancéreux coloré par la safranine.

> 1, 2. — Formes microbiennes, granulation, forme cellulaire à divisions nucléaires.
> 3. — Forme pseudopodique.
> 5. — Kyste épais rompu et laissant sortir une masse protoplasmique pseudopodique portant un gros noyau nucléolé.
> 6, 7. — Figures contenant des spores ; en 7 le kyste contient un nombre considérable de figures ovales, nucléées.
> 8. — Kyste renfermant des parasites de très petite taille (microspores).

Figure 9 *(Idem)*. — Coupe fixée au Roule ; coloration à l'hématéine-safranine-orange.

> *m, m.* — Formes microbiennes.
> *g, g.* — Granulations.
> *g'.* — Granulations en division directe.
> *a.* — Division du noyau.
> *a'.* — Divisions du noyau et dissémination des fragments (stade antérieur à la morula).

Figure 10 *(Idem)*.

> *mor.* — *Morula* à grands éléments.

Figure 11 *(Idem)*. — Les cellules de périphérie de l'alvéole renferment les éléments les plus petits, tandis que celles du centre ne contiennent que des parasites très volumineux.

> *m* et *g.* — Formes microbiennes et granulations.
> *d.* — Division du noyau au début.
> *bb.* — Division nucléaire avec dispersion des fragments.
> *a.* — Grande forme cellulaire à divisions très nombreuses du noyau dans la petite masse centrale (précédant la morula).

Figure 12 *(Idem)*.

> *mor.* — Petite morula à mérozoïtes de faible volume.

Figures 13 *à* 17. — Cancer de l'estomac avec noyaux secondaires du foie (Observ. X) ; coloration de suc cancéreux à la safranine.

> Fig. 13. — Kyste volumineux renfermant 4 sporoblastes.
> Fig. 14. — Kyste à microspores.
> Fig. 16, 17. — Kystes à spores développées et de grand volume.

Figures 18 *à* 25. — Épithélioma du maxillaire supérieur ; écrasement de tissus frais (Observ. IV).

PLANCHE VI

Figures 1 *à* 7. — Cancer parotidien récidivé (Observ. XIV). Coupes colorées au picrocarmin.

> Fig. 1 et 2. — Formes microbiennes et granulations.
> Fig. 3. — Forme parasitaire à très grande zone hyaline incolore.
> Fig. 4 et 5. — La zone hyaline est énorme ; elle n'a pas pris la couleur, sauf qu'elle est légèrement teintée de jaune dans la figure 5.
> Fig. 6. — Disposition des parasites jeunes en forme de levures.
> Fig. 7. — Kyste à quatre spores volumineux.

Figure 8. — Carcinome du sein avec grosse masse ganglionnaire (Obs. XVIII). Coupe d'un alvéole carcinomateux (picrocarmin).

> a. — Forme microbienne.
> b. — Granulations.
> d. — Division directe dans une même zone hyaline colorée en jaune.
> c. — Morula dont les éléments vont se disperser.

Figure 9 *(Idem)*.

> m, m̄. — Formes cellulaires dont le noyau se divise.
> r. — Grande forme dont les divisions nucléaires très nombreuses mais très petites se sont réunies en couronne, formant une sorte de rosace.

Figures 10 *et* 11 *(Idem)*. — Deux formes parasitaires présentant un processus de bipartition du noyau.

Figure 12. — Cancer du sein avec fonte muqueuse (Observ. XVII).

> a. — Cellule contenant un grand nombre de parasites.
> b. — Grande forme parasitaire à grande zone hyaline et à divisions nucléaires.

Figure 13. — Cancer du cardia. Coupes colorées à l'hématoxyline-éosine (Obs. XIX).

> Cellules géantes enfermées dans des fibres conjonctives jeunes et renfermant :
> a. — Granulations.
> b. — Forme cellulaire volumineuse à gros noyau.
> c. — Kyste à double contour.

Figure 14 *(Idem)*. — Cellule géante contenant un parasite de grande taille à zone hyaline striée en rose vif et à protoplasma nucléé et nucléolé.

Figures 15 *et* 16. — Épithélioma du maxillaire supérieur. Écrasement, fixation à l'acide osmique, coloration au picrocarmin.

> Cellules extrêmement hypertrophiées renfermant un noyau énorme à lobes multiples et chacune un parasite de grande taille à zone hyaline jaune vif à partie intra-hyaline d'aspect variable, et colorées en rouge vif.

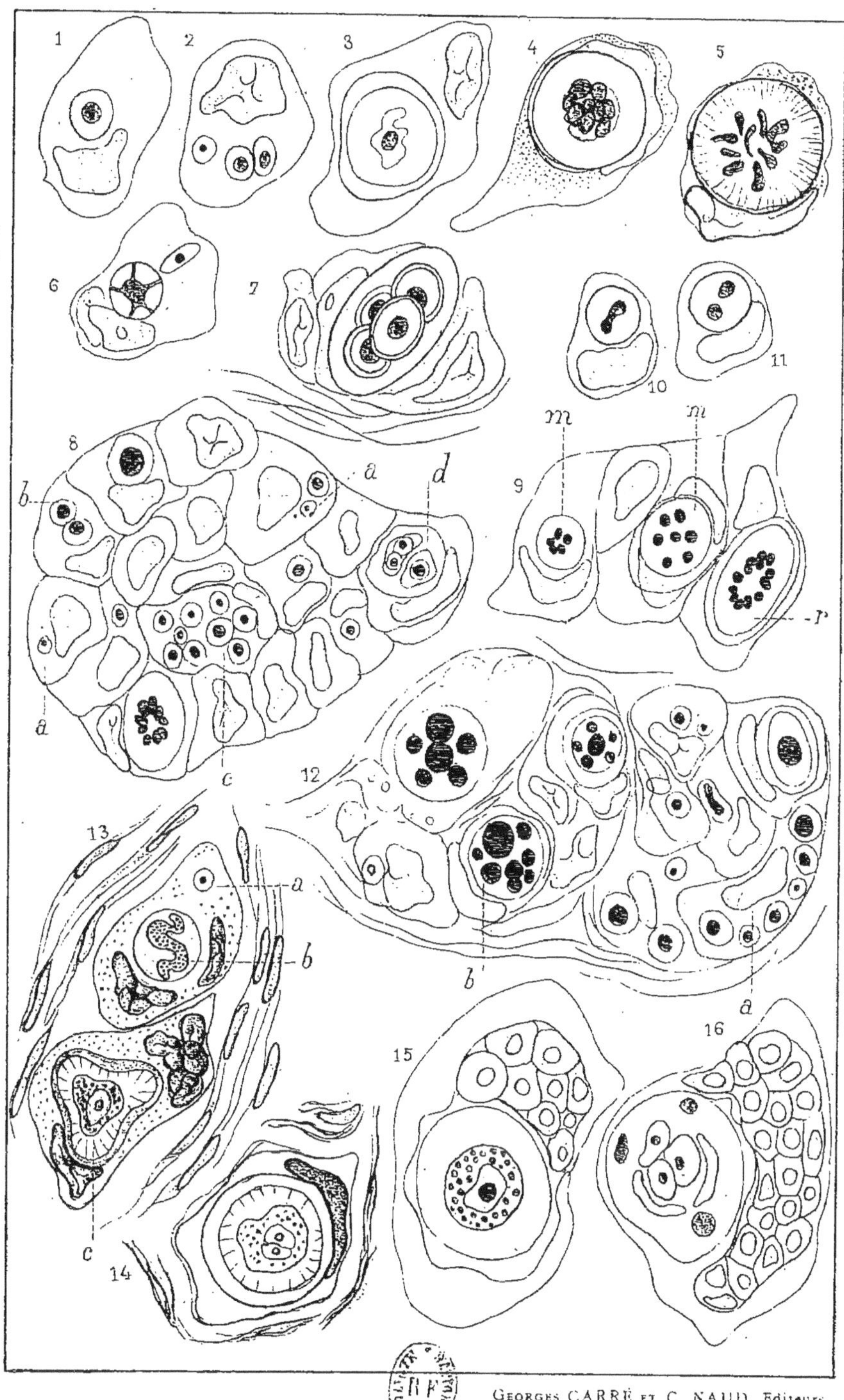

1
2
3
4
5
6
7
10
11
8
b
a
a
c
a
d
9
m
m
r
12
13
a
b
b
a
c
14
15
16
a

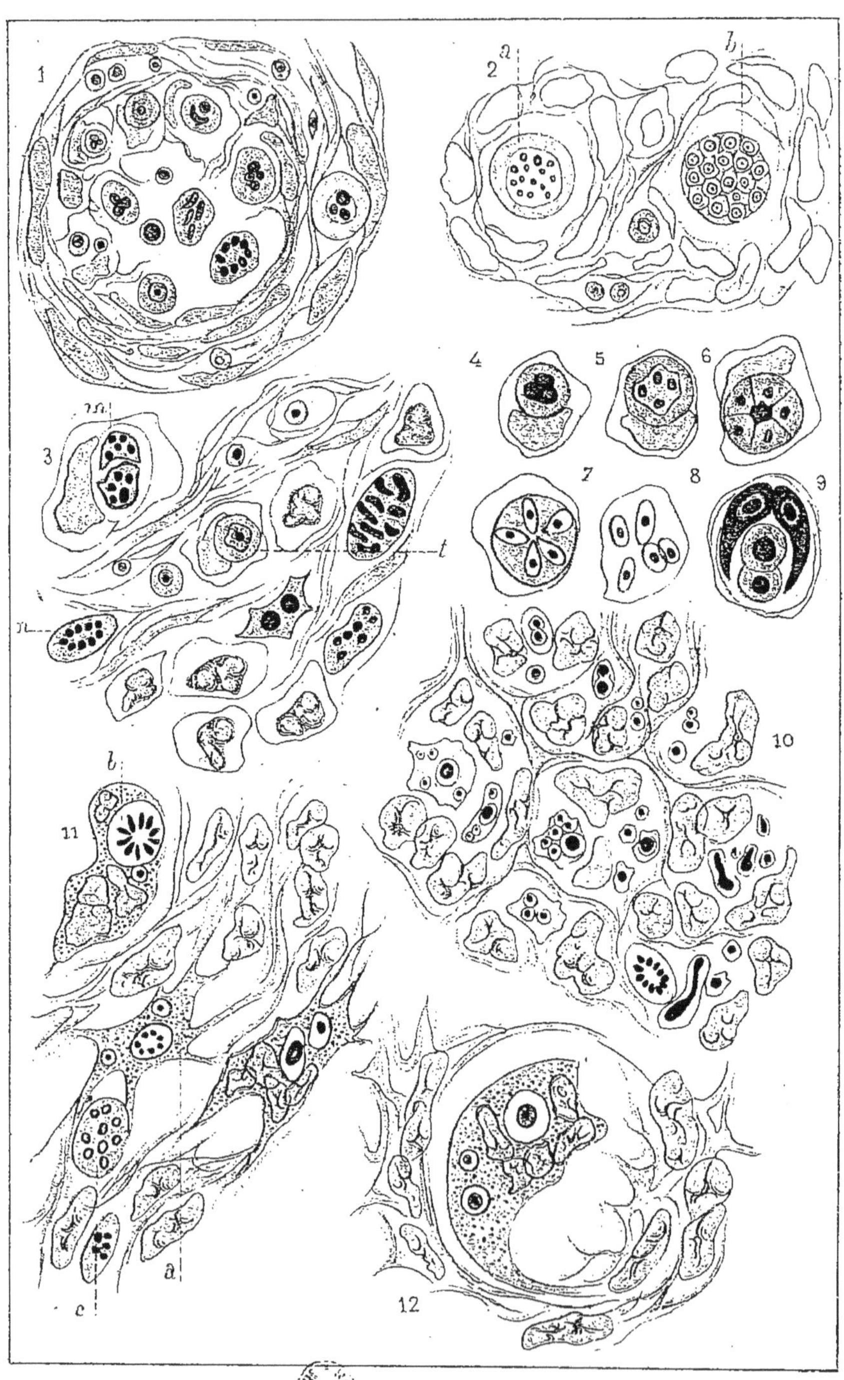

PLANCHE VII

Figure 1. — Épithélioma tubulé du maxillaire supérieur (Observ. XVI).

> L'épithélium est presque complètement desquamé et les parasites sortis des cellules dégénérés se voient dans la lumière ouverte du tube épithélial. Des parasites ont pénétré les mailles du tissu conjonctif.

Figures 2 *et* 3. — Sarcome du prépuce.

> Fig. 2. — Coupe colorée à l'hématoxyline-éosine.
> *a*. — Forme cellulaire en voie de division nucléaire.
> *mor*. — Morula à petits éléments.

Figure 3 *(Idem)*. — Hématéine-éosine.

> *t*. — Cellule conjonctive hypertrophiée renfermant un parasite.
> *m*. — Parasite mêlé dans une vraie cellule géante, sous forme d'un kyste fragile avec dissémination des noyaux.

Figures 4 *à* 9. — Épithélioma tubulé de la face (Observ. XV).

> Fig. 4. — Forme cellulaire jeune.
> Fig. 5. — Forme cellulaire avec division du noyau.
> Fig. 6. — Division du parasite en segments.
> Fig. 7. — Division en *marguerites*.
> Fig. 9. — Corps en croissant.

Figure 10. — Sarcome globocellulaire de la peau (Observ. XXIII). Hématéine. — Entre les cellules minces à très gros noyau, on constate un grand nombre de formes microbiennes et de granulations colorées fortement par l'hématéine et à zone hyaline grisâtre, amiboïde.

Figure 11. — Sarcome fasciculé périvasculaire (Observ. XXI). Hématéine.

> *a*. — Cellule géante jeune renfermant des formes microbiennes et une forme cellulaire à nombreuses et petites divisions nucléaires.
> *b*. — Forme ronde renfermée dans une cellule géante et dont les divisions du noyau sont disposées en rosace.

Figure 12 *(Idem)*.

> Cellule géante volumineuse renfermant des parasites à des stades variables : granulations et forme cellulaire à gros noyau à zone cellulaire épaisse.

PLANCHE VIII

Figure 1. — Sarcome sous-cutané de la région scrotale (Observ. XXII). Hématéine, Biondi.

    b. — Tissu conjonctif lâche à gros noyaux.

    d. — Tissu conjonctif très lâche à mailles extrêmement fines et renfermant de nombreuses formes de petite taille.

    m, n, r. — Formes amiboïdes des parasites avec division nucléaire en forme de rosace.

Figure 2. — Sarcome à myéloplaxes. Le myéloplaxe renferme 2 éléments dont l'un aboutit à la spore.

Figure 3. *(Idem)*.

    a. — Formes microbiennes, granulations.

    b; c. — Myéloplaxe jeune.

Figure 4. — Épithélioma de la langue (Observ. II). Coupe colorée au picrocarmin.

    Les cellules épithéliales renferment de petits éléments, mais surtout deux formes cellulaires, pseudopodiques dont les rameaux sont au loin dans les cellules voisines. L'un de ces parasites est complètement étiré et présente des pseudopodes ramifiés.

Figure 5 *(Idem)*. — Coupe colorée au picrocarmin. Cellule géante volumineuse renfermant de très nombreux noyaux et des spores renfermant des corps colorés en rouge vif à corpuscule central très réfringent.

Figures 6 à 21. — Évolutions du cycle sporulé de C. oviforme. Coloration à la liqueur triacide d'Ehrlich.

    Fig. 6 et 7. — Formation cellulaire jeune à noyau bleu.

    Fig. 8. — Division du noyau.

    Fig. 13, 14. — Répartition des grosses granulations à la périphérie et formation du kyste.

    Fig. 16 à 19. — Kystes renfermant une sphère granuleuse, puis des spores volumineuses (fig. 17).

    Fig. 20. — Morula.

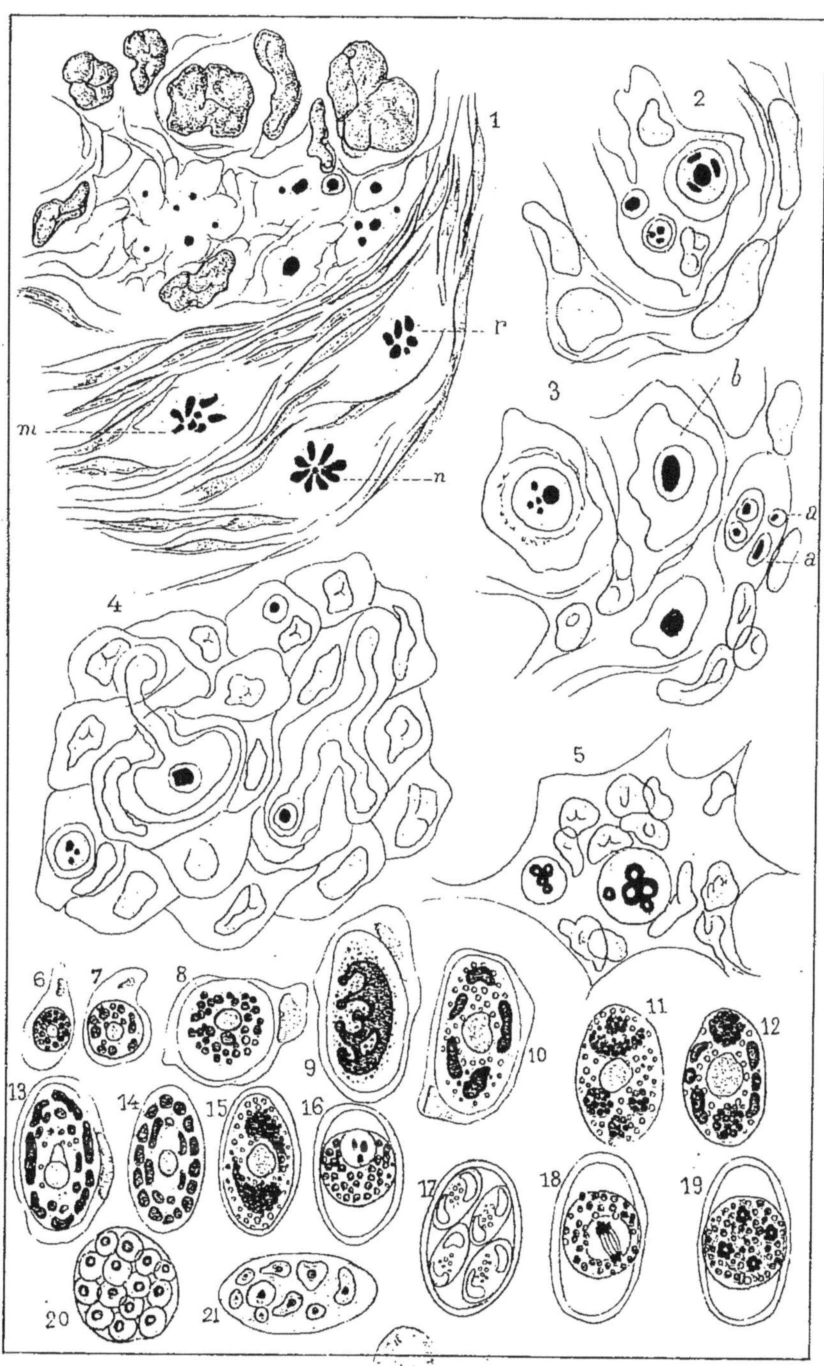
1
2
r
m
n
3
b
a
a
4
5
6
7
8
9
10
11
12
13
14
15
16
17
18
19
20
21

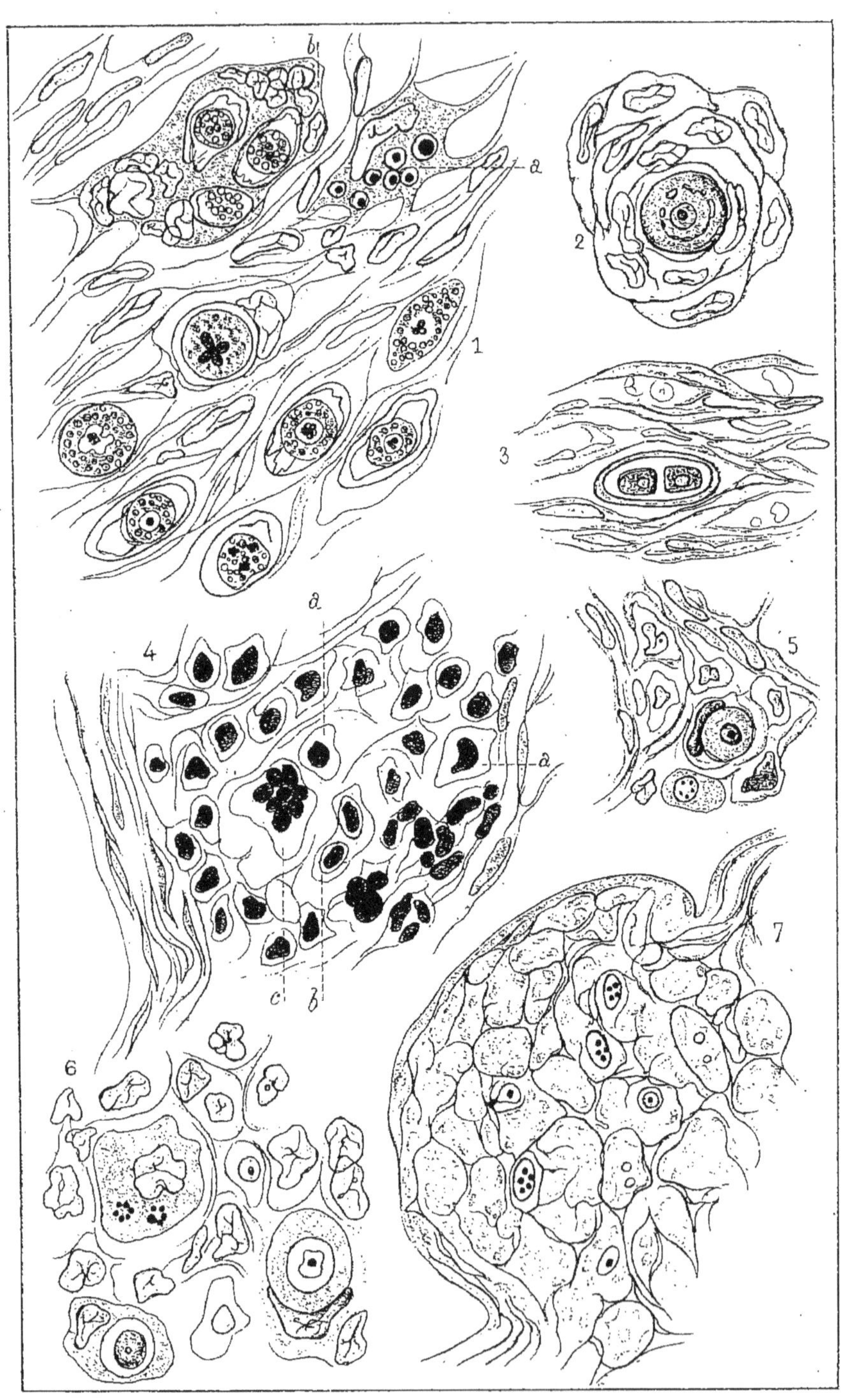

Georges CARRÉ et C. NAUD, Editeurs.

PLANCHE IX

Figure 1. — Tumeur hépatique de jeune lapin, à son stade conjonctif.

    a. — Cellule géante jeune contenant des parasites de petite taille, formes microbiennes et granulations colorées par l'hématéine.

    b. — Cellule géante volumineuse renfermant des kystes complètement formés de C: oviforme.

Figure 2. — Tumeur sous-cutanée spontanée du lapin ; prolifération et hypertrophie épithéliale avec formation d'un globe épidermique portant au centre un parasite nucléé, nucléolé et présentant une zone de granulations.

Figure 3. — Tumeur produite chez le lapin par inoculation sous-cutanée de kystes de coccidie oviforme purs. (Hématéine-éosine.)

    Les mailles conjonctives contiennent un kyste renfermant une masse protoplasmique en division.

Figure 4. — Tumeur mésentérique développée chez un chien après inoculation dans le péritoine. Cette tumeur est formée par des cellules irrégulières enfermées dans une trame très fine et par des cellules plus volumineuses et plus colorées, d'aspect amiboïde (*a*, *b*, *c*) et constituant une sorte de follicule.

Figure 5. — Ganglion de chien après inoculation de tumeur humaine. Inclusions parasitaires dans les cellules.

Figure 6. — Ganglion de chien après inoculation de tumeur humaine. (Hématéine-éosine.) Inclusions cellulaires de volume et de nombre très variables.

Figure 7. — Petite tumeur du poumon sous-pleurale chez un chien ayant reçu un mois avant un gros cancer encéphaloïde de l'homme. Tumeur de structure encéphaloïde avec corpuscules parasitaires particuliers.

PLANCHE X

Figure 1. — Coupe de tumeurs produite chez un chien par inoculation intrapéritonéale de klossia. Grosses cellules parasitées (Biondi).

    aa. — Forme microbienne du parasite intracellulaire.

    bb. — Granulations.

    d. — Granulations en forme de diplocoque.

    e. — Forme cellulaire nucléée.

    t. — Division du parasite par karyokinèse.

    r. — Formes cellulaires à divisions multiples du noyau.

Figure 2 *(Idem)*. — Ehrlich (liqueur triacide diluée).

    m. — Élément parasitaire très volumineux, à grande zone hyaline, à disposition en rosace des parties nucléaires.

Figure 3 *(Idem.)* — Coupe colorée à l'Ehrlich.

    Forme volumineuse à divisions nucléaires nombreuses, enfermée dans un espace conjonctif.

Figure 4. — Tumeur développée sur le mésentère d'un lapin après inoculation intrapéritonéale de klossia.

    a. — Forme enkystée très volumineuse, à protoplasma rétracté.

    b. — Forme cellulaire à gros noyau.

Figure 5 *(Idem)*.

    a. — Grande forme parasitaire enkystée et à masse protoplasmique renfermant des granulations bleues placées au centre.

Figure 6. — Petite tumeur péritonéale produite chez le chien par inoculation de klossia dans l'abdomen (Biondi).

    La coupe montre l'existence d'alvéoles formés par un tissu jeune et dans l'intérieur des cellules irrégulières renfermant le parasite et des granulations pigmentaires.

Figures 7 *à* 25. — Cultures de tumeurs humaines :

    Fig. de 7 *à* 12 (se rapportant à l'Expérience I).

        Fig. 7. — Formes microbiennes, à granulations et formes amiboïdes.

        Fig. 9. — Forme enkystée écrasée laissant échapper son protoplasma.

        Fig. 10 à 12. — Kystes renfermant des spores.

        Fig. 13, 14, 15. — Morulas se transformant en mérozoïtes.

    Fig. 16 *à* 22 (se rapportant à l'Expérience III).

        Fig. 16. — Formes microbiennes et granulations.

        Fig. 17. — Formes cellulaires rondes et amiboïdes.

        Fig. 19 à 21. — Kystes renfermant des spores ; à l'état parfait dans la fig. 21.

        Fig. 22. — Spores libres.

    Fig. 23 *à* 25 (correspondant à l'Expérience II).

        Fig. 23. — Formes microbiennes et cellulaires ; l'une de ces dernières renferme deux corps, l'un rond et l'autre en croissant.

        Fig. 24. — Kyste renfermant des spores en voie de division.

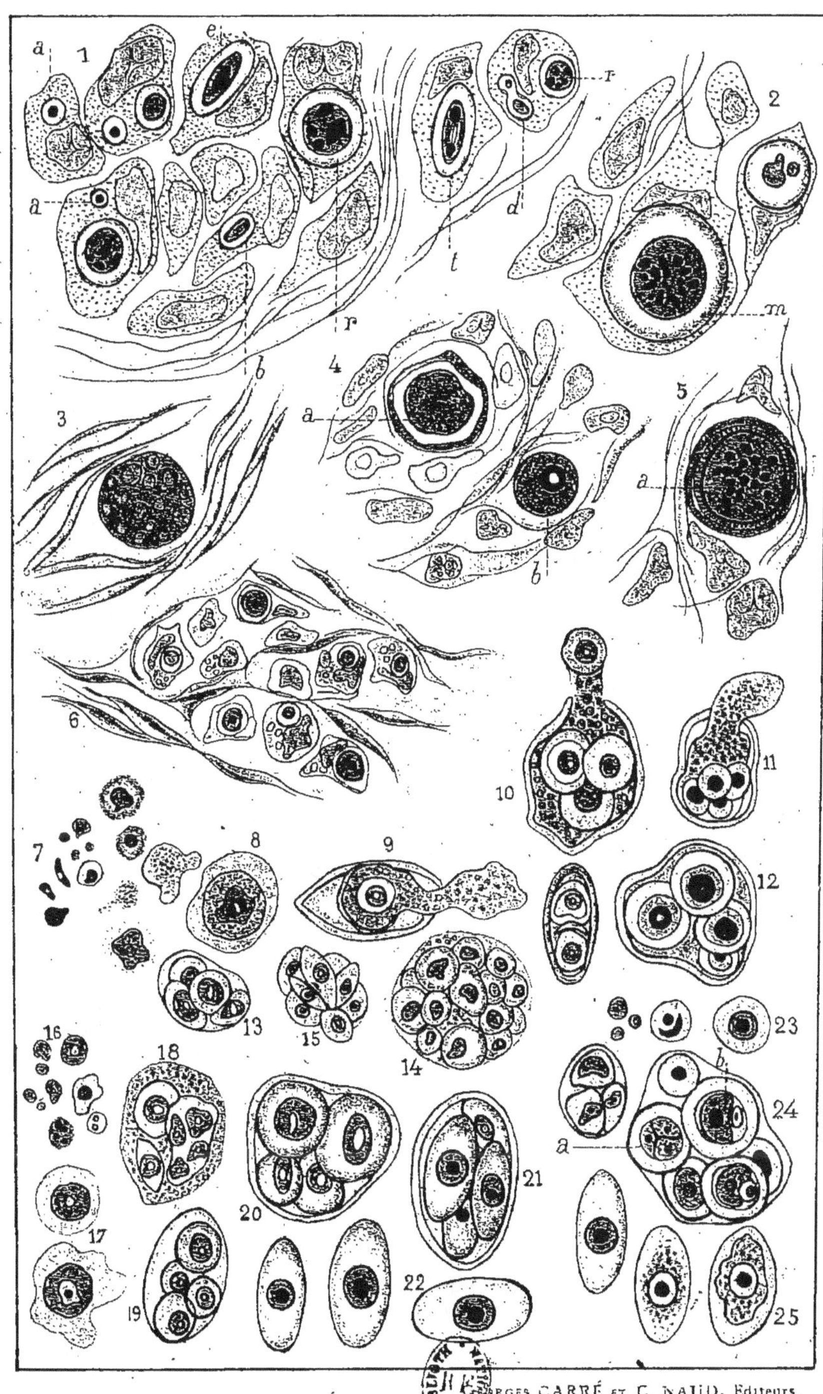

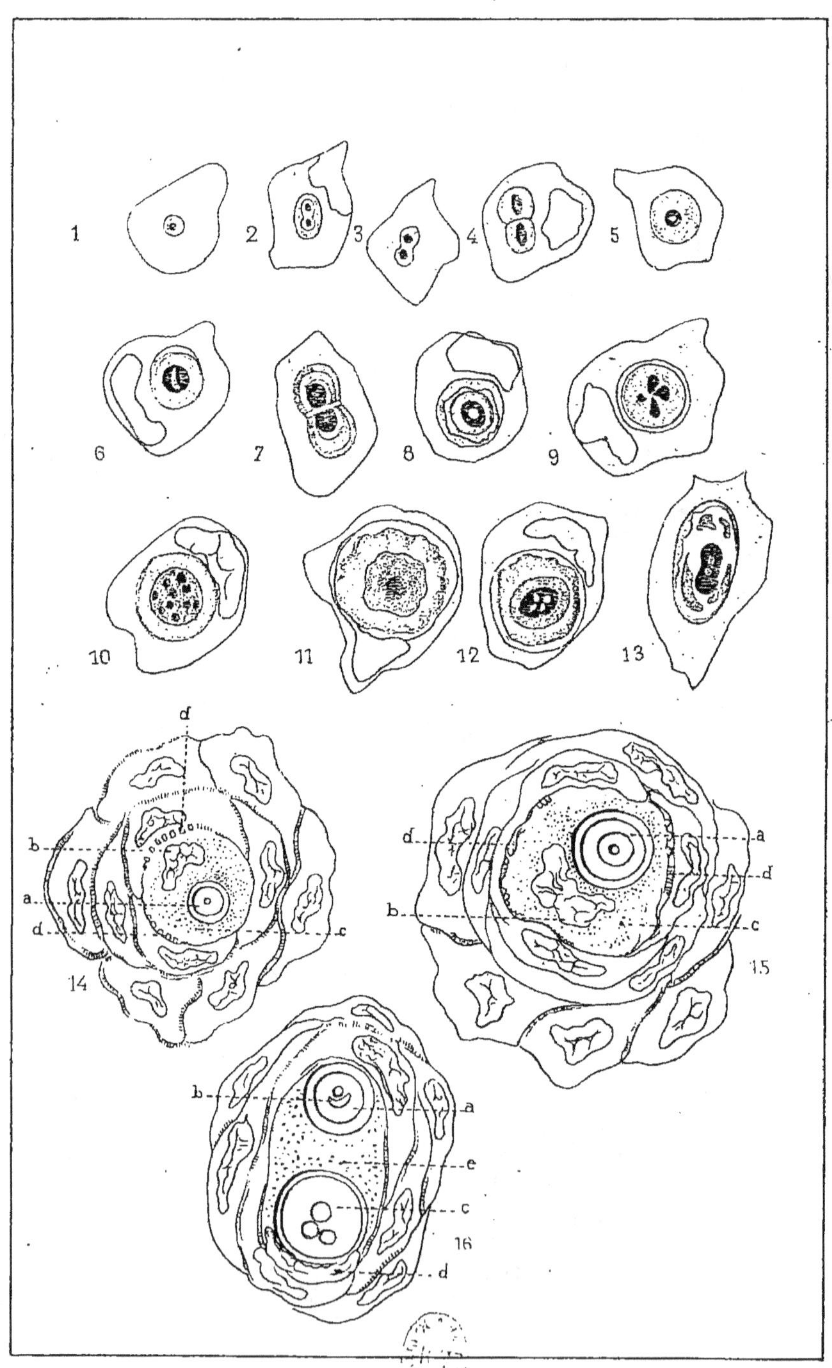

H. M Boisgontier, Lith.

GEORGES CARRÉ ET C. NAUD, Editeurs.

PLANCHE XI

Figures 1 *à* 13. — Fixation et coloration élective sur lame des parasites intracellulaires du cancer. (Préparations persistantes : éosine et bleu de méthylène.)

> Fig. 1, 2. — Formes microbiennes coccique et diplococcique.
> Fig. 3, 4, 5. — Granulations simples ou en division.
> Fig. 6. — Forme cellulaire simple.
> Fig. 8, 9. — Formes cellulaires complexes.
> Fig. 10. — Forme cellulaire à nombreuses divisions nucléaires.
> Fig. 11. — Forme cellulaire nucléée à grande zone hyaline plissée.
> Fig. 13. — Kyste avec une masse centrale à deux noyaux et en voie de division et de grosses granulations intrakystiques.

Figures 14, 15, 16. — Globes épidermiques.

> Fig. 14. — Globe épidermique au début.
> a. — Parasite de petite taille situé dans une cellule globuleuse.
> c. — Cellule globuleuse hypertrophiée par le parasite *a*.
> b. — Noyau de la cellule en bon état.
> d. — Filaments de passage aplatis.

Figure 15. — Globe épidermique plus avancé.

> a. — Parasite volumineux.
> b. — Noyau hypertrophié mais bien limité.
> c. — Cellule malpighienne parasitée très fortement hypertrophiée.
> d. — Filaments de passage aplatis et seulement visibles par endroits ; à la périphérie, cellules refoulées et aplaties en croissant.

Figure 16. — Globe épidermique de grande taille, allongé.

> a. — Parasite de taille moyenne intraprotoplasmique.
> b. — Granulations en croissant entourant le noyau rond.
> c. — Parasite plus volumineux.
> d. — Noyau de la cellule, aplati, déformé en croissant.
> e. — Cellule malpighienne très augmentée de volume et ayant pris une forme elliptique de par la présence de deux parasites.

CHARTRES. — IMPRIMERIE DURAND, RUE FULBERT.